精编临床妇产科学

张国英　卢秀娟　庄春英　杨延芹　马美英　编　著

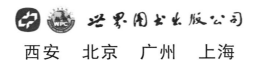

世界图书出版公司

西安　北京　广州　上海

图书在版编目（CIP）数据

精编临床妇产科学/张国英等编著.—西安：世
界图书出版西安有限公司，2021.7
ISBN 978-7-5192-8822-8

Ⅰ.①精… Ⅱ.①张… Ⅲ.①妇产科学 Ⅳ.①R71

中国版本图书馆CIP数据核字（2021）第155551号

书　　名	**精编临床妇产科学**	
	JINGBIAN LINCHUANG FUCHANKEXUE	
编　　著	张国英　卢秀娟　庄春英　杨延芹　马美英	
责任编辑	杨　菲	
装帧设计	济南睿诚文化发展有限公司	
出版发行	**世界图书出版西安有限公司**	
地　　址	西安市锦业路1号都市之门C座	
邮　　编	710065	
电　　话	029-87214941　029-87233647（市场营销部）	
	029-87234767（总编室）	
经　　销	全国各地新华书店	
印　　刷	山东麦德森文化传媒有限公司	
开　　本	787mm×1092mm　1/16	
印　　张	15.25	
字　　数	266千字	
版次印次	2021年7月第1版　2021年7月第1次印刷	
国际书号	ISBN 978-7-5192-8822-8	
定　　价	98.00元	

前 言
FOREWORD

    女性卫生健康、保健工作一直是我国人民卫生保健事业的重要组成部分,近年,现代分子生物学、肿瘤学、遗传学、生殖内分泌学等医学基础理论的深入研究和临床医学诊疗检测技术的进步,拓宽和深化了妇产科学的发展,更为保障女性身心健康及防治各种妇产科疾病起了重要的作用。因此,为了反映现代妇产科临床诊疗技术,更好地服务于人民大众,我们特组织了一批长期从事临床工作的专家,整合多年丰富的经验,编写了《精编临床妇产科学》一书。

    全书以妇科学、产科学、中医诊治妇产科疾病共三篇分开论述,主要介绍了妇产科常见病及多发病的诊断和治疗方法,并对其病因、发病机制和鉴别诊断等内容进行了系统地归纳与概括。妇科篇以妇科疾病为主线,对盆腔炎性疾病、外阴阴道疾病、子宫颈疾病、子宫体疾病、女性生殖内分泌疾病、子宫内膜异位症进行了阐述;产科篇以产科疾病为纲,较为详尽地描述了多胎妊娠、异常分娩等内容;中医诊治妇产科疾病篇对疾病的病因病机、诊断要点、证候分型、治疗等内容进行了详细的论述。本书内容翔实、特点鲜明,集科学性、先进性、实用性于一体,适用于各级妇产科医师及医学院校师生参考阅读。

    本书在编写过程中参考了大量相关文献、指南,力求为广大读者带来新的临床思维方式。但鉴于编写人员众多,编写风格及文笔笔风有所差异，加之编写时间有限，本书存在的疏漏之处，恳请广大读者及同行提出宝贵意见，以供今后修改完善。

《精编临床妇产科学》编委会
2021 年 1 月

目 录
CONTENTS

第一篇 妇科学

第二篇　产科学

第三篇　中医诊治妇产科疾病

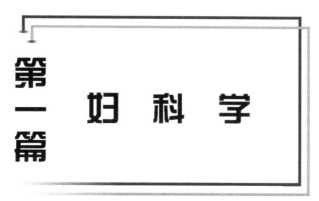

第一篇　妇科学

第一章　盆腔炎性疾病

第一节　慢性盆腔痛

一、概述

慢性盆腔痛是指非月经期的盆腔痛持续 6 个月或 6 个月以上,产生功能障碍或需要药物或手术治疗。慢性盆腔痛不是一种诊断名称,而是一种临床症状的描述。慢性盆腔痛可能是由妇科生殖系统疾病、泌尿系统疾病、消化系统疾病、肌肉骨骼系统疾病、精神神经功能疾病引起。妇科恶性肿瘤、子宫内膜异位症、盆腔淤血综合征、盆腔炎性疾病、盆腔粘连,结核性输卵管炎等妇科疾病均可引起慢性盆腔痛。

二、临床表现

(一)妇科原因所致慢性盆腔痛

1.子宫内膜异位症

子宫内膜异位症是指出现具有子宫内膜组织结构和功能的异位组织,即子宫内膜位于宫腔之外。子宫内膜异位症相关疼痛的典型症状包括周期性的盆腔痛、痛经及性交痛,疼痛多以痛经开始,一般是在青春期或壮年期即有经痛,而且这种经期腹痛具有进行性加重的特点。子宫内膜异位症另一个特点是有性交痛的表现。

2.盆腔淤血综合征

盆是因为盆腔静脉曲张或淤血所造成的疼痛。盆腔淤血所致的疼痛为钝痛和隐痛,持久站立时疼痛加重,卧位休息时可缓解,疼痛涉及整个盆腔部位。多数患者有痛经现象,一般在经前就开始疼痛,常为充血性痛经。

3.慢性盆腔炎

下腹部坠胀、疼痛及腰骶部酸痛,常伴乏力、白带多等,常在劳累、性交后及月经前后加剧。慢性盆腔痛常发生在盆腔炎性疾病急性发作后的 4～8 周。妇科查体时可有附件区增厚或可触及肿物,可有压痛。

4.盆腔粘连

盆腔粘连是盆腔结构经纤维组织非正常的连接在一起,其引起的盆腔疼痛一般在突然活动、性交或某些体育活动后加剧。

5.妇科恶性肿瘤

如卵巢癌子宫颈癌等,晚期肿瘤组织浸润周围组织或压迫神经等可引起下腹部或腰骶部疼痛。

(二)非妇科原因所致的慢性盆腔痛

1.肛提肌痉挛

肛提肌痉挛是较易被忽视的慢性盆腔痛病因之一,患者多诉下腹痛和下坠感,尤其是每天的下午和晚上,常向后背和腰骶部放射,月经前可加重,但周期性加重不如子宫内膜异位症和盆腔淤血综合征典型。症状在排便时加重,卧位时缓解。体格检查时,可触及有肛提肌疼痛,疼痛在嘱患者收缩肛提肌时加重。

2.梨状肌痉挛

梨状肌的作用是外旋大腿,梨状肌痉挛多表现为外旋大腿时,如休息后迈步时或上楼、骑车时出现疼痛,无明显周期性;体检时,大腿外旋或触及梨状肌时疼痛加重。

3.尿道综合征

尿道综合征临床表现为一组下尿路激惹征及膀胱刺激症状,常无特异性病理改变,常见的症状有会阴部激惹征、性交痛及耻骨上痛,易误诊为尿路感染。行膀胱尿道镜检查,部分患者可诊断为慢性尿道炎,若无异常发现,而症状又较明显,可考虑为尿路痉挛。

4.肠易激综合征

肠易激综合征由胃肠道疾病引起,是一种常见的以腹痛/腹部不适伴排便习惯改变为特征的功能性肠病,缺乏形态学和生化学改变的生物学标志。其盆腔痛的特点是进食后加重,肠蠕动后减轻,常有便意而又大便不尽的感觉,可伴有慢性便秘,这些症状常伴有精神因素,精神抑郁、紧张、焦虑时加重。妇科三合诊：乙状结肠部位常有压痛，但无其他肠道炎症的体征，腹部平片可除外其他急慢性肠道疾病。

5.过重体力劳动及性过度

有研究发现慢性盆腔痛与年轻时过重体力劳动有关，也有人发现有性过度史的妇女患慢性盆腔痛较多。

6.自主神经紊乱

该类患者常伴有不同程度的焦虑、抑郁、敌对心理及其他心理症状。但精神心理异常是疼痛的原因还是疼痛的结果，尚不清楚。

三、诊断要点

慢性盆腔痛是临床上比较难诊断的疾病，其病因复杂，病情反复发作，单凭临床症状和体征尚不能确诊。B超和腹腔镜检查是慢性盆腔痛诊断的常规方法，特别是腹腔镜的广泛应用，使之成了目前诊断慢性盆腔痛的金标准。一些腹痛症状不符合某一特定疾病的诊断且持续半年以上，可诊断为慢性盆腔痛。了解慢性盆腔痛的病因和疾病的相关情况对治疗非常有用。有下腹部坠胀、疼痛及腰骶部酸痛等临床表现，常有急性盆腔炎发作及反复发作史，性交后、月经初、劳累后及机体抵抗力降低后症状加重等可能为慢性盆腔炎所致慢性盆腔痛。例如有些患者有严重的痛经（尤其是既往痛经不严重的患者），有深部性交痛，有随经期加重的腰骶部疼痛，有排便痛，不孕不育，那么可能有子宫内膜异位症。而盆腔手术或盆腔注射或宫内节育器的使用可导致粘连。久站或性交后下腹痛或低位腰痛，仰卧后缓解可能和盆腔淤血综合征有关。

四、治疗

在针对慢性盆腔痛的治疗的循证医学中，大多数方法只能缓解疼痛，包括躯体治疗、心理治疗、饮食调整、环境因素等。非麻醉类的止痛药，包括对乙酰氨基酚、阿司匹林、非甾体抗炎药被认为是治疗慢性盆腔痛的一线用药。如果疼痛是周期性的（如子宫内膜异位症），那么激素治疗是有效的。激素疗法包括口服避孕药，口服长效孕激素，或促性腺激素释放激素类似物的治疗。盆腔炎性疾病后遗症导致的慢性盆腔痛目前尚无有效的治疗方法，主要以物理治疗、中药治疗为主，对于再次急性发作者需用抗生素治疗，对经保守治疗无效的严重盆腔痛，可选择手术治疗，手术以彻底去除病灶为原则。输卵管积水者需行手术治疗。如对于明确子宫内膜异位症的患者的治疗应根据患者的年龄、症状、病变部位和范围、生育要求等全面考虑，制订个体化方案。症状及病变均严重的年长患者可行根治性手术。对于顽固性慢性盆腔痛患者,现妇科医师多采用手术治疗,目前临床上常采用的手术方法有腹腔镜下骶神经切断术和骶前神经切断术。

五、诊治注意事项

子宫内膜异位症引起的不育患者,不论病情轻重,宜手术去除病灶,创造条件早日妊娠,病情重者术后可采用助孕技术。年轻无生育要求的重症患者可行保留卵巢功能的手术,术后辅以激素治疗。

慢性盆腔痛的产生是多系统、多因素共同作用的结果,妇科疾病,消化系统、泌尿系统、骨骼肌肉系统、神经系统疾病或是心理疾病均可能导致慢性盆腔痛,慢性盆腔痛的治疗应是多学科医师联合协作才能取得较好的疗效,应针对不同年龄、不同病因采用不同个体化心理指导、药物、手术和其他相关方法,并以缓解患者疼痛症状和提高生活质量为主要目的。

第二节 盆 腔 结 核

女性盆腔结核又称结核性盆腔炎,是指女性盆腔包括盆腔生殖器官(卵巢、输卵管、子宫)及盆腔腹膜与子宫周围的结缔组织的炎症。一般认为常继发于肺结核、腹膜结核。此病输卵管结核最多见,占 $85\%\sim95\%$。

一、临床表现

(1)不孕。

(2)月经失调。

(3)下腹坠痛。

(4)发热、盗汗、乏力、食欲缺乏、体重减轻等全身症状。

(5)妇科检查无特异性,若附件受累可在子宫两侧触及条索状的输卵管或输卵管与卵巢等粘连形成的大小不等及形状不规则的肿块,质硬,表面不平,呈结节状突起或可触及钙化结节。合并腹膜结核者,检查腹部时可有柔韧感或腹水征。

二、诊断要点

(1)子宫内膜病理检查:找到结核结节及干酪样坏死是最可靠的依据。

(2)细菌学诊断方法:涂片和培养及分子生物学发现结核杆菌。

（3）子宫输卵管碘油造影：可显示盆腔内结核，表现为宫腔狭窄、粘连、边缘呈齿状、输卵管不同程度阻塞、狭窄、变细、盆腔内钙化等。

（4）腹腔镜检查：探查＋活检＋培养，注意同时探查上腹腔。

（5）超声检查。

（6）结核菌素试验：但不可靠。

三、治疗

（一）抗结核药物治疗

抗结核药物治疗原则：早期、联合、适量、规律、全程。治疗方案与肺结核相同，常用的治疗方案为：①强化期2个月，每天异烟肼、利福平、吡嗪酰胺及乙胺丁醇四种药物联合应用，后4个月巩固期每天连续应用异烟肼、利福平；或巩固期每周3次间歇应用异烟肼、利福平。②强化期每天异烟肼、利福平、吡嗪酰胺及乙胺丁醇四种药物联合应用2个月，巩固期每天应用异烟肼、利福平、乙胺丁醇连续4个月；或巩固期每周3次应用异烟肼、利福平、乙胺丁醇连续4个月。第一个方案可用于初次治疗的患者，第二个方案多用于治疗失败或复发的患者。

（二）支持疗法

休息，适当体育锻炼。

（三）手术治疗

手术指征：①盆腔包块经药物治疗后缩小，但不能完全消退；②治疗无效或治疗后反复发作，或难以与盆腹腔恶性肿瘤鉴别者；③盆腔结核形成较大的包块或较大的包裹性积液；④子宫内膜结核严重，内膜破坏广泛，药物治疗无效者。

四、注意事项

对临床上原因不明的腹痛、腹胀、腹部包块、不孕患者应全面分析病史，结合体检、多种辅助手段加以鉴别，如难以明确，及早剖腹探查。

第三节 盆腔炎性疾病后遗症

一、概述

若盆腔炎性疾病未得到及时正确的诊断或治疗，可能会发生盆腔炎性疾病后遗症,既往称慢性盆腔炎。

二、临床表现

(1)不孕。

(2)异位妊娠。

(3)慢性盆腔痛。

(4)盆腔炎性疾病反复发作。

(5)妇科检查:若为输卵管病变,则在子宫一侧或两侧触到呈条索状增粗输卵管,并有轻度压痛;若为输卵管积水或输卵管卵巢囊肿,则在盆腔一侧或两侧触及囊性肿物,活动多受限;若为盆腔结缔组织病变,子宫常呈后倾后屈,活动受限或粘连固定,子宫一侧或两侧有片状增厚、压痛,宫骶韧带常增粗、变硬,有触痛。

三、诊断要点

(1)有急性盆腔炎史。

(2)慢性盆腔痛:下腹部坠胀、疼痛及腰骶部酸痛,常在劳累、性交后及月经前后加剧。

(3)不孕及异位妊娠史。

(4)月经异常:月经量增多,月经失调或月经不规则。

(5)全身症状:可有低热、易疲倦。病程较长,部分患者可有精神不振、失眠、周身不适等神经衰弱症状。

(6)妇科检查:子宫颈可有举痛,子宫大小正常或稍大、压痛、活动度受限。附件区压痛明显,有时可扪及肿物。子宫旁结缔组织炎时,可扪及下腹一侧或两侧有片状增厚,严重时呈冰冻样骨盆。有盆腔脓肿形成时,则可在子宫直肠凹触到有波动的包块。

(7)B超检查:对输卵管卵巢脓肿、盆腔积脓的诊断有价值,可以在盆腔不同部位发现囊肿。

四、治疗

盆腔炎性疾病后遗症需根据不同情况选择治疗方案。不孕患者多需要辅助生育技术协助受孕。

(一)一般治疗

加强患者心理治疗,解除思想顾虑,增强治疗信心,鼓励患者增加营养,加强体质锻炼,避免重体力劳动,以提高机体抵抗力。

(二)中药治疗

中药治疗在慢性盆腔炎治疗中起重要作用,它可缓解组织粘连、促进炎症吸收。

(三)物理治疗

激光疗法、超短波疗法、微波疗法、中波直流电离子透入法、紫外线疗法等。

(四)手术治疗

长期治疗无效,患者症状重,特别是盆腔已形成包块,如输卵管积水或输卵管卵巢囊肿等,可考虑手术治疗。

五、注意事项

慢性盆腔炎是妇科常见疾病,如不能及时明确诊断,延误治疗,将给患者的生活和工作带来严重影响。由于目前尚无单个的或联合的诊断指标能可靠地预报慢性盆腔炎,因此要求每一名临床医师能认真地询问病史,详细地进行体格检查并采取必要的辅助检查以明确诊断,减轻患者的痛苦。

第二章　外阴阴道疾病

第一节　外阴阴道感染性疾病

一、非特异性外阴炎

(一)概述

外阴部的皮肤或黏膜发炎称为外阴炎,分急性和慢性两种。外阴及阴道炎症是妇科最常见疾病,各年龄组均可发病,外阴及阴道炎可单独存在,也可两者同时存在。

(二)临床表现

1.症状

外阴皮肤瘙痒、疼痛、烧灼感等。

2.体征

急性炎症外阴充血、肿胀、糜烂、常有抓痕,严重者形成溃疡或湿疹。严重者腹股沟淋巴结肿大、压痛、体温可升高。慢性炎症可使皮肤增厚、粗糙、皲裂、甚至苔藓样变。

3.辅助检查

分泌物检查有无特殊感染。

(三)鉴别诊断

1.外阴湿疹

具有多形性、对称性、瘙痒和易反复发作等特点。

2.外阴银屑病

病程较长,有易复发倾向,以红斑、鳞屑为主,全身均可发病,以头皮、四肢伸侧较为常见,多在冬季加重。

3.外阴癌

最常发生在大阴唇,其次是小阴唇、阴道前庭及阴蒂等处。首先出现局部结节或肿块,并逐渐增大、坏死、破溃及感染,分泌物增多,伴有瘙痒疼痛感。肿物可呈乳头状或菜花样,并可迅速扩大,累及肛门、直肠和膀胱等。活体组织病理切片检查可确诊。

(四)诊断要点

依据患者病史、查体及辅助检查,诊断可明确。

(五)治疗

(1)注意个人卫生,勤换内裤,保持外阴清洁、干燥。

(2)积极寻找病因,若发现糖尿病应及时治疗;若有尿瘘、粪瘘应及时行修补术。

(3)药物治疗:①0.1%聚维酮碘或1:5 000高锰酸钾溶液坐浴,每天2次,每次15~30分钟,或抗菌消炎作用的药物外用。②中药:内服或熏洗。

(六)注意事项

注意个人卫生,穿纯棉内裤并经常更换,保持外阴清洁、干燥。

二、阴道炎

正常阴道分泌物清亮、透明、无味,不引起外阴刺激症状。任何原因将阴道菌群之间的生态平衡打破,均可形成条件致病菌,导致炎症。

(一)细菌性阴道病

1.概述

阴道内正常菌群失调所致的一种混合感染,因乳酸杆菌减少,其他微生物大量繁殖导致阴道炎症。

2.临床表现

(1)症状:10%~40%患者无临床症状,有症状者阴道分泌物增多,鱼腥臭味,性交后加重,可伴轻度外阴瘙痒或灼热感。

(2)体征:阴道黏膜无充血的炎症表现,分泌物为灰白色,均匀一致,稀薄,常黏附于阴道壁,容易将分泌物从阴道壁拭去。

11

3.鉴别诊断

(1)滴虫性阴道炎:呈泡沫性、恶臭味的脓性绿色分泌物。阴道红斑,"草莓状"子宫颈。外阴有烧灼感和奇痒,阴道分泌物湿片法,镜下见阴道毛滴虫。

(2)念珠菌性阴道炎:最常见的症状是白带多,外阴及阴道灼热瘙痒。波及尿道,也可有尿频、尿急、尿痛等症。

4.诊断要点

(1)有均质、稀薄、白色阴道分泌物,常黏附于阴道壁。

(2)线索细胞阳性并>20%。

(3)阴道分泌物 pH>4.5。

(4)胺臭味试验阳性。

上述 4 项中 3 项阳性,可临床确诊。

5.治疗

治疗原则为选用抗厌氧菌药物。

(1)口服药物:首选甲硝唑 400 mg,每天 2 次,连用 7 天。其他有:替硝唑 1 g,每天 1 次,连用 5 天;硝呋太尔 0.4 g,每天 3 次,连用 7 天。

(2)局部药物治疗:甲硝唑栓剂 200 mg,每晚 1 次,连用 7 天。

(3)性伴侣不需常规治疗。

6.注意事项

(1)细菌性阴道病是正常微生物群失调,细菌定性培养的意义不大。

(2)阴道分泌物涂片:根据各种细菌的相对浓度也可诊断。

(3)妊娠期细菌性阴道病:有症状的孕妇均需筛查及治疗。用药方案:甲硝唑 400 mg,口服,每天 2 次,连用 7 天。

(二)外阴阴道假丝酵母菌病

1.概述

外阴阴道假丝酵母菌病的病原体为假丝酵母菌,属机会致病菌,主要为内源性传染,口腔、肠道、阴道三个部位的假丝酵母菌可互相传染。在全身及阴道局部细胞免疫能力下降,假丝酵母菌大量繁殖并转化为菌丝相,才出现症状。

2.临床表现

(1)症状:外阴瘙痒、灼痛,性交痛及尿痛。

(2)体征:阴道黏膜充血,分泌物增多,特征是白色稠厚呈凝乳或豆腐渣样。

(3)妇科检查:外阴红斑、水肿,常伴有抓痕,严重者皮肤皲裂、表皮脱落。阴道黏膜红肿,小阴唇内侧及阴道黏膜附有白色块状物。

12

3.鉴别诊断

(1)滴虫性阴道炎:呈泡沫性、恶臭味的脓性绿色分泌物。阴道红斑,"草莓状"子宫颈。外阴有烧灼感和奇痒,阴道分泌物湿片法,镜下见阴道毛滴虫。

(2)细菌性阴道炎:主要表现为白带增多,为灰色或灰绿色,均质,如面糊样黏稠度,可有许多气泡,易擦拭,有烂鱼样恶臭,妇女月经后或性交后恶臭加重,性伴侣生殖器上也可发出同样的恶臭味。

4.诊断要点

(1)主要症状为外阴瘙痒、灼痛,部分有豆腐渣样分泌物。

(2)确诊依据阴道分泌物检查发现假丝酵母菌的芽生孢子或假菌丝。

5.治疗

消除诱因,选择局部或全身真菌药物治疗,根据疾病分类决定疗程长短。

(1)局部用药,可阴道内放药。①咪康唑栓剂:每晚 1 粒(200 mg),连用 7 天;或每晚 1 粒(400 mg),连用 3 天;晚 1 粒(1 200 mg)单次用药。②克霉唑栓剂:每晚 1 粒(150 mg),连用 7 天;或早晚 1 粒(150 mg),连用 3 天;晚 1 粒(500 mg)单次用药。③制霉菌素栓剂:每晚 1 粒(100 000 U),连用 10~14 天。

(2)全身用药:对不能耐受局部用药、未婚妇女、月经期及不愿局部用药者,可选用口服药物,如氟康唑 150 mg,顿服。

6.注意事项

(1)若外阴阴道假丝酵母菌病症状持续存在或诊断后 2 个月内复发者,需再次复诊。

(2)长期口服抗真菌药物应注意监测肝肾功能及其他有关毒副作用。

(3)复发性外阴阴道假丝酵母菌病的治疗:一年内有症状并经真菌学证实的外阴阴道假丝酵母菌病发作 4 次或以上,称为复发性外阴阴道假丝酵母菌病。其治疗分为初始治疗和巩固治疗。

(4)妊娠合并假丝酵母菌阴道炎以局部治疗为主,禁用口服唑类药物。

(5)重度外阴阴道假丝酵母菌病,局部或全身治疗均应延长治疗时间。

(6)单纯性外阴阴道假丝酵母菌病患者的性伴侣不需常规治疗,复发性外阴阴道假丝酵母菌病或有症状的性伴侣需常规治疗。

(7)随访:在治疗结束后 7~14 天和下次月经后随访,两次阴道分泌物真菌学检查为阴性,为治愈。对重度外阴阴道假丝酵母菌病在治疗结束后 7~14 天,1 个月,3 个月,6 个月各随访 1 次。

(三)滴虫性阴道炎

1.概述

滴虫性阴道炎的病原体是阴道毛滴虫,以性接触为主要传播方式,也可间接传播。

2.临床表现

(1)症状:稀薄脓性、黄绿色、泡沫状、有臭味的阴道分泌物,外阴瘙痒,伴或不伴灼热、疼痛、性交痛及尿路感染。

(2)体征:阴道壁充血、散在出血点、子宫颈有出血斑点,形成"草莓样"。

3.鉴别诊断

(1)细菌性阴道炎病:此病患者临床有 10%~50% 无症状,有症状者多诉有鱼腥臭味的灰白色的白带,阴道灼热感、瘙痒。

(2)念珠菌性阴道炎:最常见的症状是豆渣样白带,外阴及阴道灼热、奇痒无比。波及尿道,也可有尿频。尿急、尿痛等症。

4.诊断要点

(1)黄绿色泡沫样分泌物。

(2)外阴瘙痒。

(3)最常用的诊断方法是阴道分泌物湿片法,镜下见到活动的阴道毛滴虫。

5.治疗

(1)全身用药。推荐方案:甲硝唑 2 g,单次口服,或替硝唑 2 g,单次口服。替代方案:甲硝唑 400 mg,每天 2 次,连用 7 天。一旦发现不良反应应停药,换用局部用药。

(2)阴道局部用药:甲硝唑阴道泡腾片或 0.75% 甲硝唑凝胶。

(3)性伴侣应同时进行治疗,治愈前应避免无保护性交。

6.注意事项

(1)甲硝唑用药期间及停药 24 小时内,替硝唑用药期间及停药 72 小时内禁止饮酒,哺乳期用药不宜哺乳。

(2)取分泌物前 24~48 小时避免性交、阴道灌洗或局部用药;窥器不涂润滑剂,取样后及时送检。

(3)妊娠合并滴虫性阴道炎治疗同上,但需要得到患者及家属的知情同意。

(4)局部用药疗效低于全身用药,对硝基咪唑类过敏或不能耐受者,换用其他药物疗效减低。

(5)随访:治疗后无症状者不需随访。

(四)萎缩性阴道炎

1.概述

萎缩性阴道炎为雌激素水平降低、局部抵抗力下降引起的以需氧菌感染为主的炎症。

2.临床表现

(1)症状:外阴灼热不适、瘙痒及阴道分泌物增多。分泌物稀薄、淡黄色,感染严重者呈脓血性白带,常伴有性交痛。

(2)体征:阴道呈萎缩样改变,黏膜皱襞消失、萎缩、菲薄,有时可见散在出血点、出血斑或表浅溃疡。

3.鉴别诊断

(1)真菌性阴道炎:非糖尿病妇女较少见。真菌感染时白带呈豆腐渣或凝乳状,白带涂片找到真菌的菌丝及芽孢方可确诊。

(2)滴虫性阴道炎:因老年人阴道内 pH 升高,不利于滴虫生长,故老年妇女滴虫性阴道炎较少。但因其与老年性阴道炎症状相似,应借助白带涂片找到毛滴虫来鉴别。

(3)淋菌性阴道炎:因性病的蔓延,绝经后妇女也可患此病。可疑者取子宫颈分泌物涂片行革兰氏染色检查,还可做分泌物淋菌培养。目前聚合酶链反应是较敏感的检测方法。

(4)外阴及阴道癌:对久治不愈的外阴、阴道溃疡应及时活检,以排除此病。

(5)子宫颈癌、子宫内膜癌:老年性阴道炎伴血性白带时,应高度警惕是否有子宫颈癌及子宫内膜癌。应常规行子宫颈刮片进行阴道细胞学检查,必要时做子宫颈活检及分段诊刮,进行病理学检查加以鉴别。

4.诊断要点

(1)根据绝经、卵巢手术史、盆腔放疗史或药物性闭经史及临床表现,一般不难诊断。

(2)检查:阴道黏膜萎缩性改变,上皮皱襞消失、萎缩、菲薄。可见散在出血点、出血斑,散在,甚至表浅溃疡。

(3)分泌物检查:见大量基底层细胞和白细胞。

5.治疗

治疗原则为补充雌激素,增强阴道免疫力,抑制细菌生长。

(1)雌激素制剂:局部给药,也可全身给药。雌三醇软膏局部涂擦,每天 1～2 次,连用 14 天。全身用药,可雌孕激素连续联合用药,也可替勃龙 2.5 mg,每天 1 次。

(2)阴道局部应用抗生素:如诺氟沙星 100 mg,每晚 1 次,7~10 天为 1 个疗程。

6.注意事项

(1)对血性白带,应与子宫恶性肿瘤鉴别,需常规做子宫颈细胞学检查,必要时分段诊刮。

(2)对阴道壁的肉芽或溃疡,需与阴道癌鉴别,可行局部活组织检查。

(五)婴幼儿外阴阴道炎

1.概述

因婴幼儿外阴发育差、雌激素水平低及阴道内异物等造成激发感染所致。

2.临床表现

(1)症状:阴道分泌物增多,呈脓性,外阴痛痒,患儿哭闹、烦躁不安或用手搔抓外阴。伴有下泌尿道感染,出现尿急、尿频、尿痛。若有小阴唇粘连,排尿时尿流变细、分道或尿不成线。

(2)体征:外阴、阴蒂、尿道口、阴道口黏膜充血、水肿,有时可见脓性分泌物自阴道口流出。病变严重者,外阴可见溃疡,小阴唇可发生粘连,粘连的小阴唇有时遮盖阴道口及尿道口。

3.鉴别诊断

(1)滴虫或霉菌性外阴炎:少见,分泌物的涂片及培养可明确诊断。

(2)蛲虫性外阴炎:由肠道蛲虫通过粪便传至外阴、阴道而引起的外阴的炎症。其特点为外阴及肛门处奇痒,分泌物量多,呈稀薄的黄脓性。可通过粪便虫卵检查及肛门周围或外阴见到蛲虫以明确诊断。

(3)幼女急性淋病:以局部疼痛、排尿困难为其特征,检查时可见分泌物增多,前庭、尿道口、外阴部甚至肛周出现红肿破溃,分泌物涂片可找到典型肾形的革兰氏阴性双球菌。

4.诊断要点

采集病史常需要详细询问女孩母亲,同时询问母亲有无阴道炎病史,结合症状及检查所见,通常可做出初步诊断。用细棉拭子或吸管取阴道分泌物找阴道毛滴虫、假丝酵母菌或涂片行革兰氏染色作病原学检查,以明确病原体,必要时做细菌培养。

5.治疗

治疗原则为:①保持外阴清洁、干燥,减少摩擦。②针对病原体选择相应口服抗生素治疗,或用吸管将抗生素溶液滴入阴道。③对症处理:有蛲虫者,给予驱虫治疗;若阴道有异物,应及时取出;小阴唇粘连者外涂雌激素软膏后,多可松解,严重者应分离粘连,并涂以抗生素软膏。

6.注意事项

(1)在检查时还应做肛诊,排出阴道异物及肿瘤。对有小阴唇粘连者,应注意与外生殖器畸形鉴别。

(2)病原体常通过患儿母亲或保育员的手、衣物、毛巾、浴盆间接传染。

第二节 外阴上皮内非瘤样病变

外阴上皮内非瘤样病变是指女性外阴皮肤和黏膜组织发生变性及色素改变的一组慢性疾病,包括鳞状上皮增生、外阴硬化性苔藓和其他皮肤病,临床上把前二者统称为外阴白色病变。

一、外阴鳞状上皮增生

(一)概述

外阴鳞状上皮增生为以外阴瘙痒为主要症状的鳞状上皮细胞良性增生的外阴疾病。

(二)临床表现

多见于 50 岁以前的中年妇女,恶变率 2%~5%,确诊靠组织学检查。

1.症状

外阴瘙痒,患者多难以忍受。主要累及大阴唇、阴唇前庭、阴蒂包皮、阴唇后联合等处,病变可呈孤立、局灶性或多发、对称性。

2.体征

早期病变:皮肤呈暗红或粉色,角化过度部位呈白色;晚期病变:皮肤如皮革,色素增加,苔藓样变,重者可见搔抓痕、皲裂、溃疡。

(三)鉴别诊断

1.外阴白癜风

外阴皮肤出现界限分明的发白区,表面光滑润泽,质地完全正常。系黑色素

17

细胞被破坏所引起的疾病。无自觉症状,身体其他部位也多可发现相同病变。

2.特异性外阴炎

假丝酵母菌外阴炎、滴虫外阴炎、糖尿病外阴炎等分泌物及糖尿病长期刺激,均可导致外阴表皮角化过度、脱落而呈白色。假丝酵母菌外阴炎、滴虫外阴炎均有分泌物增多、瘙痒,分泌物检查可发现病原体;若外阴皮肤对称发红、增厚,伴有严重瘙痒,但阴道分泌物不多,可能为糖尿病外阴炎。特异性外阴炎在原发疾病治愈后,白色区随之消失。

3.外阴上皮内瘤变

老年女性多表现为外阴瘙痒、皮肤破损、烧灼感及溃疡,程度轻重不一,多为单发病灶。病理检查可明确诊断。

4.外阴癌

外阴病变反复治疗无效,且出现溃疡长期不愈,特别是结节隆起时,应警惕局部癌变的可能,局部活检确诊。

(四)诊断要点

病理检查可确诊,病理为表皮层角化过度和角化不全,棘细胞层增厚,但上皮细胞排列整齐、无异型性。

(五)治疗

局部治疗结合物理治疗。

1.一般治疗

保持外阴清洁干燥,严禁搔抓,提倡温水洗外阴,穿纯棉内裤。忌烟酒及食辛辣、过敏食物。

2.药物治疗

糖皮质激素局部治疗,如曲安奈德软膏、氟轻松软膏,每天涂擦 3～4 次;瘙痒缓解后改用氢化可的松软膏等。

3.物理治疗

聚焦超声、CO_2激光或氦氖激光治疗、冷冻、波姆光治疗,破坏深达 2 mm 的皮肤层。

4.外科治疗

仅适用:①已有不典型增生、恶变或恶变可能;②反复药物或物理治疗无效者。

(六)注意事项

(1)若外阴病变反复治疗无效,且出现溃疡长期不愈,特别是结节隆起时,应警惕局部癌变的可能,及早行局部活检确诊。

（2）活检取材应在皲裂、溃疡、隆起、硬结或粗糙处进行,并应选择不同部位多点取材。

二、外阴硬化性苔藓

(一)概述

外阴硬化性苔藓是一种以外阴及肛周皮肤萎缩变薄、色素减退变白为主要特征的疾病。

(二)临床表现

可发生于任何年龄,绝经妇女最常见,其次为幼女。

1.症状

外阴病损区瘙痒及烧灼感。

2.体征

病损常位于大阴唇、小阴唇、阴蒂包皮、阴唇后联合及肛周,多呈对称性。皮肤黏膜变白、变薄,失去弹性,干燥易皲裂。阴蒂常萎缩与包皮粘连,小阴唇萎缩,阴道口挛缩、狭窄。

(三)鉴别诊断

1.老年外阴生理性萎缩

仅见于老年妇女,其外阴萎缩与身体其他部位皮肤相同,表现为外阴皮肤各层及皮下脂肪层均萎缩,且无任何症状。

2.外阴白癜风

外阴皮肤出现界限分明的发白区,大小不等,形态不一。表面光滑润泽,质地完全正常。无自觉症状,都为后天发生,其病理改变主要为黑色素细胞减少或消失,朗罕细胞增多。

3.慢性非特异性皮炎

亦可表现外阴皮肤发白,但本病多表现有外阴奇痒、烧灼感,以阴蒂较重,局部变白区呈花斑状,表皮增厚、干燥。而外阴白癜风则无此变化。局部病理活检可协助鉴别诊断。

(四)诊断要点

病理检查可确诊,病理为表皮萎缩、过度角化及黑色素细胞减少,造成外阴苍白伴皮肤皱缩,极少发展为外阴癌。

(五)治疗

1.一般治疗

与外阴鳞状上皮细胞增生治疗相同。

2.局部药物治疗

丙酸睾酮、黄体酮油膏、0.05％氯倍他索软膏、1％氢化可的松软膏(幼女硬化性苔藓变)。

3.物理治疗

与外阴鳞状上皮细胞增生治疗相同。

4.手术治疗

手术方法与外阴鳞状上皮细胞增生治疗相同。因恶变几乎极少,很少采用手术治疗。

(六)注意事项

(1)幼女硬化性苔藓至青春期时有自愈可能,现多主张用1％氢化可的松软膏涂擦局部,症状多可缓解,但仍应长期定时随访。

(2)硬化性苔藓应与老年生理性萎缩相区别。

(3)活检取材应在皲裂、溃疡、隆起、硬结或粗糙处进行,并应选择不同部位多点取材。

第三节　外阴及阴道上皮内瘤变

上皮内瘤变表现为上皮层内细胞成熟不良、核异型性及分裂象增加,病理学上分为3级:Ⅰ级,即轻度不典型增生;Ⅱ级,即中度不典型增生;Ⅲ级,即重度不典型增生包括原位癌。

一、外阴上皮内瘤变

(一)概述

外阴上皮内瘤变(vulvar intraepithelial neoplasia,VIN)是癌前病变,包括外阴鳞状上皮内瘤变和外阴非鳞状上皮内瘤变(Paget病和非浸润性黑色素瘤),多见于45岁左右妇女。按特点分为以下两类:①普通型VIN,与高危型HPV感染相关,多发生于年轻女性。②分化型 VIN,与 HPV 感染无关,多发生于绝经后的女性,与外阴角化性鳞状细胞癌有关。

(二)临床表现

1.症状

(1)普通型 VIN 常见于年轻女性,多无症状。

(2)分化型 VIN 常见于老年女性,多表现为外阴瘙痒、皮肤破损、烧灼感及溃疡,程度轻重不一,多为单发病灶。

2.体征

可发生在外阴任何部位,见外阴丘疹,斑点,斑块或乳头状赘疣,单个或多个,融合或分散,灰白或粉红色;少数为略高出皮面的色素沉着。

(三)鉴别诊断

1.外阴萎缩性硬化性苔藓

多发生于 41～60 岁妇女,皮损呈象牙白色丘疹,融合成各种大小与形状的斑块,皮损周围呈紫色,境界清楚而有光泽,触诊较硬,外阴皮肤呈白、干、硬、粗糙。

2.外阴增生型营养不良

多发生于 40 岁以上妇女,常先在阴道黏膜、小阴唇内外侧、阴蒂,继而延及大阴唇内侧显示灰白色斑块,表面角化、粗糙,伴有浸润肥厚,常具有瘙痒感。

3.外阴早期癌

常表现为结节性肿物或略有疼痛,外阴瘙痒是最常见症状。

(四)诊断要点

确诊依据活体组织病理检查,对任何可疑病变应做多点活检。

(五)治疗

治疗的目的在于消除病灶,缓解症状和预防恶变。选择治疗方案综合考虑以下 3 个因素:①患者因素;②疾病因素;③治疗疗效。

1.局部药物治疗

该方法适应于病灶局限、年轻的普通型患者,可采用抗病毒、化疗、免疫药物外阴病灶涂抹。

2.物理治疗

浸润癌高危患者与溃疡者禁用。适用于累及小阴唇或阴蒂的病灶,多用于年轻患者病灶广泛的辅助治疗。

3.手术治疗

将病灶完全切除并进行病理组织学评定。术式包括：①局部扩大切除术；②外阴皮肤切除术；③单纯外阴切除术。

(六)注意事项

(1)对任何可疑病灶应做多点活组织检查。

(2)在阴道镜下观察外阴、会阴、肛周皮肤组织的血管情况,在异型增生血管处取材。

(3)术式依据病变范围、分类和年龄来定:①局限的分化型病灶,手术切除边缘超过肿物外缘 0.5～1.0 cm。②老年人和广泛性 VIN,手术范围是外阴皮肤及部分皮下组织,不切除会阴筋膜。③Paget 病则行单纯外阴切除术。

二、阴道上皮内瘤变

(一)概述

阴道上皮内瘤变是阴道鳞状细胞癌的癌前病变,约 5% 阴道上皮内瘤变发展成为浸润癌。其病理诊断与子宫颈上皮内瘤变相同,分为Ⅰ、Ⅱ、Ⅲ共 3 个级别。HPV 感染可能是诱发阴道上皮内瘤变的主要原因,其他高危因素有长期接受免疫抑制剂以及曾经接受放疗。

(二)临床表现

1.症状

阴道分泌物增多、性交后出血。

2.体征

病灶多位于阴道上 1/3 段,单个或多个,红色或白色。散在的病灶呈卵圆形,稍隆起,表面有细刺状突起。

(三)鉴别诊断

1.阴道炎或阴道上皮萎缩

症状与体征往往与阴道上皮内肿瘤雷同,主要靠病理检查鉴别。病理检查表现为:炎症时,见细胞增生,同时由于细胞质内糖原减少,核浆比例增大,但整个细胞极性保持,核分裂少,且多在深层。

2.人乳头状瘤病毒感染

此类感染的症状和体征与阴道上皮内肿瘤常无区别。其病理表现为细胞不典型增生位于中、浅层,并出现挖空细胞。

(四)诊断要点

依据典型的病史与临床表现可初步诊断,确诊依据活体组织病理检查,对任何可疑病变应做多点活检。

(五)治疗

1.随访

阴道 HPV 感染或阴道上皮内瘤变 Ⅰ 期的患者一般不需要给予特殊治疗,此类病变多能自行消退。可密切随访 1 年,必要时再治疗。

2.局部药物治疗

局部药物治疗适用阴道上皮内瘤变 Ⅱ ~ Ⅲ 用 5-FU 软膏或 5% 咪喹莫特乳膏涂于阴道病灶表面,每周 1~2 次,连续 5~6 次为 1 个疗程。

3.物理治疗

CO_2 激光治疗对阴道上皮内瘤变有较好的疗效,也适用于局部药物治疗无效的病例。

4.放疗

对年老、体弱、无性生活要求的阴道上皮内瘤变 Ⅲ 期患者,可采用腔内放疗。

5.电环切除或手术切除治疗

对单个病灶可采用局部或部分阴道切除术,尤其是位于穹隆部的病灶。病灶广泛或多发者,可采用全阴道切除术,并行人工阴道重建。

(六)注意事项

(1)范围较广泛的病灶需做多点活检。

(2)应注意阴道后穹隆部位,阴道上皮内瘤变 Ⅲ 期的患者在该处有隐蔽癌灶。

第四节　外阴良性肿瘤

外阴良性肿瘤较少见,一般生长缓慢,无症状,包括上皮来源和中胚叶来源,偶有恶变。确诊靠病理组织学诊断,治疗多采用局部肿瘤切除。

一、外阴乳头状瘤

(一)概述

乳头状瘤较少见,以上皮增生为主的病变,有 2%～3% 的恶变率。

(二)临床表现

1.症状

中老年妇女多见,自述发现外阴肿物和瘙痒,小的肿瘤时有外阴不适感,大的乳头状瘤有摩擦感,因而可破溃、出血、感染。

2.体征

肿瘤呈软的带蒂类葡萄串状物或菜花状,突出于皮肤表面,表面有油脂。

(三)鉴别诊断

1.外阴皮脂腺囊肿

一般较小、较软,囊胞内含有臭味的黄色皮脂样物。活体病检可确诊。

2.外阴纤维瘤

质硬,表面光滑,呈分叶状,发生退变时可呈囊性,切面呈致密苍白色,有编织状结构。活体病检可确诊。

3.外阴癌

多有瘙痒、破溃,较多渗出液及脓性分泌物,包块形状多不规则,基底界限不清,伴有转移灶症状。活体病检可确诊。

4.外阴皮脂腺腺瘤

多发生于小阴唇,较小,质地较硬。活体病检可确诊。

(四)诊断要点

依据典型的病史与临床表现可初步诊断,依靠活检或肿瘤切除后的病理检查,大多可以确诊。镜下可见复层鳞状上皮,上皮的钉脚变粗并向真皮纤维结缔组织内伸展。

(五)治疗

以肿瘤局部切除为主,切除物送病理检查。

(六)注意事项

(1)尽量全部切尽,切除不尽,术后可复发。

(2)术中做冰冻切片,若有恶变按外阴癌的手术原则处理。

二、外阴纤维瘤

(一)概述

外阴纤维瘤来源于外阴结缔组织,由成纤维细胞增生而成,是最常见的外阴良性肿瘤。

(二)临床表现

1.症状

多发于生育期女性。多发于大阴唇,一般为小的或中等大小肿瘤。

2.体征

多单发,色泽如正常皮肤或呈淡黄色,质硬、实性、带蒂球形或卵圆形,表明分叶不规则。

(三)鉴别诊断

1.外阴平滑肌瘤

好发于阴蒂、大阴唇、小阴唇,一般为单发,外形呈圆形或椭圆形,表面光滑,质地偏硬,有包膜,活动好,活体组织检查可确诊。

2.外阴皮脂腺囊肿

一般较小、较软,囊胞内含有臭味的黄色皮脂样物,活体病检可确诊。

3.外阴硬化性苔藓

可有外阴皮肤发白表现,有瘙痒、干燥、灼热感等症状,病变开始在大阴唇或会阴部出现散在性扁平的白色丘疹,后逐渐融合,病变区皮肤萎缩而菲薄,严重者可致阴道口狭窄。

(四)诊断要点

结合临床表现及组织病理学可诊断,镜下见成熟的成纤维细胞和胶原纤维组成。

(五)治疗

行局部肿瘤切除。切除组织标本送病理检查,一般术后不再复发。

(六)注意事项

沿肿瘤基底部切除。

三、外阴平滑肌瘤

(一)概述

外阴平滑肌瘤好发于阴蒂、大阴唇、小阴唇,一般为单发,外形呈圆形或椭圆

25

形,表面光滑,质地偏硬,有包膜,活动好。外阴平滑肌瘤多来源于外阴的平滑肌、毛囊的竖毛肌或血管的平滑肌。

(二)临床表现

1.症状

外阴下坠感,局部摩擦,活动受限,可继发感染、溃疡。

2.体征

外阴部实质性包块,其表面光滑、质硬、突出于外阴皮肤表面或呈蒂状赘生,边界清楚,可推动,无压痛。

(三)鉴别诊断

1.外阴皮脂腺囊肿

一般较小、较软,囊胞内含有臭味的黄色皮脂样物。活体病检可确诊。

2.外阴乳头状瘤

多见于老年妇女,呈乳头状突起或疣状突起。活体病检可确诊。

3.外阴纤维瘤

质硬,表面光滑,呈分叶状,发生退变时可呈囊性,切面呈致密苍白色,有编织状结构。活体病检可确诊。

4.外阴癌

多有瘙痒、破溃,较多渗出液及脓性分泌物,包块形状多不规则,基底界限不清,伴有转移灶症状。活体病检可确诊。

5.外阴皮脂腺瘤

多发生于小阴唇,较小,质地较硬。活体病检可确诊。

(四)诊断要点

外阴部的肌瘤诊断比较容易,根据局部表现及病理检查,镜下见平滑肌细胞排列成束状,与胶原纤维束纵横交错或形成漩涡状结构,常伴退行性变。

(五)治疗

治疗原则为肌瘤摘除术。

四、外阴汗腺瘤

(一)概述

汗腺瘤多发生于大阴唇及会阴汗腺。由于小阴唇缺乏腺体,很少发生。多见于性发育成熟妇女。

(二)临床表现

1.症状

外阴发现硬结,少数可疼痛,刺痒,灼热等。

2.体征

界限清楚,隆起周围皮肤的结节,一般直径<1 cm。肿瘤与覆盖表面的薄层上皮粘着,但瘤体可推动。结节质地软硬不一,缓慢生长,无症状,伴感染时有发痒、痛感症状。

(三)鉴别诊断

1.外阴萎缩性硬化性苔藓

外阴萎缩性硬化性苔藓多发生于 41～60 岁妇女,皮损呈象牙白色丘疹,融合成各种大小与形状的斑块,皮损周围呈紫色,境界清楚而有光泽,触诊较硬,外阴皮肤呈白、干、硬、粗糙。

2.外阴增生型营养不良

外阴增生型营养不良多发生于 40 岁以上妇女,常先在女阴阴道黏膜、小阴唇内外侧、阴蒂,继而延及大阴唇内侧显示灰白色斑块,表面角化、粗糙,伴有浸润肥厚,常具有瘙痒感。

3.浅表扩展性黑色素瘤

浅表扩展性黑色素瘤常见于背及小腿,皮损轻微隆起,可有黄褐色、棕黑、粉红、蓝灰色多种色泽变化。

(四)诊断要点

活检或肿瘤切除后的病理检查,镜下见分泌形柱状细胞下衬有一层肌上皮细胞,可确诊。

(五)治疗

治疗原则为先做活组织检查,确诊后再行局部切除。

第五节　外阴及阴道恶性肿瘤

外阴及阴道恶性肿瘤少见,以鳞状细胞癌最常见,确诊依靠病理组织学检查。根据恶性肿瘤的病理类型、分期不同,采取手术、放疗及化疗的个体化治疗方法。

一、外阴鳞状细胞癌

(一)概述

外阴鳞状细胞癌是最常见的外阴恶性肿瘤,约占女性生殖道恶性肿瘤的5%。其中以原发性鳞状上皮癌为主占90%,继发性恶性肿瘤少见。最常发生在大阴唇,其次是小阴唇、阴道前庭及阴蒂等处。

(二)临床表现

1.症状

外阴结节,常伴有疼痛及瘙痒。多数患者先有长期外阴瘙痒,多年后局部出现丘疹、外阴结节或小溃疡,经久不愈,有些伴有外阴白斑。当肿瘤邻近或侵犯尿道时,可出现尿频、尿痛、排尿烧灼感和排尿困难。

2.体征

溃疡或不规则的乳头状或菜花样肿块,病变部位常有脓血性分泌物。病灶还可扩大累及肛门、直肠和膀胱,一侧或双侧腹股沟可摸到质硬且固定不活动的肿大淋巴结。

3.辅助检查

细胞学、多普勒超声、CT、磁共振等检查。

4.转移途径

局部蔓延和淋巴扩散为主,极少血行转移。

5.临床分期

外阴癌 FIGO 分期(2009 年)如下。

Ⅰ期:肿瘤局限于外阴,淋巴结未转移。

Ⅰ$_A$ 期:肿瘤局限于外阴或会阴,最大径线≤2 cm,间质浸润深度≤1.0 mm。

Ⅰ$_B$ 期:肿瘤局限于外阴或会阴或最大径线>2 cm,间质浸润深度最大径线>1.0 mm。

Ⅱ期:肿瘤侵犯下列任何部位:下 1/3 尿道、下 1/3 阴道、肛门,无淋巴结转移。

Ⅲ期:肿瘤侵犯下列任何部位:下 1/3 尿道、下 1/3 阴道、肛门,有腹股沟-股淋巴结转移。

Ⅲ$_A$ 期:1 个淋巴结转移≥5 mm;或 1~2 个淋巴结转移<5 mm。

Ⅲ_B期:2个淋巴结转移≥5 mm;或(2)≥3个淋巴结转移<5 mm。

Ⅲ_C期:阳性淋巴结伴囊外扩散。

Ⅳ期:肿瘤侵犯其他部位:上 2/3 尿道、上 2/3 阴道或远处转移。

Ⅳ_A期:肿瘤侵犯下列任何部位:上尿道和(或)阴道黏膜、膀胱黏膜、直肠黏膜;或固定于骨盆壁和(或)腹股沟-股淋巴结出现固定或溃疡形成。

Ⅳ_B期:任何大小的肿瘤出现远处转移,包括盆腔淋巴结转移。

(三)鉴别诊断

1.外阴结核

外阴部发生经久不愈的慢性溃疡,而身体其他部位有结核者,应疑诊为外阴结核,溃疡型初起为红色丘疹,或为一局限性小结节,但很快破溃形成溃疡,其边缘软、薄而不整齐。或呈较硬的椭圆状溃疡,溃疡基面凹凸不平,苍白色肉芽组织覆盖着黄色干酪样物质。确诊主要依靠分泌物涂片找结核杆菌或活组织检查明确诊断。

2.湿疹样癌

该病好发于绝经后妇女,主要症状为顽固性外阴瘙痒和局部疼痛或烧灼感,典型病灶表现为外阴部隆起边界清楚的红色湿疹状斑块,有白色痂皮覆盖,确诊依靠病理活检。镜下见在表皮深层有派杰细胞:细胞大、胞浆丰富、呈透明空泡状。

(四)诊断要点

活检或肿瘤切除后的病理检查进行确诊。

(五)治疗

手术治疗为主,辅以放疗及化学药物综合治疗。

1.手术治疗

Ⅰ_A期:局部病灶扩大切除,不需切除腹股沟淋巴结。

Ⅰ_B期:广泛外阴切除+腹股沟淋巴结切除。

Ⅱ~Ⅲ期:广泛外阴切除+腹股沟淋巴结切除+受累脏器切除。

Ⅳ期:广泛外阴切除+双侧腹股沟及盆腔淋巴结切除+前盆腔/后盆腔廓清术。

2.放疗

由于外阴正常组织对放射线耐受差,仅属辅助治疗。常用于:①不能手术者。②术前局部照射,缩小癌灶再手术。③腹股沟淋巴结转移的补充治疗。

④术后原发病灶的补充治疗：切缘阳性或接近切缘、脉管有癌栓。⑤复发癌。

3.化学药物治疗

化学药物治疗用于晚期癌及复发癌综合治疗,常用的化疗方案有单药顺铂与放疗同期进行。

(六)注意事项

(1)淋巴结转移与否对外阴癌预后判断最为重要,要求在病理报告中描述：腹股沟淋巴结是否阳性、阳性个数、大小及包膜是否完整或破裂。

(2)定期随访：术后第 1 年内每 1～2 个月 1 次,第 2 年每 3 月 1 次,3～4 年每半年 1 次,5 年及以后每年 1 次。

二、阴道癌

(一)概述

阴道癌最常发生于阴道后壁上 1/3 处。多数患者主诉绝经后有少量不规则出血、恶臭分泌物和疼痛。直肠阴道三合诊检查可帮助了解有无黏膜下、阴道旁侵犯或直肠受累。

(二)临床表现

1.症状

(1)阴道不规则出血,性交后出血及绝经后出血。

(2)白带增多,甚至阴道有水样、血性分泌物伴有恶臭;可出现腰痛、腹痛,大小便障碍(包括尿频、尿血、尿痛及便血、便秘等);严重者可形成膀胱阴道瘘或直肠阴道瘘。

(3)晚期患者则可能出现肾功能障碍、贫血,如转移肺可出现咯血等。性交困难则是阴道肿瘤晚期的一个典型症状。

2.体征

阴道局部病灶以乳头状或菜花型最多见,其次为溃疡状或浸润型。

3.临床分期

0 期:原位癌,上皮内瘤样病变 3 级。

Ⅰ 期:肿瘤局限于阴道壁。

Ⅱ 期:肿瘤已累及阴道旁组织,但未达骨盆壁。

Ⅲ 期:肿瘤扩展至骨盆壁。

Ⅳ 期:肿瘤范围超出真骨盆腔,或侵犯膀胱黏膜或直肠黏膜,但黏膜泡状水肿不列入此期。

Ⅳ_A 期:肿瘤侵犯膀胱黏膜和(或)直肠黏膜和(或)超出真骨盆。

Ⅳ_B 期:扩展到远处器官。

(三)鉴别诊断

1.阴道尖锐湿疣

皮损初为小淡红色、暗红色或污灰色乳头状隆起,逐渐增大加多,倾向融合,或相互重叠,根部有蒂,表面凹凸不平,湿润柔软,呈乳头样、菜花样或蕈样突起,病理活检可确诊。

2.阴道的子宫内膜异位

常好发于穹隆部。其结节随月经次数增加而增大,周围呈炎症性浸润状,往往合并盆腔子宫内膜异位症。常有痛经或性交痛。阴道子宫内膜异位发生癌变时,在组织上必须看到正常的子宫内膜和子宫内膜腺癌之间的过渡形态。

3.前庭大腺恶性肿瘤

发生在接近阴道口侧壁的阴道平滑肌肉瘤与前庭大腺实性恶性肿瘤有时难以区别。可依据病理组织学检查作鉴别。

(四)诊断要点

依据典型的病史与临床表现、依靠活检或肿瘤切除后的病理检查,大多可以确诊。

(五)治疗

目前治疗浸润性阴道癌的方法主要是放射和手术治疗,化疗仅作为综合治疗的一部分。

1.手术治疗

(1)肿瘤部位位于阴道上 1/3 的早期患者,手术步骤及方法与子宫颈癌相同。

(2)肿瘤仅位于阴道下 1/3 的早期患者,手术步骤及方法与外阴癌相同。

(3)肿瘤部位位于全阴道、阴道中段或病灶呈多中心的早期患者,采用腹-会阴联合术式,行全宫、全阴道切除加腹股沟、盆腔淋巴结清扫术。

(4)肿瘤侵犯尿道、膀胱或直肠而无远处转移者,酌情行前盆腔廓清术、后盆腔廓清术及全盆腔廓清术,同时行尿道或肠道改道手术。但这种手术创伤大,手术死亡率高。

2.放疗

放疗适用于Ⅰ～Ⅳ期患者,对大多数病例,放疗为首选的治疗方法。

3.化疗

单纯应用抗癌药物对治疗原发性阴道癌效果欠佳,仅作为辅助治疗。

(六)注意事项

定期随访:术后第1年内每1～2个月1次,第2年每3月1次,3～4年每半年1次,5年及以后每年1次。

第三章

子宫颈疾病

第一节　子宫颈炎症

一、概述

子宫颈炎是最常见的女性下生殖道炎症,由于子宫颈管黏膜为单层柱状上皮,抗感染能力相对差,易于发生感染。

二、分类

(一)慢性子宫颈炎

子宫颈呈颗粒状糜烂,易出血,合并白带增多且黏稠,伴异味或瘙痒。

(二)慢性子宫颈管黏膜炎

病变局限于子宫颈管黏膜及黏膜下组织,子宫颈外口有脓性分泌物和(或)伴有子宫颈管黏膜增生外突。

(三)子宫颈息肉

慢性炎症长期刺激子宫颈管局部黏膜增生,向子宫颈外口突出形成。

(四)子宫颈肥大

慢性炎症的长期刺激导致子宫颈腺体和(或)间质增生。

三、临床表现

慢性子宫颈炎多无症状,部分患者可诉阴道分泌物增多,外阴瘙痒,或伴性交后出血。妇科检查可见子宫颈呈糜烂状,表面覆盖黏稠分泌物,亦可表现为子宫颈管黏膜增生外翻、子宫颈息肉或肥大。

四、诊断要点

(一)典型体征

子宫颈或子宫颈管棉拭子标本可见黏液脓性分泌物,创面触血。

(二)白细胞检测

(1)子宫颈管分泌物涂片革兰氏染色,中性粒细胞≥30 个/高倍视野。

(2)阴道分泌物涂片,白细胞≥10 个/高倍视野。

(三)病原体检测

往往难以检测到特异性致病微生物。临床一般检测沙眼衣原体及支原体感染。检测方法包括:①酶联免疫吸附试验;②核酸检测;③衣原体培养。

五、鉴别诊断

(一)子宫颈柱状上皮异位

仅为体检发现,子宫颈表现为颗粒状糜烂,无白带增多及外阴瘙痒等症状,不需要处理。

(二)子宫颈腺体囊肿

子宫颈表面单发或多发囊肿样突起,内含透明黏稠囊液,为子宫颈腺体囊液潴留所致,不需处理。

(三)子宫颈上皮内瘤变

子宫颈表面光滑或有糜烂,阴道镜检查及活组织检查可证实诊断,必要时行诊断性锥切术,以排除子宫颈浸润癌。

(四)子宫颈恶性肿瘤

外生型呈息肉或乳头状突起,继而形成菜花状肿物,触血;内生型则见子宫颈肥大、质硬,子宫颈管膨大如桶状,晚期可形成凹陷性溃疡。子宫颈活组织检查,必要时联合子宫颈管搔刮术可确诊。

六、治疗

(1)慢性子宫颈炎:伴分泌物增多、乳头状增生或接触性出血,在排外子宫颈上皮内瘤变及子宫颈癌的前提下,可给予局部物理治疗。

(2)慢性子宫颈管黏膜炎:明确有无沙眼衣原体及支原体感染、阴道微生物菌群失调是否存在,针对病因做相应治疗;对无法明确病原体进行有效药物治疗者,可试用物理治疗。

(3)子宫颈息肉:行息肉摘除术,所取组织需行病理学检查。

(4)子宫颈肥大:不需治疗。

七、注意事项

子宫颈炎是育龄妇女的常见体征,鉴于子宫颈上皮内瘤变及子宫颈癌的严峻形势,凡因此就诊患者,建议进行子宫颈细胞学与人类乳头瘤病毒 HPV 联合检查。做好健康宣教工作,鼓励有性生活史的妇女,定期行子宫颈检查,尤其出现阴道分泌物异常、浑浊混有血迹或伴异味,甚至性交后阴道流血等症状时,需要高度警惕,及时就诊,以期及早发现子宫颈病变。另外,慢性子宫颈炎在治疗前需排除子宫颈上皮内瘤变及子宫颈浸润癌。

第二节　子宫颈上皮内瘤变

一、概述

子宫颈上皮内瘤变(cervical intraepithelial neoplasia,CIN)是与子宫颈浸润癌密切相关的一组癌前病变,反映子宫颈癌发生发展中的连续过程。美国国立癌症研究所提出 TBS 诊断系统,从细胞学角度将鳞状细胞异常分为 3 类:不典型鳞状上皮(atypical squamous cells,ASC)、低级别鳞状上皮内病变(low-grade squamous intraepithelial lesion,LSIL)和高级别鳞状上皮内病变(high-grade squamous intraepithelial lesion,HSIL)。LSIL 相当于 CIN 1 级,较少发展为浸润癌;HSIL 则相当于 CIN 2/3,可能发展为浸润癌。

二、临床表现

CIN 多无特殊症状,偶有阴道排液增多,伴或不伴异味,也可有接触性出血,子宫颈光滑或呈糜烂状外观。

三、诊断要点

原则是三阶梯诊断技术。

(一)子宫颈细胞学筛查

21岁以上有性生活的妇女需行筛查,首选细胞学,间隔时间不超过3年;30~65岁妇女推荐联合细胞学和高危型HPV作为初筛手段,间隔不超过5年;65岁以上者既往筛查结果正常,且无CIN病史者,可不必行常规子宫颈筛查,有临床症状或体征者除外。

(二)阴道镜检查

筛查结果异常者需行阴道镜检查。阴道镜检查可全面观察鳞柱细胞交界处和移行带,观察子宫颈转化区、上皮及异常血管,于可疑部位行组织活检。

(三)组织病理学检查

组织病理学检查是确诊CIN的"金标准"。

(1)子宫颈活检:选取阴道镜下可疑病变部位活检可提高确诊率。

(2)子宫颈管搔刮术:能帮助确定隐匿性子宫颈病变甚至子宫颈浸润癌。下述情况可选择子宫颈管搔刮术。①细胞学异常,阴道镜图像不满意者;②细胞学为异常腺细胞;③阴道镜活检为低级别CIN,希望采用保守治疗者;④CIN患者子宫颈锥形切除术后,病理学检查发现子宫颈管切缘阳性,术后随访子宫颈细胞学和阴道镜的同时实施;⑤原位腺癌子宫颈锥形切除术后随访,子宫颈细胞学和阴道镜检查的同时,应进行子宫颈管搔刮术。妊娠期妇女不宜行子宫颈管搔刮。

(3)诊断性子宫颈锥形切除术:适宜以下临床情况:①子宫颈活检不除外早期浸润癌,为明确诊断和确定手术范围;②细胞学结果为异常腺细胞,但阴道镜检查及子宫颈管搔刮术阴性者;③异常腺细胞可疑来源子宫内膜者,可行诊刮术排除子宫内膜病变。

四、治疗原则

对CIN采取科学合理的处理是预防子宫颈癌的关键组成部分,强调个体化治疗原则。不适当的CIN处理可能增加子宫颈癌的发病风险,过度处理可导致并发症的发生。治疗依据:①CIN级别;②病变部位与范围;③年龄和生育要求;④细胞学结果;⑤高危HPV检测结果;⑥医疗资源、技术水平、医师经验;⑦随访条件;⑧特殊人群。

(一)CIN 1的处理

(1)观察:阴道镜检查满意者。

(2)治疗:有糜烂病灶者可行物理治疗,治疗前需做子宫颈管搔刮术。

（3）CIN 1 病灶累及腺体的处理要点：按照 CIN 2/3 处理，不建议单纯随访。

（4）随访及注意：6 个月后复查细胞学，如无异常 1 年以后复查细胞学和 HPV，如果两次细胞学结果阴性，HPV 阴性，转为常规筛查随访。①随访中如果细胞学结果高于非典型鳞状上皮或高危型 HPV 阳性，需阴道镜检查。②年轻女性（21～24 岁）：采用细胞学随诊，不宜通过 HPV 检测随访。对细胞学结果异常者，需行阴道镜检查；连续两次细胞学阴性，转入常规筛查随访。

（二）CIN 2/3 的处理

1.子宫颈锥切术（包含宫颈环形电切术及冷刀锥形切除术）

切除整个移行带，得到所切除标本的病理诊断，减少隐匿性浸润癌漏诊的风险。CIN 2/3 禁忌首选全子宫切除术作为治疗选择，更不是标准的治疗，子宫颈锥切术后组织病理学排除浸润癌后。

2.全子宫切除术

下述情况者可考虑：①无生育要求、恐惧疾病进展；②锥切切缘仍存在高度病变，再次切除困难；③复发性或持续存在的 CIN 2/3；④无随诊条件。

3.随访及注意事项

（1）术后采用细胞学或细胞学联合阴道镜随访，间隔 4～6 个月，治疗后 6 个月及 12 个月内需行两次阴道镜＋子宫颈管搔刮术评估，如结果阴性，转入常规细胞学或细胞学＋阴道镜随访。

（2）对于子宫颈锥切切缘阳性的病例，最好采用阴道镜检查同时子宫颈管搔刮术方法随访，间隔 4～6 个月。对于年轻患者可重复锥切，对不宜再次切除者可选择全子宫切除术。

（3）妊娠期 CIN 2/3：极少发展为浸润癌，产后自然消退率较高。妊娠期 CIN 以随诊观察为主，应该每 2 个月进行 1 次阴道镜检查，产后 6～8 周再次进行评估处理。妊娠期 CIN 的手术并发症发生率较高：①术中严重出血；②完全性切除病灶概率低，导致高复发率或持续病灶存在。值得注意的是，妊娠期子宫颈锥切的唯一指征是高度可疑子宫颈浸润癌。

（4）年轻女性（21～24 岁）CIN 2/3：确诊为 CIN 2，阴道镜图像满意者，首选随访观察；CIN 2/3 阴道镜图像不满意，首选子宫颈锥切。定期随访者建议间隔 6 个月行细胞学联合阴道镜检查，2 次结果正常者，1 年后行细胞学＋HPV 联合筛查。若阴道镜活检组织病理学诊断仍为 CIN 3，建议子宫颈锥切术。

（三）原位腺癌的处理

子宫颈原位腺癌病灶多向颈管深处延伸，且常为多灶性起源或呈跳跃性，阴道镜检查的作用有限。

(1)原位腺癌的诊断必须经子宫颈锥切病理组织学检查证实。

(2)无生育要求者,可选择筋膜外全子宫切除术。

(3)有生育要求者,可行保守性手术,如宫颈环形电切术或冷刀锥切术,切缘阴性者,长期随访;锥切后切缘阳性者,推荐再次子宫颈锥切。

(4)随访:术后应采用细胞学、HPV 及阴道镜随访,间隔为 3～6 个月,治疗后 6 个月和 12 个月内需行两次阴道镜＋子宫颈管搔刮术评估,如无异常,转入常规细胞学或细胞学＋阴道镜随访。

五、子宫颈病变诊断注意事项

(一)警惕子宫颈病变发生的高危因素

(1)病毒感染:HPV 有 100 多种亚型,其中高危型和低危型两类备受关注,与子宫颈病变有关,主要通过性行为、皮肤接触等传播。

(2)性生活及婚育相关高危人群:过早性生活及早婚者;多个性伴侣、性生活活跃、性生活不洁;早产、多产、密产;配偶有性病史、婚外性伴侣、HPV 感染的妇女,子宫颈病变发病率明显升高。

(3)慢性子宫颈疾病慢性子宫颈炎、子宫颈裂伤者局部屏障作用减弱,潜在危险增加。

(4)其他因素内分泌紊乱、吸烟、经济状况差、肿瘤家族史等,也与子宫颈病变发生有关。

(二)重视子宫颈病变的筛查

子宫颈病变的筛查方法较多,细胞学筛查已普遍应用,缺点是不可避免的假阴性,这与取材方法、固定、涂片制作、染色方法以及检测人员的阅片水平等多环节有关,值得关注的是,细胞学对子宫颈腺癌不敏感。HPV 检测是基于病因学的分子水平检测方法,能更加客观地评估子宫颈病变的风险,应用 HPV 和细胞学联合筛查,HSIL 检测的灵敏度可达 100％,而单独检测时,HPV 的灵敏度为 94.6％,细胞学仅为 55.4％,远远低于 HPV 检测或联合检测方法。目前推荐采用 HPV 检测联合细胞学筛查,无条件者也可以采用单独细胞学筛查。

第三节 子宫颈癌

一、概述

全世界范围内,子宫颈癌是女性发病率和死亡率最高的第 4 个恶性肿瘤,仅次于乳腺癌、结直肠癌和肺癌,在发展中国家,是女性第 2 位常见恶性肿瘤和第 3 位致死性恶性肿瘤,我国每年新发病例约 130 000 例,大约占全世界的 1/5。年龄分布呈双峰状,35～39 岁和 60～64 岁多发,平均年龄 52.2 岁。HPV 是导致子宫颈癌的病因,其型别有 100 多种。另有一些高危因素与子宫颈癌有关:性生活过早(<16 岁)、早婚、早产、多产、多性伴侣及性混乱、吸烟、经济状况低下、口服避孕药和免疫抑制等。

二、临床症状

早期子宫颈癌可能无任何不适,仅在体检及普查时发现,所以,凡是有性生活的妇女,每年应进行妇科查体,采用细胞学联合 HPV 筛查,有助于发现早期患者。症状的出现与病变的早晚、肿瘤的生长方式、组织病理学类型及患者的全身状况等有一定关系。

(一)阴道流血

80％～85％子宫颈癌患者可表现为不规则阴道出血。年轻患者常主诉接触性出血,外生菜花型肿瘤出现流血较早、量多,严重者可导致贫血。老年妇女常表现为绝经后阴道流血,量时多时少,时有时无。

(二)阴道分泌物增多

约 82.3％的患者可有不同程度的白带增多,多发生在阴道出血以前,稀薄水样或米泔水样,最初可无异味,随着肿瘤的生长,癌组织继发感染、坏死,分泌物量增多,血性或脓血性,伴腥臭、恶臭。肿瘤向上蔓延累及子宫内膜时,颈管为癌组织阻塞,分泌物不能排出,可形成宫腔积液或积脓,患者可出现下腹不适、疼痛、腰骶酸痛及发热等症状。

(三)疼痛

肿瘤沿宫旁组织延伸,侵犯骨盆壁,压迫周围神经,表现为坐骨神经痛或一侧骶、髂部持续性疼痛,肿瘤压迫(侵犯)输尿管时可出现肾盂积水及肾功能异常,静脉及淋巴管回流受阻时可出现下肢水肿和疼痛等。

(四)其他症状

肿瘤侵犯膀胱可出现尿频、尿急、排尿困难及血尿,严重者形成膀胱-阴道瘘;侵犯直肠可出现排便困难、里急后重、便血等,严重者可出现阴道-直肠瘘;长期消耗者可伴有恶病质,远处转移较常见的部位是锁骨上淋巴结转移,亦可通过血液或淋巴系统扩散到远处器官而出现相应该部位的转移灶。

三、临床体征

早期子宫颈癌,局部可无明显病灶,随着病变的发展,外生型见子宫颈赘生物向外生长,呈息肉状或乳头状突起,继而形成菜花状肿物,合并感染时表面覆有灰白色渗出物,触之出血。内生型则见子宫颈肥大、质硬,子宫颈管膨大如桶状,晚期由于癌组织坏死脱落,形成凹陷性溃疡,被覆灰褐色坏死组织,伴有恶臭味;向宫旁侵犯时骶主韧带呈结节增粗、缩短,有时可达盆壁并形成冰冻骨盆。

四、辅助检查

(一)子宫颈脱落细胞学检查

子宫颈脱落细胞学检查是子宫颈癌筛查的首选方法,但并非子宫颈病变的最终诊断。

(二)HPV 病原学检测

几乎所有的子宫颈癌标本中可检及 HPV-DNA,HPV 对子宫颈高度病变筛查的敏感性为 $80\%\sim100\%$,特异性达 98%,阴性预测值几乎是 100%。因此,检测 HR-HPV 有助于筛选子宫颈癌高危人群。

(三)阴道镜

可全面观察鳞-柱细胞交界处和移行带,有无异型上皮或早期癌变,选择病变部位进行活组织检查,可提高诊断正确率。阴道镜检查的敏感性高达 87%,特异性偏低为 15%,容易过度诊断,且难以观察子宫颈管内的病变。

(四)肉眼醋酸试验

$3\%\sim5\%$ 冰醋酸溶液涂于子宫颈,直接观察子宫颈上皮对醋酸的反应,病变区域变成白色。该方法适用于筛查,灵敏度和特异度均相对较低。

(五)碘试验

将碘溶液涂于宫颈和阴道壁上,不染色为阳性。主要用于识别子宫颈病变的危险区,以确定活检取材部位。

(六)子宫颈和子宫颈管活组织检查

子宫颈和子宫颈管活组织检查是确诊子宫颈癌及其癌前病变金标准。选择子宫颈鳞-柱交接部多点活检,或在碘试验、阴道镜检查的引导下,在可疑部位活组织检查。所取组织既要有上皮组织,又要有间质组织。若子宫颈刮片异常,子宫颈活检阴性时,可搔刮子宫颈管送病理学检查。

(七)子宫颈锥切术

子宫颈活检不除外早期浸润癌,或疑诊病变来自子宫颈管时,可行子宫颈锥切术,进行组织病理学检查以确诊。

五、病理学特点

子宫颈癌包括子宫颈鳞癌与腺癌,在外观上两者无特殊差异,均发生在子宫颈阴道部或子宫颈管内。

(一)鳞状细胞癌

鳞状细胞癌占 80%～85%。早期仅表现为子宫颈糜烂,随着病变逐步发展分四型:①外生型;②内生型;③溃疡型;④颈管型。

(二)腺癌

腺癌占 15%～20%。依据组织学类型又分为:①黏液腺癌;②子宫颈恶性腺瘤;③鳞腺癌;④其他少见病理类型如透明细胞癌、浆液性癌、中肾管腺癌、子宫颈小细胞神经内分泌癌等。

六、临床分期

(一)分期原则

目前子宫颈癌仍采用临床分期。当分期存在疑问时,必须归于较早的分期。准确分期是确定子宫颈癌治疗方案的先决条件,是判断治疗效果及预后的重要因素,统一的国际分期标准有利于国际间资料的可比性。

(二)子宫颈癌的 FIGO 分期

子宫颈癌的分期为临床分期,最新的 FIGO 分期在 2014 年修订。为准确分期,必须全面盆腔检查,罕有需要在麻醉下进行。注意几个特殊问题:I_A 期诊断仅为镜下诊断。II_B 期确诊:盆腔三合诊检查宫旁增厚、有弹性、光滑、无结节感,为炎症;宫旁增厚、无弹性、结节感为癌浸润,必要时参考 CT 检查、MRI 检查或盆腔穿刺活检确诊。Ⅲ期：输尿管梗阻及无功能肾未发现其他原因。

2014 年 FIGO 子宫颈癌分期如下。

Ⅰ期：癌灶局限在宫颈（侵犯子宫体可以不予考虑）。

Ⅰ$_A$ 期：肉眼未见癌灶，仅在显微镜下可见浸润癌，（浅表浸润的肉眼可见癌灶也为 Ⅰ$_B$ 期）间质浸润测量范围限制于深度 5 mm，宽度不超 7 mm。

Ⅰ$_{A1}$ 期：间质浸润深度≤3mm，宽度≤7 mm。

Ⅰ$_{A2}$ 期：间质浸润深度>3 mm 至 5 mm，宽度≤7 mm。

Ⅰ$_B$ 期：肉眼可见癌灶局限于子宫颈，或显微镜下可见病变>Ⅰ$_A$ 期。

Ⅰ$_{B1}$ 期：肉眼可见癌灶最大直径≤4 cm。

Ⅰ$_{B2}$ 期：临床可见癌灶最大直径>4 cm。

Ⅱ期：癌灶已超出子宫颈，但未达骨盆壁。癌累及阴道，但未达阴道下 1/3。

Ⅱ$_A$ 期：癌累及阴道上 2/3，无明显宫旁浸润。

Ⅱ$_{A1}$ 期：肉眼可见癌灶最大直径≤4 cm。

Ⅱ$_{A2}$ 期：肉眼可见癌灶最大直径>4 cm。

Ⅱ$_B$ 有明显宫旁浸润，但未达盆壁。

Ⅲ期：癌灶扩散到盆壁，肛诊癌灶与盆壁间无缝隙，癌灶累及阴道下 1/3，除外其他原因所致的肾盂积水或无功能肾。

Ⅲ$_A$ 期：癌灶累及阴道下 1/3，但未达盆壁。

Ⅲ$_B$ 期：癌灶已达盆壁，或有肾盂积水或无功能肾。

Ⅳ期：癌灶扩散超出真骨盆或癌浸润膀胱黏膜或直肠黏膜。

Ⅳ$_A$ 期：癌灶扩散至邻近盆腔器官。

Ⅳ$_B$ 期：远处转移。

其中 a 表示浸润深度从癌起源的表面上皮或腺体的基底部开始测量不应>5 mm，脉管累及不影响分期。

七、转移途径

主要为直接蔓延及淋巴转移，血行转移少见。

（一）直接蔓延

最常见，癌组织局部浸润，向邻近器官及组织扩散。外生型常向阴道壁蔓延，向上可侵及子宫颈管及子宫体下段，向两侧蔓延至主韧带、阴道旁组织，甚至达盆壁，向前后蔓延可侵及膀胱或直肠。

（二）淋巴转移

子宫颈癌局部扩散侵入淋巴管，形成瘤栓，随淋巴液引流到达区域淋巴结。子宫颈癌淋巴结转移具有规律性，一级淋巴结包括宫旁、子宫颈旁或输尿管旁、闭孔、髂内、髂外淋巴结，二级淋巴结包括髂总、腹股沟深、浅及腹主动脉旁淋巴结。

（三）血行转移

少见，可转移至肺、肾或脊柱等。

八、诊断要点

（一）临床表现

重视症状及病史询问，有性接触性出血、白带增多或混有血丝常为子宫颈癌的早期表现之一。晚期可表现为异常阴道排液或不规则出血，下腹或腰骶部疼痛，病情进而加重者，可伴尿频、尿急、尿痛等泌尿系统症状。

（二）体征及辅助检查

（1）妇科检查可见子宫颈呈糜烂状、溃疡型或菜花样，组织硬而脆，触之易于出血。强调妇科检查的重要性，尤其重视三合诊检查，以利于正确评估宫旁情况，指导正确的临床分期。

（2）子宫颈活组织检查是确诊子宫颈癌的"金标准"。对于临床检查高度可疑为子宫颈癌者，可直接行子宫颈多点活检术，疑似病例可阴道镜检查并于镜下可疑部位多点活检，以提高诊断的准确性。

（3）一旦病理确诊子宫颈癌，不计其临床分期，均应进行影像学评估，包括盆腹腔 CT 检查、胸部平片或 CT 以及鳞状细胞癌抗原检查，切忌仅仅依据一项病理学诊断而盲目决定治疗原则。值得注意的是，如果患者有泌尿或肠道症状，推荐进行膀胱镜或直肠镜检查。

九、鉴别诊断

（一）慢性子宫颈炎

早期子宫颈癌与慢性子宫颈炎有相似的症状及体征。

（二）子宫颈结核

表现为不规则阴道流血和白带增多，局部见多个溃疡，甚至菜花样赘生物。

（三）子宫颈乳头状瘤

子宫颈乳头状瘤为良性病变，多见于妊娠期，表现为接触性出血和白带增多，外观乳头状或菜花状。

（四）子宫内膜异位症

子宫颈有多个息肉样病变，甚至累及穹隆。最可靠的诊断方法是做子宫颈和子宫颈管的活组织检查，经病理确诊。

十、治疗原则

子宫颈癌主要的治疗方法有手术和放疗，近年来化疗日益受到重视。早期患者一般采用单一治疗，而中、晚期患者强调综合治疗。

（一）I_{A1}期的治疗

针对患者个性化特点及要求采用不同的治疗策略，年轻有生育要求者，子宫颈锥切也是该期的一个治疗选择。已完成生育者，推荐经腹、经阴道或腹腔镜下筋膜外全子宫切除术。选择子宫颈锥切手术者，术后 3 个月、6 个月随访追踪细胞学和阴道镜检查，并行子宫颈管搔刮术，两次阴性后每年检查 1 次。

（二）I_{A2}期的治疗

对要求保留生育功能者，可选择子宫颈锥切/子宫颈广泛切除＋盆腔淋巴清扫术；无需保留生育功能者可行次广泛子宫切除＋盆腔淋巴清扫。选择子宫颈锥型切除手术者，术后 3～6 个月 1 次细胞学检查和阴道镜检查，2 年后每半年1 次。

（三）I_{B1}～II_{A1}期的治疗

采用手术加或不加辅助治疗，或者初始就采用放疗，疗效相当，但放疗患者的远期并发症偏高。标准的术式是经腹、腹腔镜或阴道广泛性子宫切除术和盆腹腔淋巴结切除术。

（四）II_{A2}～II_B、III_B 和 IV_A 期的治疗

该期别子宫颈癌的标准治疗方案是同期放化疗。标准的同期放疗包括盆腔外照射＋腔内近距离照射。

（五）IV_B 期/远处转移的治疗

远处转移的病例约占 2%。目前尚没有随机试验对比化疗和最好的支持治疗对 IV_B 期患者的疗效，有一些证据表明同期放化疗优于单纯化疗。远处转移患者的中位生存期约为 7 个月。

十一、诊疗注意事项

早期子宫颈癌预后较好，I$_A$ 期患者 5 年生存率可达 95％以上，I$_B$ 期为 80％～85％，II 期为 60％～70％，III 期以上仅为 14％～35％。因此，早发现、早诊断、早治疗是改善子宫颈癌预后的主要措施。

首先要加强宣教，提高防治意识，使广大妇女自觉主动地定期接受子宫颈病变的筛查，做到及时发现和早期诊断；其次，恰当处理子宫颈病变，尤其强调 CIN II／III 的处理要合乎规范，不可直接行子宫切除术，以避免意外发现子宫颈癌的发生；再次，重视妇科检查尤其是强调三合诊的检查，正确评估宫旁是否受累，做到准确分期以指导治疗方式的合理选择；最后，严格掌握不同期别子宫颈癌的治疗原则，做到规范化、个体化、个性化治疗，杜绝治疗的随意性，对于不具备诊治条件的医院或不具备诊疗技术的医师，尽量商请患者到有条件的医院进行规范诊治。

十二、随访

随访时间：治疗后 1 个月行第 1 次随访，以后每隔 3 个月复查 1 次至术后 1 年；其后每 3～6 个月复查 1 次，连续 2 年；以后半年复查 1 次。病情变化时及时治疗。

(1)全身检查，注意浅表淋巴结，腹部情况、腹股沟淋巴囊肿及水肿等。

(2)妇科检查，注意阴道残端/子宫颈有无复发，盆腔及宫旁有无异常。

(3)其他检查：三大常规、子宫颈鳞癌标记物、胸部摄片、脱落细胞学检查、泌尿系统检查、超声检查，必要时行盆腔/腹腔 CT、MRI 或 PET-CT 检查。

第一节　子宫肌瘤

一、概述

子宫肌瘤是女性生殖器最常见的良性肿瘤，由平滑肌及结缔组织组成。常见于30～50岁妇女，20岁以下少见。因肌瘤多无或很少有症状，临床报道发病率远低于肌瘤真实发病率。

子宫肌瘤确切病因尚未明了，可能与女性性激素有关。

(一)分类

按肌瘤生长部位：子宫体肌瘤(90%)及子宫颈肌瘤(10%)。

按肌瘤与子宫肌壁的关系。①肌壁间肌瘤：占60%～70%。②浆膜下肌瘤：约占20%，肌瘤向子宫浆膜面生长，并突出于子宫表面。若肌瘤位于子宫体侧壁向宫旁生长突出于阔韧带两叶之间，称为阔韧带肌瘤。③黏膜下肌瘤：占10%～15%，肌瘤向宫腔方向生长，突出于宫腔，表面仅为黏膜层覆盖。

(二)类型

根据FIGO子宫肌瘤的分类系统的定义，肌瘤的类型从0～8，越低的数字表示越接近子宫内膜。

0型：有蒂黏膜下肌瘤，未向肌层扩展。

Ⅰ型：无蒂黏膜下肌瘤，向肌层扩展≤50%。

Ⅱ型：无蒂黏膜下肌瘤，向肌层扩展＞50%。

Ⅲ型：肌壁间肌瘤，位置近宫腔，瘤体外缘距子宫浆膜≥5 mm。

Ⅳ型：位置近子首，外缘距子宫浆膜＜5 mm。

Ⅴ型：肌瘤贯穿子宫全部肌层。

Ⅵ型：肌瘤突向浆膜。

Ⅶ型：肌瘤完全位于浆膜下。

Ⅷ型：其他特殊类型。

(三)变性类型

(1)玻璃样变：又称透明变性，最常见，肌瘤剖面漩涡状结构消失，由均匀透明样物质取代。

(2)囊性变：玻璃样变继续发展，肌细胞坏死液化即可发生囊性变。数个囊腔也可融合成大囊腔，腔内含清亮无色液体，也可凝固成胶冻状。

(3)红色样变：多见于妊娠期或产褥期，为肌瘤的一种特殊类型坏死。肌瘤剖面为暗红色，如半熟的牛肉，有腥臭味，质软，漩涡状结构消失。

(4)肉瘤样变：肌瘤恶变为肉瘤少见，仅为 0.4%～0.8%，多见于绝经后伴疼痛和出血的患者。

(5)钙化：多见于蒂部细小、血供不足的浆膜下肌瘤及绝经后妇女的肌瘤。常在脂肪变性后进一步分解成甘油三酯，再与钙盐结合，沉积在肌瘤内。

二、症状

(一)经量增多及经期延长

此为最常见症状。多见于大的肌壁间肌瘤及黏膜下肌瘤，肌瘤使宫腔增大，子宫内膜面积增加并影响子宫收缩。此外，肌瘤可能使肿瘤附近的静脉受挤压，导致子宫内膜静脉丛充血扩张，从而引起经量增多，经期延长。黏膜下肌瘤伴有坏死感染时，可有不规则阴道流血或血样脓性排液。长期经量增多可继发贫血，出现乏力、心悸等症状。

(二)下腹包块

当肌瘤逐渐增大使子宫超过 3 个月妊娠大时可从腹部触及。巨大的黏膜下肌瘤可脱出于阴道外，患者可因外阴脱出肿物就医。

(三)白带增多

肌壁间肌瘤使宫腔面积增大，内膜腺体分泌增多，并伴有盆腔充血致使白带增多。子宫黏膜下肌瘤一旦感染，可有大量脓样白带。若有溃烂、坏死、出血时，可有血性或脓血性、有恶臭的阴道溢液。

(四)压迫症状

压迫膀胱可导致尿频尿急、排尿困难、尿潴留等；压迫直肠可出现下腹部坠胀不适、便秘等症状；压迫输尿管可出现输尿管扩张甚至发生肾盂积水。

(五)其他

腹痛腹胀、腰酸背痛,经期加重。

三、体征

(1)与肌瘤大小、位置、数目及有无变性相关。大肌瘤可在下腹部扣及实质性不规则肿块。

(2)妇科查体扣及子宫增大,表面不规则单个或多个结节状突起。浆膜下肌瘤可扣及单个实质性球状肿块与子宫相连等。

四、诊断要点

(1)对于出现子宫增大、盆腔肿块或月经量增多的患者可首选超声检查,并进行血常规和甲状腺功能的检查。

(2)磁共振成像可以向子宫内膜和浆膜表面提供退化肌瘤、肌瘤与子宫内膜和浆膜表面的信息,并决定是否应该保留子宫。

(3)在月经量多的女性中,生理盐水输入子宫内膜腔后的超声检查可识别出腔内肌瘤的范围。

(4)如果患者出现不规则阴道流血或有子宫内膜增生的危险因素(肥胖、持续性无排卵或长期使用无孕激素的雌激素治疗),可选择性进行凝血功能的检查和子宫内膜活检。必要时行宫腔镜检查明确子宫内膜情况。

五、治疗要点

治疗应根据患者的症状、年龄和生育要求,以及肌瘤的类型、大小、数目全面考虑。

(一)观察

无症状肌瘤一般不需要治疗,特别是近绝经期女性。绝经后肌瘤多可萎缩和症状消失。每3~6个月随访1次,若出现症状可考虑进一步治疗。

(二)药物治疗

药物治疗适应于症状轻、近绝经年龄或全身情况不宜手术者。

(1)促性腺激素释放激素类似物：目前主要是择期手术前或绝经早期的短期应用（3～6个月）。适应证：①缩小肌瘤以利于妊娠；②术前控制症状、纠正贫血；③术前应用缩小肌瘤，降低手术难度，或使经阴道或腹腔镜手术成为可能；④对近绝经妇女，提前过渡到自然绝经，避免手术。

(2)米非司酮：可作为术前用药或提前绝经使用，10 mg，每天1次，口服，连用3～6个月。不宜长期使用，因其拮抗孕激素后，子宫内膜长期受雌激素刺激，增加子宫内膜增生的风险。

(三)手术治疗

1.适应证

(1)月经过多致继发贫血，药物治疗无效。

(2)严重腹痛、性交痛、慢性腹痛、有蒂肌瘤扭转引起的急性腹痛。

(3)体积大，压迫膀胱直肠输尿管等并引起相关症状。

(4)能确定肌瘤是不孕或反复流产的唯一原因者。

(5)疑有肉瘤变。

2.手术方式

(1)肌瘤切除术：适用于希望保留生育功能的患者。注意事项：0型和Ⅰ型子宫肌瘤可宫腔镜切除，突入阴道的0型子宫肌瘤可经阴道摘除。术后有50%复发机会，约1/3患者需再次手术。

(2)子宫切除术：无生育要求或疑有恶性变的，可行子宫切除术。注意事项：术前应排除子宫颈及子宫内膜恶性病变。

(四)其他治疗

(1)子宫动脉栓塞术：可阻断子宫动脉及其分支，减少肌瘤的血供，延缓肌瘤生长，缓解症状。注意事项：该方法可能引起卵巢功能减退并增加潜在妊娠并发症的风险，对有生育要求的妇女一般不建议适用。

(2)子宫内膜去除术：适用于月经量多，没生育要求但希望保留子宫或不能耐受子宫切除术的患者。注意事项：术前应排除子宫颈及子宫内膜恶性病变。

(3)射频消融术：是采用超声热消融治疗子宫肌瘤。优点：不良反应较小，出血少、恢复快。缺点：有一部分患者效果不理想，且无病理支持、可能出现皮肤灼伤和可逆的骨盆神经病。

六、注意事项

(1)有条件的情况下，合并异常子宫出血的子宫肌瘤患者，尽量行宫腔镜检查术排除子宫内膜病变。

（2）行腹腔镜子宫切除或子宫肌瘤切除术时，用肌瘤粉碎装置要慎重，放入袋内粉碎，以降低子宫肉瘤时盆腔内种植的风险，并要充分告知患者，有肉瘤的可能。

第二节 子宫肉瘤

一、概述

子宫肉瘤来源于子宫肌层、肌层内结缔组织和内膜间质，也可继发于子宫平滑肌瘤。少见，恶性程度高，占子宫恶性肿瘤 2%～4%，占女性生殖道恶性肿瘤1%。多见于 40 岁以上妇女。

组织学分类及病理特征如下。

（一）子宫平滑肌肉瘤

子宫平滑肌肉瘤分为原发性和继发性两种。原发性平滑肌肉瘤指由具有平滑肌分化的细胞组成的恶性肿瘤，是最常见的子宫恶性间叶性肿瘤。继发性平滑肌肉瘤指原已存在的平滑肌瘤恶变。继发性子宫肉瘤预后较原发性好。

（二）子宫内膜间质肉瘤

子宫内膜间质肉瘤来自子宫内膜间质细胞，按核分裂象、血管侵袭和预后情况分为三类：子宫内膜间质结节、子宫内膜间质肉瘤、高度或未分化子宫内膜肉瘤。

（三）上皮和间叶混合性肉瘤

上皮和间叶混合性肉瘤指具有上皮和间叶两种成分的恶性肿瘤，分为腺肉瘤和癌肉瘤两种。①腺肉瘤：含有良性腺上皮成分及肉瘤样间叶成分的双向分化的肿瘤，多见于绝经后妇女。②癌肉瘤：由恶性上皮和恶性间叶成分混合组成的子宫恶性肿瘤，又称恶性中胚叶混合瘤，多见于绝经后妇女。

二、症状

（一）阴道不规则流血

最常见，量多少不等。

(二)腹痛

肉瘤生长快,子宫迅速增大或瘤内出血、坏死、子宫肌壁破裂引起急性腹痛。

(三)腹部包块

因生长快,患者可自诉扪及迅速增大的下腹部包块。

(四)压迫症状及其他

可压迫膀胱或直肠,出现尿频、尿急、尿潴留、大便困难等症状。晚期患者全身消瘦、贫血、低热或出现肺脑转移相应症状。

三、体征

(1)子宫增大,外形不规则,子宫颈口有息肉或肌瘤样肿物,呈紫红色,极易出血。

(2)继发感染后有坏死及脓性分泌物。

(3)晚期肉瘤可累及骨盆侧壁,子宫固定,可转移至肠管及腹腔,但腹水少见。

四、诊断要点

(1)因子宫肉瘤临床表现与子宫肌瘤及其他恶性肿瘤相似,术前诊断较困难。

(2)对绝经后妇女及幼女的子宫颈赘生物、迅速增大伴疼痛的子宫肌瘤,均应考虑有无子宫肉瘤的可能。

(3)辅助诊断可选用彩超、MRI、诊刮检查,必要时行宫腔镜检查术。确诊依据为组织病理学检查。

(4)要注意子宫平滑肌肉瘤与子宫肌瘤的鉴别,子宫内膜间质肉瘤与子宫内膜息肉的鉴别。

五、临床分期

(一)子宫平滑肌肉瘤病理分期

Ⅰ期:肿瘤局限于子宫体。

$Ⅰ_A$ 期:肿瘤<5 cm。

$Ⅰ_B$ 期:肿瘤>5 cm。

Ⅱ期:肿瘤侵及盆腔。

$Ⅱ_A$ 期:附件受累。

Ⅱ_B 期:子宫外盆腔内组织受累。

Ⅲ 期:肿瘤侵及腹腔组织(不包括子宫肿瘤突入腹腔)。

Ⅱ_A 期:一个病灶。

Ⅱ_B 期:一个以上病灶。

Ⅲ_C 期:盆腔淋巴结和(或)腹主动脉旁淋巴结转移。

Ⅳ 期:膀胱和(或)直肠转移,或有远处转移。

Ⅳ_A 期:肿瘤侵及膀胱和(或)直肠。

Ⅳ_B 期:远处转移。

(二)子宫内膜间质肉瘤和腺肉瘤病理分期

Ⅰ 期:肿瘤局限于子宫体。

Ⅰ_A 期:肿瘤局限于子宫内膜或子宫颈内膜,无肌层浸润。

Ⅰ_B 期:肌层浸润≤1/2。

Ⅰ_C 期:肌层浸润>1/2。

Ⅱ 期:肿瘤侵及盆腔。

Ⅱ_A 期:附件受累。

Ⅱ_B 期:子宫外盆腔内组织受累。

Ⅲ 期:肿瘤侵及腹腔组织(不包括子宫肿瘤突入腹腔)。

Ⅲ_A 期:一个病灶。

Ⅲ_B 期:一个以上病灶。

Ⅲ_C 期:盆腔淋巴结和(或)腹主动脉旁淋巴结转移。

Ⅳ 期:膀胱和(或)直肠转移,或有远处转移。

Ⅳ_A 期:肿瘤侵及膀胱和(或)直肠。

Ⅳ_B 期:远处转移。

(三)癌肉瘤

分期同子宫内膜癌分期。

六、治疗要点

(1)治疗原则:以手术为主,放化疗为辅。手术方式主要根据肉瘤的组织学类型来选择。

(2)子宫平滑肌肉瘤:手术范围包括全子宫＋双附件切除。早期绝经前的患者可以保留卵巢,发现子宫外病变则需行肿瘤细胞减灭术。

(3)低度恶性的子宫内膜间质肉瘤和腺肉瘤:全子宫＋双附件切除术。高度恶性的子宫内膜间质肉瘤和癌肉瘤：全子宫＋双附件切除术＋盆腔及腹主动脉旁淋巴结切除术＋大网膜切除术。

（4）根据期别和病理类型，术后放、化疗有可能提高疗效。低度恶性子宫内膜间质肉瘤因含雌孕激素受体，孕激素治疗有一定效果。

七、注意事项

（1）对于术前有变性的子宫肌瘤、迅速增大伴疼痛的子宫肌瘤应提高警惕，充分考虑到子宫肉瘤的可能。必要时行 MRI 检查。并慎重选择手术路径。

（2）行腹腔镜子宫切除或子宫肌瘤切除术时，慎重使用肌瘤粉碎装置，以降低子宫肉瘤时盆腔内种植的风险。

（3）术中快速病理不能确诊子宫肉瘤及级别，但肉眼观察可疑时，仍应送快速病理，并与患者家属沟通是否扩大手术范围。

（4）术后病理诊断为子宫肉瘤者，应根据其组织类型和级别，决定是否补充手术及范围。

第三节　子宫内膜良性病变

一、子宫内膜增生性病变

（一）概述

子宫内膜受雌激素持续作用，而无孕激素拮抗，如不排卵（如多囊卵巢综合征）、肥胖、内分泌功能性肿瘤及雌激素疗法等，可发生不同程度的增生性改变，少数可呈萎缩性改变。子宫内膜增生性病变根据 2014 年第 4 版 WHO 女性生殖器官肿瘤分类，较 2003 年分型有新的变化，其分别如表 4-1。

表 4-1　第 3 版与第 4 版分类比较

2003 年第 3 版分类	2014 年第 4 版分类
增生（典型性）	
单纯性增生不伴非典型性	无非典型性子宫内膜增生
单纯性增生不伴非典型性	

2003 年第 3 版分类	2014 年第 4 版分类
非典型增生 单纯性增生伴非典型性 复杂性增生伴非典型性	非典型增生（Atypical hyperplasia，AH）/子宫内膜样上皮内瘤变（Endometrial intraepithelial neoplasm，EIN）

(二)临床表现

子宫内膜增生症临床上最主要的症状是子宫不规则出血，表现为月经周期紊乱，经期长短不一，经量不定或增多，甚至大量出血。出血期间一般无腹痛或其他不适。

(三)辅助检查

1.妊娠试验

有性生活史者应行妊娠试验，以排除妊娠及妊娠相关疾病。

2.超声检查

可了解子宫大小、形状，宫腔内有无赘生物，子宫内膜厚度等。

3.子宫内膜取样

(1)诊断性刮宫：简称诊刮。其目的包括止血和取材做病理学检查。凡怀疑有子宫内膜病变患者，无论其何种病变，均需要行诊刮术并送病理检查明确病变。刮宫要全面、特别注意两侧宫角部；注意宫腔大小、形态、宫壁是否光滑、刮出物性质和量。刮出物应全部送病理学检查。

(2)子宫内膜活组织检查：目前国外推荐使用 Karman 套管或小刮匙等的内膜活检，优点是创伤小，能够获取足够组织标本用于诊断。

(3)宫腔镜检查：在宫腔镜直视下选择病变区进行活检，较盲取内膜的诊断价值高，为首选检查方法。

(四)诊断要点

疾病确诊需要病理学诊断证实。在病史询问及相关检查过程中，排除其他相关性疾病：妊娠相关出血、生殖器官肿瘤、感染、血液系统及肝肾重要脏器疾病、生殖系统发育畸形、外源性激素及异物引起的不规则出血。

(五)鉴别诊断

1.黏膜下子宫肌瘤

表现为异常的子宫出血，如月经量大，月经淋漓不尽等。行妇科超声检查可见有宫腔内或肌壁间凸向内膜的较低回声。宫腔镜下表现为向宫腔突出的组织,呈球形,质较韧。切除后行病理学检查可确诊。

2.子宫内膜癌

多出现阴道流血或阴道排液、下腹痛症状。查体可有子宫增大、子宫体压痛。典型的子宫内膜癌的超声图像有宫腔内实性不均质回声区,或宫腔线消失、肌层内有不均回声区。彩色多普勒显像可显示丰富血流信号。行诊刮、宫腔镜并活检等,取得病理学检查可确诊。

(六)治疗原则

1.一般治疗

贫血者应补充铁剂、维生素 C 和蛋白质,严重贫血者需输血。流血时间长者给予抗生素预防感染。出血期间应加强营养,避免过度劳累和剧烈运动,保证充分休息。

2.无非典型性子宫内膜增生的治疗

(1)药物治疗:①孕激素可有效治疗并预防高危人群的复发。经过周期性孕激素的治疗,98%以上的病变可在 3～6 个月内消退。②用药方案:主要为周期性用药,甲羟孕酮 8～10 mg,每天 1 次,黄体酮胶囊 100 mg,每天 2～3 次,于月经后半周期使用,每次 12～14 天;或宫腔内放置左炔诺酮缓释宫内节育器(曼月乐)。

(2)手术治疗:子宫内膜去除术,如子宫内膜射频消融术、宫腔镜子宫内膜电切术。术后应严格随访,监测疾病复发和进展。

3.非典型子宫内膜增生(AH)/子宫内膜样上皮内瘤变(EIN)的治疗

对 AH/EIN 患者常规治疗为子宫切除术,有保留生育要求的患者可考虑大剂量孕激素治疗,但需严密监测子宫内膜组织学变化。

(1)保守治疗:对于年轻患者,强烈要求保留生育功能,无孕激素药物使用禁忌证,并具备随访条件,经全面评估和充分咨询后,可采用全周期连续大剂量孕激素治疗 3～6 个月,病变消失则停孕激素后积极助孕;应对内膜增生的高危因素,如肥胖、胰岛素抵抗同时治疗。

用药方案:采用大剂量连续用药,如甲羟孕酮 250 mg 口服,每天 1 次,醋酸甲地孕酮 400 mg 口服,每天 1 次等。

病情监测:用药每 3 个月为 1 个疗程,每 1 个疗程结束后即行宫腔镜下刮宫或诊刮送病理检查,监测药物反应并决定下一步的治疗方案。如果内膜腺体表现为分泌期或萎缩性改变,即可停用药物治疗,对不孕患者及时更换使用促排卵药。如果内膜对药物反应不好,需加大药物剂量,继续治疗。对长期不愈的顽固性病例,应警惕癌变的可能。

(2)手术治疗:对年龄＞40 岁、无生育要求的患者,建议行子宫切除术;年轻患者经药物治疗无效,内膜持续增生、加重或怀疑癌变者,也可考虑手术切除子宫。

(七)诊疗注意事项

(1)无孕激素拮抗的持续性雌激素刺激可导致无非典型性子宫内膜增生,其子宫内膜癌风险增加 3～4 倍,10 年后增加 10 倍。1％～3％的无非典型性子宫内膜增生进展为高分化子宫内膜癌。持续性无拮抗的雌激素刺激可导致无非典型性子宫内膜增生进展为 AH/EIN。活检诊断为 AH/EIN 的患者中,1/4～1/3 在立即进行的子宫切除术中、或在随访的第一年内被诊断为癌。在早期的经典研究中,AH 远期风险升高 14 倍,EIN 升高 45 倍。

(2)子宫内膜增生的治疗要结合其年龄、生育要求、子宫内膜增生类型等进行治疗。原则上,孕激素治疗是无非典型性子宫内膜增生的首选,子宫切除术仍是 AH/EIN 的第一选择。对于符合保守治疗的患者,应充分知情,包括:AH/EIN 癌变率为 20％～50％,一部分患者已同时合并子宫内膜癌;孕激素的不良反应:血栓性静脉炎 5％～17％,体重增加 22％,高血压 17％,肺栓塞 1％,血脂及糖代谢改变,血管组织改变。

二、子宫内膜息肉

(一)概述

子宫内膜息肉为炎性子宫内膜局部血管和结缔组织增生形成息肉状赘生物突入宫腔内所致,息肉大小数目不一,多位于子宫体部,借助细长蒂附着于子宫腔内壁,主要表现为经期延长和经量增多。

(二)临床表现

子宫内膜息肉可单发或多发,70％～90％的子宫内膜息肉有异常子宫出血,表现为经间期出血、月经过多、不规则出血、不孕。少数(0～12.9％)会有腺体的不典型增生或恶变。

年龄增加、肥胖、高血压、使用他莫昔芬的妇女容易出现。息肉体积大、高血压是恶变的危险因素。

(三)辅助检查

1.妊娠试验

有性生活史者应行妊娠试验,以排除妊娠及妊娠相关疾病。

2.超声检查

最佳检查时间为周期第 10 天之前。可行经盆腔或阴道超声检查,通常显示为子宫腔内常规形状的高回声病灶,周围环绕弱的强回声晕。注射生理盐水超声或凝胶超声可提高诊断的准确性。

3.宫腔镜检查

在宫腔镜直视下选择病变区进行活检,具有最高的敏感性和特异性,为首选检查方法。

4.刮宫或子宫内膜活检

不推荐使用。因其敏感性较低,并可能导致息肉破碎,难于组织学诊断。

(四)诊断要点

结合症状、查体、超声检查及宫腔镜检查多可临床确诊,但仍需在宫腔镜下切除送病理检查,以排除黏膜下肌瘤、腺肉瘤、息肉恶性变等可能。

(五)鉴别诊断

1.黏膜下子宫肌瘤

其表现为异常的子宫出血,如月经量大、月经淋漓不尽等。行妇科超声检查可见有宫腔内或肌壁间凸向内膜的较低回声。宫腔镜下表现为向宫腔突出的组织,呈球形,质较韧。切除后行病理学检查可确诊。

2.子宫内膜间质肉瘤

其起源于子宫内膜或子宫颈内膜,临床可出现异常子宫出血。查体可见部分表现为息肉样增生,甚至脱出于子宫颈口外。肿瘤体积较一般息肉大,蒂宽,质略脆,表面光滑或可破溃导致感染。需在活检或宫腔镜下电切后,病理确诊。

(六)治疗原则

1.保守治疗

直径<1 cm 的息肉若无症状,1 年内自然消失率约 27%,恶变率低,可观察随诊;绝经后无症状息肉恶变率较低,充分告知后,可选择观察保守治疗。

2.药物治疗

药物治疗对子宫内膜息肉作用有限,不推荐使用。

3.手术治疗

(1)保守手术。①宫腔镜息肉切除术:对体积较大有症状的息肉推荐宫腔镜指引下息肉摘除、电切,盲刮容易遗漏;术后复发风险 3.7%～10%,短效口服避孕药或曼月乐可减少复发风险。②子宫内膜去除术:对无生育要求、多次复发者,可建议子宫内膜去除术。

（2）根治性手术：对恶变风险大者可考虑子宫切除术。

(七)诊疗注意事项

子宫内膜息肉是一种常见的妇科疾病,临床表现最常见为异常阴道流血。无症状妇女因其他症状体检意外发现子宫内膜息肉。年龄增长与激素补充治疗是其高发的主要原因。子宫内膜息肉恶变不常见,但是随着年龄的增长、绝经后阴道流血常预示恶变的可能性。通过保守治疗,高达 25% 的子宫内膜息肉可以消退,特别是直径<1 cm 的息肉。宫腔镜下息肉切除术是治疗的主要方式。有症状的绝经后息肉患者需要病理取材进行评估,不孕症患者去除子宫内膜息肉可以提高生育能力。

第四节　子宫内膜癌

一、概述

子宫内膜癌是发生于子宫内膜的一组上皮性恶性肿瘤,以来源于子宫内膜腺体的腺癌最常见。为女性生殖道三大恶性肿瘤之一,平均发病年龄为 60 岁,其中 75% 发生于 50 岁以上妇女。

二、病理类型

(一)内膜样腺癌

内膜样腺癌占 80%～90%,内膜腺体高度异常增生,上皮复层,并形成筛孔状结构。按腺癌分化程度分为Ⅰ级(高分化 G_1),Ⅱ级(中分化 G_2),Ⅲ级(低分化 G_3)。分级愈高,恶性程度愈高。

(二)腺癌伴鳞状上皮分化

腺癌组织中有时含鳞状上皮成分,伴化生鳞状上皮成分者称棘腺癌(腺角化癌),伴鳞癌者称鳞腺癌,介于两者之间称腺癌伴鳞状上皮不典型增生。

(三)浆液性腺癌

浆液性腺癌又称子宫乳头状浆液性腺癌,占 1%～9%。恶性程度高,易有深肌层浸润和腹腔、淋巴及远处转移,预后极差。无明显肌层浸润时,也可能发生腹腔播散。

(四)黏液性癌

肿瘤半数以上由胞质内充满黏液的细胞组成,大多腺体结构分化良好,病理行为与内膜样癌相似,预后较好。

(五)透明细胞癌

多呈实性片状、腺管样或乳头状排列,癌细胞胞浆丰富、透亮,核呈异型性,或靴钉状,恶性程度高,易早期转移。

三、症状

约 90% 的患者出现阴道流血或阴道排液、下腹痛症状,在诊断时无症状者不足 5%。

(一)阴道流血

主要表现为绝经后阴道流血,量一般不多。尚未绝经者可表现为月经增多、经期延长或月经紊乱。

(二)阴道排液

多为血性液体或浆液性分泌物,合并感染则有腐血性排液,恶臭。因阴道排液异常就诊者约占 25%。

(三)下腹疼痛及其他

若肿瘤累及子宫颈内口,可引起宫腔积脓,出现下腹胀痛及痉挛样疼痛。晚期浸润周围组织或压迫神经可引起下腹及腰骶部疼痛。晚期可出现贫血、消瘦及恶病质等相应症状。

四、体征

早期子宫内膜癌妇科检查可无异常发现。晚期可有子宫明显增大,合并宫腔积脓时可有明显触痛,子宫颈管内偶有癌组织脱出,触之易出血。癌灶浸润周围组织时,子宫固定或在宫旁触及不规则结节状物。

五、诊断要点

(1)B超检查:了解子宫大小、宫腔形状、宫腔内有无赘生物、子宫内膜厚度、肌层有无浸润及深度,可对异常阴道流血原因作出初步诊断并为进一步检查的选择提供依据。彩色多普勒显像可显示丰富血流信号。

(2)诊断性刮宫与分段诊刮:①诊断性刮宫是常用的诊断方法。一般无论B超检查结果如何,多需要进行诊刮。②分段诊刮,疑有子宫颈转移,或鉴别子宫内膜癌和子宫颈管腺癌,应行分段诊刮。

(3)宫腔镜检查:可直接观察宫腔及子宫颈管内有无癌灶存在、大小及部位,直视下取材活检,减少对早期子宫内膜癌的漏诊。目前多数研究支持可进行宫腔镜检查。

(4)子宫内膜抽吸活检:方法简便,国外报道诊断准确性与诊断性刮宫相当。

(5)MRI检查可用于治疗前评估,对肌层浸润深度和子宫颈间质浸润有较准确的判断;CT检查可协助判断有无子宫外转移。

六、鉴别诊断

(一)功能失调性子宫出血

以月经紊乱(经量增多、经期延长及不规则阴道流血)为主要表现。妇科检查无异常发现,诊断性刮宫和或组织检查可以确诊。

(二)老年性阴道炎

主要表现为血性白带。检查时可见阴道黏膜变薄、充血或有出血点、分泌物增多等表现。B超检查宫腔内无异常发现,治疗后可好转。必要时先抗感染治疗后,再行诊刮、宫腔镜检查等。

(三)子宫黏膜下肌瘤或内膜息肉

月经过多或不规则阴道流血,可行B超检查、宫腔镜检查以及诊断性刮宫以明确诊断。

(四)子宫颈管癌、子宫肉瘤及输卵管癌

均可有阴道排液增多或不规则流血。内生型子宫颈癌因癌灶位于子宫颈管内,子宫颈管变粗、硬或呈桶状。子宫肉瘤可有子宫明显增大、质软。输卵管癌以间歇性阴道排液、阴道流血、下腹隐痛为主要症状,可有附件包块。分段诊刮及影像学检查可协助诊鉴别。

七、治疗要点

主要治疗方法为手术、放疗及药物(化学药物及激素)治疗。早期患者以手术为主,按手术病理分期的结果及存在的复发高危因素选择辅助治疗;晚期则采用手术、放射、药物等综合治疗。

子宫内膜癌的分期现采用国际妇产科联盟(FIGO)2009年制订的手术-病理

分期,具体如下。

Ⅰ期:肿瘤局限于子宫体。

Ⅰ$_A$期:肿瘤局限于内膜层或浸润深度<1/2肌层。

Ⅰ$_B$期:肿瘤浸润深度≥1/2肌层。

Ⅱ期:肿瘤侵犯子宫颈间质,但无子宫体外蔓延。

Ⅲ期:肿瘤局部和(或)区域扩散。

Ⅲ$_A$期:肿瘤累及浆膜层和(或)附件。

Ⅲ$_B$期:阴道或宫旁受累。

Ⅲ$_C$期:盆腔淋巴结和(或)腹主动脉旁淋巴结转移。

Ⅲ$_{C1}$期:盆腔淋巴结阳性。

Ⅲ$_{C2}$期:腹主动脉旁淋巴结阳性和(或)盆腔淋巴结阳性。

Ⅳ期:肿瘤侵及膀胱和(或)直肠黏膜,和(或)远处转移。

Ⅳ$_A$期:肿瘤侵及膀胱和(或)直肠黏膜。

Ⅳ$_B$期:远处转移,包括腹腔内和(或)腹股沟淋巴结转移。

(一)手术治疗

手术治疗为首选的治疗方法。手术目的一是进行手术-病理分期,确定病变的范围及与预后相关的重要因素;二是切除癌变的子宫及其他可能存在的转移病灶。

不同期别手术范围如下。

(1)Ⅰ期患者应行筋膜外全子宫切除及双侧附件切除术。具有以下情况之一者,应行盆腔及腹主动脉旁淋巴结切除术或取样:①特殊病理类型如乳头状浆液性腺癌、透明细胞癌、鳞形细胞癌、未分化癌等;②子宫内膜样腺癌 G_3;③肌层浸润深度≥1/2;④癌灶累及宫腔面积超过50%或有峡部受累。子宫内膜浆液性癌的临床Ⅰ期手术范围应与卵巢癌相同,除分期探查、切除子宫及双附件清扫腹膜后淋巴结外,并应切除大网膜及阑尾。

(2)Ⅱ期应行改良广泛子宫切除及双附件切除术,同时行盆腔淋巴结切除及腹主动脉旁淋巴结取样。

(3)Ⅲ和Ⅳ期的晚期患者手术范围个体化,应与卵巢癌相同,进行肿瘤细胞减灭手术。

(二)放疗

放疗是治疗子宫内膜癌有效方法之一,分腔内照射及体外照射两种。

（1）单纯放疗：仅用于有手术禁忌证或无法手术切除的晚期内膜癌患者。

（2）放疗联合手术及化疗：术后放疗是Ⅰ期高危和Ⅱ期内膜癌最主要的术后辅助治疗，可明显降低局部复发，提高生存率。对已有深肌层浸润、分化差、淋巴结转移、盆腔及阴道残留病灶的患者术后均需加用放疗。对Ⅲ期和Ⅳ期病例，通过放疗和手术及化疗联合应用，可提高疗效。

（三）化疗

化疗为晚期或复发子宫内膜癌的综合治疗措施之一，也可用于术后有复发高危因素患者的治疗以期减少盆腔外的远处转移。常用化疗药物有顺铂、多柔比星、紫杉醇、环磷酰胺、氟尿嘧啶、丝裂霉素、依托泊苷等。可单独应用或联合应用，也可与孕激素合并使用。子宫浆液性癌术后应给予化疗，方案同卵巢上皮癌。

（四）孕激素治疗

主要用于晚期或复发子宫内膜癌的治疗，也可试用于极早期有保留生育功能的年轻患者。孕激素受体阳性者有效率可达 80%。常用药物：口服醋酸甲羟孕酮 200～400 mg/d；己酸孕酮 500 mg，肌内注射每周 2 次。长期使用可有水钠潴留、肿或药物性肝炎等不良反应，停药后即可恢复。

（五）保留生育功能

治疗对于病灶局限在内膜、高分化、孕激素受体阳性的子宫内膜癌，患者坚决要求保留生育功能，可考虑不切除子宫和双附件，采用大剂量孕激素进行治疗。但是，这种治疗目前仍处在临床研究阶段，不应作为常规治疗手段。治疗前应充分告知患者保留生育功能治疗的利弊，3 个月进行 1 次诊断刮宫，判断疗效以决定后续治疗。

八、注意事项

（1）手术需注意的要点：①术中首先进行全面探查，对可疑病变部位取样做冰冻切片检查；②留腹水或盆腹腔冲洗液进行细胞学检查；③剖视切除的子宫标本，判断有无肌层浸润。手术切除的标本应常规进行病理学检查，癌组织还应行雌、孕激素受体检测，作为术后选用辅助治疗的依据。

（2）子宫内膜癌分期手术后是否需要补充放、化疗，主要依据肿瘤的恶性程度及病变范围，包括手术病理分期、组织学类型、肿瘤分级、肌层浸润深度、淋巴结转移及子宫外转移等。

第五章 女性生殖内分泌疾病

第一节 排卵障碍性异常子宫出血

下丘脑-垂体-卵巢轴功能异常引起的异常子宫出血。包括稀发排卵、无排卵及黄体功能不足,常见于青春期、绝经过渡期,生育期也可因 PCOS、肥胖、高催乳素血症、甲状腺疾病等引起。排卵障碍可引起月经周期与经期出血量异常的子宫出血。

一、临床表现

无排卵异常子宫出血可有各种不同临床表现,最常见的症状为:①月经周期紊乱;②经期长短与出血量多少不一,出血量少者仅为点滴出血,出血量多时间长者可能继发贫血,大量出血,甚至导致休克。出血期间一般无腹痛或其他不适。

二、诊断要点

主要依据病史、体格检查及辅助检查做出诊断。

(1)辅助检查包括:凝血功能检查、血红细胞计数、血色素、尿妊娠试验或血 HCG 检测、盆腔 B 超检查、基础体温测定、适时测定血清孕酮水平、子宫颈细胞学检查、子宫内膜取样、宫腔镜检查等。

(2)排卵障碍异常子宫出血患者子宫内膜受雌激素持续影响而无孕激素拮抗,可发生不同程度的增生性改变,少数可呈萎缩性改变。

三、鉴别诊断

排卵障碍异常子宫出血需要与黄体功能不足、子宫内膜不规则脱落、子宫内膜病变、机体凝血功能障碍、子宫内膜息肉等鉴别。

四、治疗

排卵异常子宫出血的一线治疗是药物治疗。

(一)止血

需要根据出血量选择合适的制剂和正确的使用方法。

1.性激素治疗

采用雌激素、孕激素或雌、孕激素联合用药。

(1)雌、孕激素联合治疗:性激素联合用药的止血效果优于单一用药。采用孕激素占优势的口服避孕药。目前使用第三代短效口服避孕药,如复方屈螺酮片、去氧孕烯炔雌醇片、复方孕二烯酮片或复方醋酸环丙孕酮片。用法为每次1~2片,每6~12小时1次,血止3天后按每3天减量1/3,逐渐减量至每天1片,维持至出血停止后21天周期结束。

(2)单纯雌激素治疗:使用大剂量雌激素可迅速促使子宫内膜生长,短期内修复创面而止血,也称"子宫内膜修复法",适用于急性大量出血患者。主要药物为结合雌激素、戊酸雌二醇。具体用法如下。①结合雌激素(口服片剂):每次1.25 mg,或戊酸雌二醇每次2 mg,每4~6小时1次口服,血止3天后按每3天递减1/3量为宜。②结合雌激素(肌内注射针剂):25 mg静脉注射,可4~6小时重复1次,一般用药2~3次,次日应给予结合雌激素3.75~7.5 mg/d,口服,并按每3天递减1/3量逐渐减量。也可在24~48小时内开始用口服避孕药。

对存在血液高凝状态或有血栓性疾病史的患者应禁用大剂量雌激素止血。所有雌激素疗法在血红蛋白增加至90 g/L以上后均必须加用孕激素撤退,有利于停药后子宫内膜的完全脱落。对于间断少量长期出血者,雌激素水平常常较低,也可应用雌激素治疗,多使用生理替代剂量,如妊马雌酮1.25 mg或戊酸雌二醇2 mg,每天1次,共21天,最后7~10天加用孕激素,如地屈孕酮10 mg,每天2次。

(3)单纯孕激素治疗:使雌激素作用下持续增生的子宫内膜转化为分泌期,并有对抗雌激素作用,使内膜萎缩,也称"子宫内膜萎缩法""子宫内膜脱落法"或"药物刮宫"。适用于体内已有一定雌激素水平、血红蛋白水平>80 g/L,生命体征稳定的患者。合成孕激素分为三类,常用的为地屈孕酮10 mg口服,每6~12小时1次,2~3天血止后按每3天减量1/3,直至维持量10 mg每天2次,持续用药至血止后21天停药。也可用17-α羟孕酮衍生物(甲羟孕酮或甲地孕酮)等。

2.刮宫术

可迅速止血,并具有诊断价值,可以了解子宫内膜病理,除外恶性病变。适用于急性大出血、存在子宫内膜癌高危因素、育龄期病程长和绝经过渡期的患者。

3.辅助治疗

止血药物。

(二)调整月经周期

青春期或生育期无排卵异常子宫出血患者,需恢复正常的内分泌功能,以建立正常月经周期;绝经过渡期患者,需控制出血及预防子宫内膜增生症发生。

1.雌、孕激素序贯治疗

即人工周期,模拟月经周期中卵巢分泌的内分泌变化,序贯应用雌、孕激素,使子宫内膜发生相应变化。适用于青春期及生育期内源性雌激素较低患者。于撤退性出血第 5 天开始,生理替代戊酸雌二醇 1~2 mg 或结合雌激素片 0.625~1.25 mg,每晚 1 次,连服 21 天,至服用雌激素第 11~16 天,加用醋酸甲羟孕酮片,每天 10 mg,或地屈孕酮 10 mg,每天 2 次,持续 10~14 天。连续 3 个周期为 1 个疗程。若正常月经仍未建立,应重复上述序贯治疗。若患者体内有一定雌激素水平,雌激素宜选择低剂量治疗。

2.雌-孕激素联合治疗

此法开始即用孕激素,以限制雌激素的促内膜生长作用,使撤药性出血逐步减少,其中雌激素可预防治疗过程中孕激素的突破性出血。常用口服避孕药,可以很好地控制周期,尤其适用于有避孕需求的生育期患者。一般自药物撤退性出血第 5 天起开始服用,1 片/天,连服 21 天,1 周为药物撤退性出血间隔,连续 3 个周期为 1 个疗程.病情反复者酌情延至 6 个周期。用药期间应该注意口服避孕药的潜在风险,有血栓性疾病、心脑血管疾病高危因素及 40 岁以上吸烟的女性不宜使用。

3.孕激素后半周期治疗

适用于有内源性雌激素的青春期或组织学检查为子宫内膜增生期患者。于月经周期后半期(撤药性出血的第 16~25 天)口服地屈孕酮 10 mg/d,每天 2 次,共 10 天,或微粒化黄体酮,每天 200 mg~300 mg,共 5~7 天,或醋酸甲羟孕酮 10 mg/d,连用 10 天,或肌内注射黄体酮,每天 20 mg,共 5 天。酌情应用 3~6 个周期。

4.宫内孕激素释放系统

宫腔内放置含孕酮或左炔诺孕酮缓释系统宫内节育器,每天释放左炔诺孕酮 20 μg,能在宫腔内局部抑制子宫内膜生长,适用于已无生育要求的育龄期患者。

(三)手术治疗

子宫内膜切除术、子宫切除术。

第二节 闭 经

一、概述

闭经是指月经停止。妊娠、哺乳和绝经期的闭经是生理性闭经。由其他原因造成的超过预期初潮年龄或月经停止为病理性闭经。

按生殖轴病变和功能失调的部位分为下丘脑性闭经、垂体性闭经、卵巢性闭经、子宫性闭经和下生殖道发育异常性闭经。按既往有无月经来潮分为原发性闭经和继发性闭经。

(一)原发性闭经

原发性闭经指超过 14 岁仍没有月经,也没有第二性征发育(如乳房初发育和阴毛初现),或虽有第二性征发育,但 16 岁仍无月经来潮。

(二)继发性闭经

继发性闭经指在自然月经后,6 个月或 3 个月经周期无月经来潮。

二、病因及临床表现

正常月经的建立和维持,有赖于下丘脑-垂体-卵巢轴的神经内分泌调节、靶器官子宫内膜对性激素的周期性反应和下生殖道的通畅,其中任何一个环节发生障碍均可导致闭经。

(一)原发性闭经

较少见,多为遗传原因和先天性发育缺陷引起,部分患者伴有生殖道异常。根据第二性征发育情况,分为第二性征存在和第二性征缺乏两类。

1.第二性征存在的原发性闭经

(1)米勒管发育不全综合征：由副中肾管发育障碍引起的先天畸形。染色体核型正常，为46,XX，促性腺激素正常，有排卵，外生殖器、输卵管、卵巢及女性第二性征正常。表现为始基子宫或无子宫、无阴道。

(2)雄激素不敏感综合征：为男性假两性畸形，染色体核型为46,XY，但X染色体上的雄激素受体基因缺陷。性腺为睾丸，位于腹腔内或腹股沟。因为靶细胞睾酮受体缺陷，雄激素不能发挥生物学效应；而睾酮可转化为雌激素起作用，故表型为女型，但性征发育不佳，阴道为盲端，较短浅，子宫及输卵管缺如。

(3)对抗性卵巢综合征：内源性促性腺激素升高，卵巢对外源性促性腺激素不敏感，临床表现为原发性闭经，女性第二性征存在。

(4)生殖道闭锁：生殖道闭锁引起的横向阻断，如阴道闭锁、阴道横隔、无孔处女膜等。

(5)真两性畸形：非常少见，染色体核型异常，体内同时存在卵巢和睾丸组织，女性第二性征存在。

2.第二性征缺乏的原发性闭经

(1)低促性腺激素性腺功能减退：因下丘脑分泌促性腺激素释放激素不足或垂体分泌促性腺激素不足而至原发性闭经。最常见为体质性青春发育延迟。其次为嗅觉缺失综合征，为下丘脑促性腺激素释放激素先天性分泌缺乏，同时伴有嗅觉丧失或减退。临床表现为原发性闭经，女性第二性征缺如，但女性内生殖器分化正常。

(2)高促性腺激素性腺功能减退：原发于性腺衰竭所致的性激素分泌减少可引起反馈性LH、FSH升高，常合并生殖道异常。①特纳综合征：属于性腺先天性发育不全。为含X的性染色体异常。表现为原发性闭经，卵巢不发育，身材矮小，第二性征发育不良，常有蹼颈、后发际低、肘外翻等临床特征。②46,XX单纯性腺发育不良：体格发育无异常，卵巢发育差，女性性征发育差，但外生殖器为女型。③46,XY单纯性腺发育不全：又称Swyer综合征。主要表现为条索状性腺和原发性闭经。具有女性生殖系统，但第二性征发育不良。

(二)继发性闭经

发生率明显高于原发性闭经。根据控制正常月经周期的5个主要环节，分为下丘脑性、垂体性、卵巢性、子宫性和下生殖道异常性闭经。

1.下丘脑性闭经

下丘脑性闭经指中枢神经系统及下丘脑各种功能和器质性疾病引起的闭

经,以功能性原因为主。此类闭经的特点是下丘脑合成和分泌促性腺激素释放激素缺陷或下降导致垂体促性腺激素(Gn),即 FSH、LH 的分泌功能低下,故属于低促性腺激素性闭经。

(1)精神应激:突然或长期精神压抑、紧张、忧虑、环境改变、过度劳累、情感变化、寒冷等,均可能引起神经内分泌障碍而导致闭经。

(2)体重下降和神经性厌食:因过度节食,导致体重急剧下降,导致下丘脑和垂体的多种激素分泌降低,进而引起闭经。

(3)运动性闭经:长期的剧烈运动或某些舞蹈训练,导致体内脂肪明显减少和营养不良引起瘦素水平下降,进而抑制生殖轴功能。

(4)药物性闭经:长期应用甾体类避孕药及某些药物,如吩噻嗪衍生物(奋乃静、氯丙嗪)、利血平等,可引起继发性闭经。药物性闭经通常是可逆的,停药3~6 个月月经多能自然恢复。

(5)颅咽管瘤:瘤体增大可压迫下丘脑和垂体柄引起闭经、生殖器萎缩、颅内压增高等症状。

2.垂体性闭经

腺垂体器质性病变或功能失调,均可影响促性腺激素分泌,继而影响卵巢功能引起闭经。

(1)垂体梗死:常见的为希恩综合征。由于产后大出血休克,导致垂体促性腺激素细胞缺血坏死,引起腺垂体功能低下而出现一系列症状:闭经、无泌乳、性欲减退、肾上腺、甲状腺功能减退等症状。

(2)垂体肿瘤:位于蝶鞍内的腺垂体各种腺细胞均可发生肿瘤,肿瘤分泌激素抑制促性腺激素释放激素分泌和(或)压迫分泌细胞,使促性腺激素分泌减少而导致闭经。最常见的是分泌催乳素(prolactin,PRL)的腺瘤引起的闭经,即闭经溢乳综合征。

(3)空蝶鞍综合征:蝶鞍隔因先天性发育不良、肿瘤或手术破坏,脑脊液流入垂体窝,垂体受压缩小,出现闭经及相应症状。

3.卵巢性闭经

卵巢分泌的性激素水平低下,子宫内膜不发生周期性变化而导致闭经。这类闭经促性腺激素升高,属高促性腺素性闭经。

(1)卵巢早衰:40 岁前,由于卵巢内卵泡耗竭或医源性损伤发生卵巢功能衰竭,以雌激素和高促性腺激素为特征,表现为继发性闭经,常伴围绝经期症状。

(2)卵巢功能性肿瘤:分泌性激素的卵巢性索间质肿瘤可抑制性腺轴而引起

闭经。

（3）多囊卵巢综合征：以长期无排卵及高雄激素血症为特征。临床表现为闭经、不孕、多毛和肥胖。

4.子宫性闭经

继发性子宫性闭经的病因包括感染、创伤导致宫腔粘连引起的闭经。月经调节功能和第二性征发育正常。

（1）子宫腔粘连综合征：为子宫性闭经最常见原因。各种宫腔内操作损伤子宫内膜和（或）宫内感染均可造成闭经。子宫颈手术后或仅子宫颈粘连时，可有月经产生而不能流出。

（2）手术切除子宫或放疗破坏子宫内膜也可引起闭经。

5.其他

其他内分泌如甲状腺、肾上腺、胰腺等功能紊乱也可引起闭经。

三、诊断

需要先寻找闭经原因，确定病变部位，然后再明确是何种疾病引起。

（一）病史

病史包括月经史、婚育史、子宫手术史及发病的可能起因和伴随症状，如环境变化、精神心理创伤、情感应激、过强运动、营养状况及有无头痛、溢乳等。对原发性闭经者应了解青春期生长和发育进程。

（二）体格检查

体格检查包括身高、体重、第二性征发育情况、有无发育畸形、有无甲状腺肿大、有无溢乳、皮肤色泽及毛发分布。

（三）妇科检查

内外生殖器发育情况及有无畸形。

（四）实验室辅助检查

有性生活史的妇女出现闭经，必须首先除外妊娠。

（1）评估雌激素水平以确定闭经程度。①孕激素试验：孕激素撤退后有出血说明体内有一定内源性雌激素水平；停药后无出血可能存在两种情况：一是内源性雌激素水平低下，另一种情况是子宫性闭经。具体孕激素试验方法：黄体酮20 mg/d，肌内注射，3～5 天；或醋酸甲羟孕酮 10 mg/d，口服，8～10 天；或地屈孕酮 10～20 mg/d，口服，10 天；或微粒化黄体酮 200 mg/d，口服 10 天。②雌、孕激素试验：服用戊酸雌二醇 2～4 mg/d，或结合雌激素 0.625～1.25 mg/d，20～30 天后加用孕激素（以上任一种孕激素）。停药后如有撤退性出血，则排除子宫性闭经，停药后无撤退性出血可确定子宫性闭经。

（2）激素水平测定：近期未使用性激素或停用雌、孕激素类药物至少两周后测 FSH、LH、PRL、促甲状腺激素（thyrotropin，TSH）等激素水平，以协助诊断。

（3）染色体检查：高促性腺激素性闭经及性分化异常者应行染色体检查。

（4）其他辅助检查。①超声检查：了解盆腔内有无占位性病变、子宫大小、内膜厚度、卵巢大小及有无肿瘤等。②基础体温测定：了解卵巢排卵功能。③宫腔镜检查：排除宫腔粘连等。④影像学检查：考虑颅内病变可能应行头部 MRI 或 CT 检查；有明显男性化体征者还应进行卵巢和肾上腺超声或 MRI 检查，以排除肿瘤。

四、治疗

根据病因的综合治疗。

（一）生活指导

针对精神应激、低体重、节制饮食或过度运动等给予必要指导，进行相应调整。

（二）内分泌药物治疗

1.激素水平异常者给予激素进行调节

催乳素过高可给予溴隐亭，2.5～7.5 mg/d；甲状腺功能低下可补充甲状腺素，定期监测激素水平。

2.雌、孕激素治疗

根据患者体内雌激素水平及生育要求可选用雌孕激素人工周期替代治疗、孕激素后半期治疗或短效口服避孕药。雌激素可以选用戊酸雌二醇（1～2 mg/d）、结合雌激素（0.625～1.25 mg/d）等；孕激素可以选择地屈孕酮（10～20 mg/d）、微粒化黄体酮（200 mg/d）或醋酸甲羟孕酮（10 mg/d）等；短效口服避孕药可选择去氧孕烯炔雌醇、复方孕二烯酮片或炔雌醇环丙孕酮等。人工周期替代治疗还可以选用戊酸雌二醇/雌二醇环丙孕酮，或雌二醇/雌二醇地屈孕酮等雌孕激素复合制剂。

3.促排卵

对有生育要求者，可用氯米芬或尿促性素诱发排卵，必要时采用辅助生育技术治疗。

（1）氯米芬。用法：自然或人工诱发月经周期的第 3～5 天起，50～150 mg/d（可根据患者体重及以往治疗反应决定），共 5 天。如能应用 B 超监测卵泡发育，则更能确定是否排卵及卵泡发育情况。卵泡直径达 18～20 mm 时，可肌内注射 HCG 5 000～10 000 IU，以诱发排卵。

（2）尿促性素：自然月经来潮或黄体酮撤退出血第 2～3 天，每天肌内注射 HMG 1 支，根据 B 超监测卵泡发育情况增减用量，优势卵泡直径达18 mm时，肌内注射 HCG 5 000～10 000 IU，以诱发排卵，排卵后应用黄体支持。若有 3 个卵泡同时发育，应停用 HCG，以避免卵巢过度刺激综合征发生。

（三）手术治疗

针对器质性病因，采用相应的手术治疗。

（1）生殖道畸形：经血引流阻塞部位行切开术，并通过手术矫正（成形术）建立通道。

（2）子宫粘连：可在宫腔镜直视下机械性（剪刀）或用能量器械分离子宫内粘连，子宫腔内留置球囊或节育器，术后给予大剂量雌激素，连用 2～3 个周期。

（3）肿瘤：卵巢肿瘤一经诊断应手术切除。颅内肿瘤应根据肿瘤大小、性质及是否有压迫症状决定是否采用手术治疗。含 Y 染色体的患者性腺易发生肿瘤，应行性腺切除术。

五、转诊时机

因辅助生育技术需要专业的设备和技术人员，所以如果促排卵无法自然受孕应转诊至有技术资质的单位行辅助生育治疗；对于促排卵过程中发生的较重的卵巢过度刺激综合征的患者也应及时转至上级医院诊治，以免因救治不力而产生严重并发症。

对于一些特殊检查项目或较复杂的生殖道畸形矫正手术，应转至有相应诊疗条件的上级医院进行。

六、注意事项

（1）对于苗勒管结构缺失、有 Y 染色体、卵巢早衰患者心理咨询是非常重要的。

（2）对青春期性幼稚患者，在身高未达到预期高度时，雌激素治疗应从小剂量开始，如戊酸雌二醇 0.5 mg/d、结合雌激素 0.3 mg/d，在身高达到预期高度后再增加剂量。

（3）对于医源性闭经[子宫和（或）双侧卵巢切除，或因恶性肿瘤放化疗后]，可根据卵巢功能和有无禁忌证进行相应的激素补充。

(4)下丘脑性闭经和卵巢早衰等低雌激素闭经应就雌/孕激素治疗和口服避孕药的利弊进行咨询。激素治疗的利弊与绝经后妇女不同。推荐补充钙和维生素 D 预防骨质疏松。

(5)下丘脑功能性闭经在疏导压力、减少运动强度、增重、厌食行为治疗或疾病痊愈后可缓解。厌食相关者常需要给予多种医学评估和有效的心理治疗。

(6)多囊卵巢综合征的治疗包括高雄激素血症所致多毛症和远期并发症(子宫内膜增生、肥胖和代谢异常)。常用口服避孕药,可减少卵巢分泌雄激素,预防子宫内膜增生,减少子宫异常出血。

第三节　不　孕　症

一、概述

不孕症是指以育龄期女子婚后或末次妊娠后,夫妇同居 1 年以上,男方生殖功能正常,未避孕而不受孕为主要表现的疾病。既往从未受孕者 1 年未避孕未孕称为原发性不孕;曾有过妊娠,又连续 1 年以上不孕者,称为继发性不孕。

二、临床表现

根据不同不孕病因,患者可无明显临床症状,仅表现为受孕障碍;也可依导致不孕原因出现对应的临床表现,如排卵障碍患者月经异常;盆腔炎症患者出现相应腹痛、发热等症状病史。

三、诊断要点

(一)男方检查与诊断

男方检查包括病史采集、体格检查(包括全身和局部生殖器检查)和精液常规检查。其中精液常规检查为不孕症夫妇的首选检查项目,根据精液检测手册(WHO,2010 年,第 5 版)进行,初诊时男方一般要进行 2～3 次精液检查。如检查为无精症,视情况可能需进行睾丸活检检查。

(二)女方检查与诊断

1.病史采集

初诊时,详细询问不孕病史至关重要。

(1)现病史:不孕年限,盆腹腔疼痛、低热、畏寒、白带异常病史,盆腹腔手术史等,辅助检查以及治疗经过。

(2)月经婚育史:初潮年龄、月经周期、经量,是否伴发痛经及严重程度,孕产史及避孕方法;既往史:结核、性传播疾病等传染病史,手术史及自身免疫疾病史等;个人史及家族史。

2.体格检查

体格发育情况,包括身高、体重、体脂分布、毛发分布等,有无溢乳、高雄激素体征(包括多毛、痤疮、黑棘皮病等);妇科检查包括生殖道形态检查及子宫、附件有无异常肿物,盆腔有无异常包块等。

3.女性不孕特殊检查

(1)基础体温测定:周期性连续的基础体温可以大致反映排卵和黄体功能,但不能成为独立的诊断依据,推荐结合其他排卵监测方法使用。

(2)B超监测卵泡发育:推荐使用经阴道超声。检测内容包括:子宫大小、形态,子宫肌层回声、内膜厚度及分型;卵巢状态,窦卵泡计数,优势卵泡直径。卵巢内异常回声特征,是否有输卵管积水征象,是否有异常盆腔积液征象。

(3)血激素水平测定:一般在排卵异常和高龄女性(>35岁)中进行。包括周期 2~4 天 FSH、LH、雌二醇(estradiol,E_2)测定,可反映卵巢储备功能及基础状态,TSH 反映甲状腺功能,PRL 反映是否存在高催乳素血症,E_2 反映是否存在高雄激素血症等内分泌紊乱情况导致排卵障碍。

(4)输卵管通畅度检查:①子宫输卵管造影对子宫腔有比较全面的了解,能判断宫腔内 5 mm 大小的病变,操作简便。造影剂可采用 40％碘化油或 76％泛影葡胺,患者仰卧于 X 线检查台,宫腔内注入造影剂。先拍摄第一张片以了解宫腔及输卵管,继续注入造影剂同时拍摄第二张片,观察有无造影剂进入盆腔及在盆腔内弥散情况;若是采用碘油则 24 小时后摄第三张片。②子宫输卵管超声造影:通过向宫腔注射超声造影剂,观察子宫腔形态和占位,同时观察输卵管通畅情况,最终通过图像合成输卵管形态及盆腔弥散情况。

(5)宫腔镜检查:对疑有任何形式的宫腔内病变或需要对宫腔内病变做出诊断及治疗者,均为宫腔镜检查的适应证。观察子宫腔形态、内膜色泽和厚度,双侧输卵管开口,是否有宫腔粘连、畸形、息肉、肌瘤等,联合腹腔镜可行宫腔镜下插管输卵管通液术,间质部常因痉挛、组织碎屑残留、轻度粘连和瘢痕而在通液试验时出现梗阻的假象,在宫腔镜直视下从输卵管向宫腔开口处插管通液或造影能对间质部直接起疏通和灌洗作用,是诊断和治疗输卵管间质部梗阻的可靠方法。

(6)腹腔镜检查:原发性和继发性不孕、复发性流产的患者,怀疑输卵管因素引起的不孕症,内生殖器发育异常,可用腹腔镜检查或腹腔镜宫腔镜联合检查,以明确不孕原因。腹腔镜可直视盆腔内脏器,能全面、准确、及时判断各器官病变的性质和程度。通过镜下通液试验能动态观察输卵管通畅程度,同时起着疏通输卵管腔的作用,是女性不孕检查的最佳手段之一。

四、治疗

(一)治疗生殖道器质性病变

(1)输卵管因素不孕:腹腔镜下输卵管手术,包括输卵管造口术、整形术、吻合术等。

(2)卵巢肿瘤:有内分泌功能性肿瘤可影响排卵,应予切除;性质不明肿瘤应明确诊断,手术探查,必要时进行保留生育功能手术。

(3)子宫病变:子宫肌瘤、内膜息肉、子宫纵隔、宫腔粘连等矫正手术。

(4)子宫内膜异位症:对于重度、复发性子宫内膜异位症,由于卵巢功能减退可能,应慎重考虑手术。

(5)生殖系统结核:活动期结核应行抗结核治疗,用药期间应避孕。

(二)诱导排卵

1.氯米芬

用法:自然或人工诱发月经周期的第 3～5 天起,50～150 mg/d(可根据患者体重及以往治疗反应决定),共 5 天。如能应用 B 超监测卵泡发育,则更能确定是否排卵及卵泡发育情况。卵泡直径达 18～20 mm 时,可肌内注射 HCG 5 000～10 000 IU,以诱发排卵。

2.尿促性素(human menopausal gonadotropin,HMG)

自然月经来潮或黄体酮撤退出血第 2～3 天,每天肌内注射 HMG 1 支,根据 B 超监测卵泡发育情况增减用量,优势卵泡直径达 18 mm 时,肌内注射 HCG 5 000～10 000 IU,以诱发排卵,排卵后应用黄体支持。若有 3 个卵泡同时发育,应停用 HCG,以避免卵巢过度刺激综合征发生。

(三)不明原因不孕的治疗

因病因不能明确,目前缺乏肯定有效的治疗方法和疗效指标,一般对年轻、卵巢功能好的夫妇,可行期待治疗;但卵巢功能减退和年龄＞30 岁的夫妇,应慎重选择期待治疗。可行夫精人工授精 3～6 个周期诊断性治疗。

(四)辅助生育技术

辅助生育技术包括人工授精、体外受精-胚胎移植及其衍生技术。

五、转诊时机

在初步的不孕症病因筛查后如一般的处理未能奏效或病因未明,比如普通促排卵 3～6 个周期未成功,建议转诊到有生殖医学专科的医院行进一步的诊治。

六、注意事项

(1)不孕患者就诊应遵循规范程序对女方排卵情况、输卵管通畅度和男方精液情况三大因素同时进行筛查以便了解不孕因素。

(2)如上述检查未能发现病因应转诊到生殖专科进一步诊治。

(3)专科如患者年龄＞37 岁,试孕半年以上未孕,可能有卵巢储备下降,建议将患者转诊到生殖专科尽快诊治,以免贻误生育时机。

(4)应用促性腺激素促排卵时需要有激素测定和 B 超检测的激素和设备,同时具备对并发症(如卵巢过度刺激综合征等)的处理能力,如这些技术水平欠完善则建议不宜使用该疗法。

(5)涉及卵巢的良性病变的手术建议现行卵巢储备评估并注意卵巢储备的保护以免造成医源性卵巢储备损害时生育力受损。

第四节　多囊卵巢综合征

一、概述

多囊卵巢综合征(polycystic ovary syndrome,PCOS)是一种常见的女性内分泌及代谢异常的慢性病,其发病机制复杂,临床表现高度异质性。PCOS 不仅影响女性生殖健康,还易并发糖尿病、代谢综合征、子宫内膜癌和心血管疾病。多囊卵巢综合征在青春期及育龄期妇女中发生率为 5%～10%。

二、临床表现

PCOS 常发病于青春期,生育期,以无排卵、不孕和肥胖、多毛等典型临床表现为主;中老年则出现因长期的代谢障碍导致的高血压、糖尿病、心血管疾病等。因此,未得到恰当处理的 PCOS 可影响患者的一生。

(1)月经失调:主要表现为月经稀发、经量少或闭经。少数患者表现为月经过多或不规则出血。

(2)不孕:PCOS 患者由于持续的无排卵状态,导致不孕。即使妊娠也易发生流产。

(3)高雄激素表现:PCOS 女性呈现不同程度的多毛、痤疮、皮肤粗糙、毛孔粗大。

(4)代谢异常表现:肥胖(中心性肥胖)、黑棘皮病等。

(5)B 超检查可见一侧或双侧卵巢直径 2~9 mm 的卵泡≥12 个,和(或)卵巢体积≥10 mL。

(6)内分泌改变。①雄激素水平高:血清 T、A 水平升高,少数患者脱氢表雄酮和硫酸脱氢表雄酮升高,性激素结合球蛋白水平降低。②促性腺激素变化:LH 水平升高较恒定地维持在正常妇女月经周期中卵泡期上下水平,而 FSH 则相当于早卵泡期水平,因此 LH/FSH 比值多升高。③胰岛素抵抗及高胰岛素血症:50%~60%PCOS 患者呈现高胰岛素分泌和 IR,有发展为糖耐量受损和 2 型糖尿病的危险。④血清催乳素(prolactin,PRL)水平升高:10%~15%PCOS 患者表现为轻度的高催乳素血症,明显的高催乳素血症或催乳素瘤是 PCOS 的鉴别诊断之一。

(7)远期并发症。①肿瘤:持续的、无周期性的、相对偏高的雌激素水平和升高的雌酮与雌酮/雌二醇比值,又无孕激素拮抗,可增加子宫内膜癌和乳腺癌发病率。②心血管疾病:血脂代谢紊乱易引起动脉粥样硬化,从而导致冠心病、高血压等。③糖尿病:胰岛素抵抗和高胰岛素血症、肥胖,易发展为隐性糖尿病或糖尿病。

三、诊断要点

(一)诊断标准

中华医学会妇产科分会推荐采用 2003 年欧洲人类生殖和胚胎与美国生殖医学学会的(ESHRE/ASRM)鹿特丹专家会议推荐的标准。

(1)稀发排卵或无排卵:临床表现为闭经、月经稀发、初潮 2~3 年不能建立规律月经以及基础体温呈现单相。有时,月经规律者却并非为有排卵性月经。

(2)高雄激素的临床表现和(或)高雄激素血症:临床表现有痤疮、多毛。高雄激素血症者血清总睾酮、游离睾酮指数或游离睾酮高于检测单位实验室参考正常值。

(3)卵巢多囊性改变 B 超检查可见一侧或双侧卵巢直径 2～9 mm 的卵泡≥12 个,和(或)卵巢体积≥10 cm³。

符合上述 3 项中任何 2 项者,除外高雄激素血症的其他原因即可诊断PCOS。

(二)辅助检查

若疑 PCOS 时,可采用以下辅助检查,以便正确诊断、恰当治疗(表 5-1)。

表 5-1　PCOS 的检验项目

诊断项目	游离睾酮,黄体生成素
	睾酮,游离睾酮,硫酸脱氢表雄酮,性激素结合球蛋白
鉴别诊断项目	PRL,17-羟孕酮,促甲状腺激素
	皮质醇
并发症检测项目	血脂
	空腹血糖,糖负荷后两小时血糖

1.体格检查

测定血压、确定 BMI、腰围,了解有无高血压和肥胖,确定肥胖类型。

2.实验室测定

了解是否存在生化高雄激素血症、代谢综合征以及下丘脑性闭经。

(1)总睾酮、生物活性睾酮或游离睾酮、性激素结合球蛋白测定:PCOS 患者血清睾酮、双氢睾酮、雄烯二酮水平升高,性激素结合球蛋白水平下降,部分患者表现为血清总睾酮水平不高、但血清游离睾酮升高。由肾上腺产生的脱氢表雄酮或硫酸脱氢表雄酮正常或轻度升高。

(2)TSH、PRL,以排除甲状腺功能异常和高催乳素血症引起的排卵障碍;17-羟孕酮测定以排除先天性肾上腺皮质增生症(congenital adrenal hyperplasia,CAH)引起的高雄激素血症。

(3)2 小时口服葡萄糖耐量试验糖尿病及糖尿病前期的诊断标准,见表 5-2。

表 5-2　糖尿病及糖尿病前期的诊断标准

糖尿病	诊断标准
空腹血糖	≥7.0 mmol/L(126 mg/dL)或≥11.1 mmol/L(200 mg/dL)
糖耐量异常(Impaired Glucose Tolerance,IGT)	诊断标准
空腹血糖	≥7.0 mmol/L(126 mg/dL)
糖负荷 2 小时血糖 *	≥7.8 mmol/L 且<11.1 mmol/L(≥140 mg/dL 且<200 mg/dL)
空腹血糖异常(Impaired Fasting Glucose,IFG)	诊断标准
空腹血糖	6.1~6.9 mmol/L(110 mg/dL~125 mg/dL)和(如果有测定)
糖负荷 2 小时血糖 *	<7.8 mmol/L(140 mg/dL)

* 口服 75 g 葡萄糖后 2 小时静脉血糖水平

* 如果为测定 2 小时血糖,则由于糖尿病或糖耐量异常不能排除而情况不确定

糖尿病前期:IFG and IGT

(4)空腹血脂、脂蛋白测定正常者:高密度脂蛋白>50 mg,甘油三酯<150 mg。

根据患者情况,可选择以下测定:①促性腺激素测定 FSH、LH 升高,LH/FSH≥2;②空腹胰岛素水平或胰岛素释放试验

3.B 超检查

卵巢多囊性改变为一侧或双侧卵巢中见≥12 个 2~9 mm 直径卵泡,卵巢>10 cm³。一侧卵巢见上述改变也可诊断。阴道超声检查较为准确,无性生活史的患者应行经直肠超声检查。宜选择在卵泡早期(月经规律者)或无优势卵泡状态下做超声检查。卵巢体积计算(cm³):0.5×长(cm)×宽(cm)×厚(cm);卵泡数目测量应包括横面与纵面扫描;若卵泡直径<10 mm,则可取卵泡横径与纵径的平均数。

(三)鉴别诊断

(1)产生雄激素的卵巢肿瘤:如门细胞瘤、支持-间质细胞瘤,可行 B 超、CT 检查协助诊断。

(2)先天性肾上腺皮质增生症(congenital adrenal hyperplasia,CAH):可引起 17α-羟孕酮和雄激素水平增高。

(3)库欣综合征:实验室检查发现血浆皮质醇正常的昼夜节律消失,尿游离皮质醇增高,过夜小剂量地塞米松抑制实验是筛选本病的简单方法。

(4)高催乳素血症。

(5)甲状腺功能异常:可检测血清 TSH 鉴别。

四、治疗

PCOS 的治疗主要为调整月经周期、治疗高雄激素与胰岛素抵抗以及有生育要求者的促排卵治疗。其次,无论有生育要求与否,均应进行生活方式调整、戒烟、戒酒以及锻炼。

(一)调整月经周期

可采用口服避孕药和孕激素后半周期疗法,有助于调整月经周期、纠正高雄激素血症,改善高雄激素的临床表现。其周期性撤退性出血可改善子宫内膜状态,预防子宫内膜癌的发生。

1.口服避孕药作用及注意点

口服避孕药可很好地控制周期,尤其适用于有避孕需求的生育期患者。应注意口服避孕药潜在风险,不宜用于有血栓性疾病、心脑血管疾病高危因素及 40 岁以上吸烟的女性。PCOS 患者常有糖、脂代谢紊乱,用药期间应监测血糖、血脂变化。青春期女孩应用口服避孕药前,应做好充分的知情同意。

2.孕激素后半周期疗法

适用于无严重高雄症状和代谢紊乱的患者。于月经周期后半期(月经第 16~25 天)口服地屈孕酮片 10 mg/d,每天 2 次,共 10 天,或微粒化黄体酮200～300 mg/d,5～7 天,或醋酸甲羟孕酮 10 mg/d,连用10 天,或肌内注射黄体酮 20 mg/d,共 5 天。

(二)多毛、痤疮及高雄激素治疗

可采用短效口服避孕药,首选复方醋酸环丙孕酮。

(三)胰岛素抵抗的治疗

该治疗方法适用于肥胖或有胰岛素抵抗的患者,可采用二甲双胍治疗,用法:500 mg,每天 2 次或 3 次。当患者并发糖尿病前期或糖尿病时建议转诊给内科内分泌专科诊治。

(四)促排卵治疗

促排卵治疗适用于有生育要求患者,首选氯米芬治疗,若无效,可采用促性腺激素、腹腔镜下卵巢打孔术以及体外受精-胚胎移植。在需要辅助生育治疗的情况下应该转诊给具备辅助生殖技术的医疗单位诊治。

1.氯米芬

自然或人工诱发月经周期的第 5 天起,50～150 mg/d(可根据患者体重及以往治疗反应决定),共 5 天。如能应用 B 超监测卵泡发育,则更能确定是否排卵及卵泡发育情况。卵泡直径达 18～20 mm 时,可肌内注射 HCG 5 000～10 000 IU,以诱发排卵。

2.促性腺激素

使用促性腺激素是需要具备监测排卵的设施及技术,如必要建议转诊上级医院。用法如下。①尿促性素(humanmenopausal gonadotropin,HMG):自然月经来潮或黄体酮撤退出血第 5 天,每天肌内注射 HMG 1 支,根据 B 超监测卵泡发育情况增减用量,优势卵泡直径达 18～20 mm 时,肌内注射 HCG 5 000～10 000 IU,以诱发排卵。若有 3 个卵泡同时发育,应停用 HCG,以避免卵巢过度刺激综合征发生。HMG 也可和氯米芬联合应用,以促卵泡发育。

3.腹腔镜下卵巢打孔术

主要适用于 BMI≤34,LH>10 miu/mL,游离睾酮高者以及氯米芬和常规促排卵治疗无效的患者。现多采用激光或单极电凝将卵泡气化和电凝。其主要并发症为盆腔粘连,偶有卵巢萎缩。应慎重选择。

(五)体外受精-胚胎移植

难治性 PCOS 患者(应用促排卵治疗 6 个周期无排卵者或有排卵,但未妊娠者)可采用体外受精、胚胎移植方法助孕。

五、转诊时机

(一)PCOS 患者

早期由于月经和生育的问题大多就诊于妇产科和生殖科,但其并发症及需鉴别的疾病涉及多个学科(内科内分泌、心血管科、皮肤科、肿瘤科等),各个专科对 PCOS 的认知容易受专业视野的局限而未能提供“一体化”的诊治。及早诊治并发症以及长期管理的“一体化”常常需要多学科的协作或需要具备多学科学识及诊治能力。当疑有鉴别诊断困难或有并发症时建议及时转诊。

(二)多囊卵巢综合征患者

促排卵时易出现卵巢过度刺激综合征,使用促排卵药物需注意从小剂量开始并具备检测排卵的医疗条件,一旦发生卵巢过度刺激综合征应转诊患者到有条件诊治的上级医院。

六、注意事项

(1)由于 PCOS 对患者的终身影响,长期管理需要提高患者的依从性。要有充分的患者教育和咨询。

（2）对青春期患者需要为患者和家长提供长期治疗的咨询。

（3）对高雄激素血症未能做准确的鉴别诊断时应转诊患者到有条件的医院进行专科检查,排除引起高雄激素血症的其他疾病如先天性肾上腺皮质增生症、产生雄激素的肿瘤等疾病,才可确诊为多囊卵巢综合征。

（4）多囊卵巢综合征的排卵障碍造成长期缺乏孕激素的作用使患者成为子宫内膜癌的高危患者。尤其对继发闭经的患者应注意其内膜厚度,必要时作相应检查以排除子宫内膜癌。

（5）多囊卵巢综合征出现代谢异常时（如血糖代谢异常、高血脂、高血压等）应与内科医师一道诊治。

第五节 绝经综合征

一、概述

绝经综合征指伴随卵巢功能下降乃至衰竭而出现的影响绝经相关健康的一组综合征。绝经指永久性无月经状态。绝经分为自然绝经和人工绝经,自然绝经指卵巢内卵泡生理性耗竭所致的绝经；人工绝经指双侧卵巢经手术切除或放射线照射等所致的绝经,人工绝经更易发生绝经综合征。

绝经前后最明显变化是卵巢功能衰退,随后表现为下丘脑-垂体功能退化。卵巢功能衰退的最早征象是卵泡对 FSH 敏感性降低,FSH 水平升高。绝经过度早期雌激素水平并无明显下降,只有在卵泡完全停止生长发育后,雌激素水平才迅速下降。

二、临床表现

（一）月经改变

最早出现的临床症状。

（1）月经周期缩短、经量减少、绝经。

（2）月经周期和经期延长、经量增多、大出血或淋漓不尽、后逐渐减少而停止。

（3）月经突然停止。

（二）血管舒缩症状

潮热、出汗，为血管舒缩功能不稳定所致，是绝经综合征最突出的特征性症状之一。该症状可持续 1～2 年，有时长达 5 年或更长。潮热严重时可影响妇女的工作、生活和睡眠，是围绝经期女性需要性激素治疗的主要原因。

（三）自主神经功能障碍症状

心悸、眩晕、头痛、失眠、耳鸣等。

（四）精神神经症状

常表现为注意力不集中、情绪波动大、激动易怒或情绪低落、不能自我控制等情绪症状。记忆力减退也较常见。

（五）泌尿生殖道症状

泌尿生殖道萎缩症状，外阴瘙痒、阴道干燥疼痛，性交困难，反复阴道或尿路感染等。

（六）代谢异常和心血管疾病

血压升高或血压波动，心悸，体重明显增加，糖脂代谢异常增加、冠心病发生率及心肌梗死死亡率随年龄而增加。

（七）骨质疏松

绝经后 9～13 年，约 1/4 绝经后妇女有骨质疏松。

三、诊断要点

（一）病史

月经改变、血管舒缩症状、精神神经症状、泌尿生殖道等症状，月经史，绝经年龄，是否切除子宫或卵巢。

（二）体格检查

全身及妇科检查，除外生殖道器质性病变。

（三）辅助检查

（1）激素测定：测量 FSH、LH、E_2，了解卵巢功能状态。FSH＞40 U/L 且 E_2＜20 pg/mL，提示卵巢功能衰竭。

（2）B 超检查：了解子宫内膜厚度，排除子宫、卵巢肿瘤。

（3）分段诊刮及子宫内膜病检，了解内膜病变。有条件可行宫腔镜检查。

(四)骨密度测定

可了解骨质疏松情况。

四、诊治流程

(一)初步评估

判断有无激素补充的适应证、禁忌证和慎用情况。

(1)病史询问：包括症状、一般病史、妇科病史、家族史(尤其是乳腺癌及子宫内膜癌等恶性肿瘤史)、性生活史及绝经相关疾病的高危因素。

(2)身体检查：身高、体质量、腰围、血压乳腺及妇科检查。

(3)实验室检查：血常规、空腹血糖、血脂、肝功能、肾功能、子宫颈细胞学检查。

(4)辅助检查：盆腔B超了解子宫内膜厚度及子宫、卵巢有无病变；乳腺B超或钼靶照相，了解乳腺情况；可行骨密度测定。

(二)激素补充治疗(hormone replacement therapy, HRT)

根据不同情况选择相应的方案。

1.单纯孕激素补充治疗

适用于月经过渡期，调整卵巢功能衰退过程中出现的月经问题。醋酸甲羟孕酮 4～6 mg/d，或地屈孕酮 10～20 mg/d，或微粒化黄体酮 200 mg/d。每月用 10～14 天。

2.雌、孕激素周期用药

适用于有完整子宫、围绝经期或绝经后仍希望有月经样出血的妇女。采用在雌激素的基础上，每月加用孕激素 10～14 天。戊酸雌二醇 1～2 mg/d，或结合雌激素 0.3～0.625 mg/d＋孕激素 10～14 天(后半期)，或戊酸雌二醇/雌二醇环丙孕酮，或雌二醇/雌二醇地屈孕酮。

3.雌孕激素连续联合用药

适用于有完整子宫、绝经后期不希望有月经样出血的妇女。该法每天均联合应用雌孕激素，一般为连续性给药。戊酸雌二醇 0.5～1.5 mg/d 或结合雌激素 0.3～0.45 mg/d＋孕激素(醋酸甲羟孕酮 1～3 mg/d，或地屈孕酮 5 mg/d，或微粒化黄体酮 100 mg/d)。

4.连续应用替勃龙

适用于绝经后不希望来月经的妇女。推荐 1.25～2.50 mg/d。

5.单纯雌激素补充治疗

适用于已切除子宫的妇女。戊酸雌二醇0.5～2 mg/d,或结合雌激素0.3～0.625 mg/d,连续应用。

6.阴道雌激素的应用

适用于阴道干燥疼痛,性交困难,反复阴道或尿路感染的患者,局部用药能明显改善泌尿生殖道萎缩的相关症状。结合雌激素、雌三醇或普罗雌烯乳膏,阴道用药,每天1次,连续使用2周,症状缓解后改为每周用药2～3次。

五、注意事项

(1)HRT的首要适应证为绝经及相关症状(如血管舒缩症状、泌尿生殖道萎缩症状、神经精神症状等),也是预防绝经后骨质疏松的有效方法。

(2)HRT的禁忌证:①已知或可疑妊娠,原因不明的阴道流血。②已知或可疑患有乳腺癌,与性激素相关的恶性肿瘤或脑膜瘤(禁用孕激素)等。③最近6个月内患有活动性静脉或动脉血栓栓塞性疾病、严重肝肾功能障碍、血卟啉症、耳硬化症、系统性红斑狼疮。

(3)HRT慎用情况:子宫肌瘤、子宫内膜异位症、子宫内膜增生史、高催乳素血症、尚未控制的糖尿病及严重的高血压、血栓形成倾向、胆囊疾病、癫痫、偏头痛、哮喘、乳腺良性疾病、乳腺癌家族史者。

(4)健康指导:包括规律运动与运动建议,保持正常的体质量,健康饮食,钙和维生素D补充,戒烟,控制饮酒,增加社交和脑力活动等。

(5)围绝经期和绝经早期是HRT应用的重要"窗口期"。年龄≥60岁者,原则上不推荐HRT。

(6)强调对于卵巢早衰和人工绝经的患者如无禁忌证应给予激素补充治疗,至少应用至正常自然绝经年龄。

(7)HRT强调个体化治疗,应在综合评估治疗目的和风险的前提下,采用最低有效剂量。

(8)必须定期随诊HRT患者,及时处理不良反应,定期对患者做必要的再评估。

第六章

子宫内膜异位症

第一节　子宫内膜异位症的病因

子宫内膜异位症历来被称为"谜一样的疾病",其发病机制迄今也未阐明。近年来,在子宫内膜异位症的病因病理的研究方面取得了很大的成绩。经典的经血逆流种植学说、体腔上皮化生学说、血流-淋巴散播学说、医源性散播学说已被众多学者接受。随着对轻度子宫内膜异位症的深入研究,发现盆腹腔内环境如免疫功能的异常及内分泌功能紊乱在发病过程中起着越来越重要的作用。遗传因素和环境毒素最近亦受到重视。以上任何一种学说都不能单独而完美地解释所有的子宫内膜异位症的发病机制,仅是其可能的发病途径之一。总之,学者们一致认为应以多因子的发病理论来解释其发病机制,关于病因,有如下几种学说。

一、经血逆流种植学说

1921 年 Sampson 提出月经期脱落的有活性的子宫内膜碎屑能随经血通过输卵管逆流进入腹腔,种植于卵巢或直肠子宫陷凹,并在该处继续生长蔓延而形成盆腔子宫内膜异位症。他的研究证明,沿着输卵管逆行方向有月经排出物的逆流。其后的研究亦发现在输卵管内有游离的且具有活性的子宫内膜碎片。月经期行剖腹探查时可见输卵管伞端有经血流出,为经血逆流种植学说的有力证据。经血内含有活性的内膜细胞,其既具有种植能力又具有生长功能,是经血逆流种植学说的关键。研究表明具有任何妨碍经血外流的因素如无孔处女膜、阴道闭锁、阴道斜隔综合征等先天性生殖道畸形或宫颈狭窄、子宫重度后倾后屈的患者,均易伴发子宫内膜异位症,这一现象亦支持经血逆流种植的观点。至今,经血逆流的理论仍被大多数人所接受。但 Sampson 学说不能解释盆腔外的子宫内膜异位症,也无法解释为什么大多数妇女在大多数月经周期中有经血逆流现象,而仅有少数妇女发生子宫内膜异位症。

二、体腔上皮化生学说

子宫内膜和腹膜细胞均来源于体腔上皮。成人的体腔上皮具有继续分化的潜能,在其他系统已有所见,如慢性萎缩性胃炎中有一种类型为肠上皮化生型,而其中的大肠型肠上皮化生与胃癌发生的关系密切。是否生殖系统亦存在这种情况?早在 1902 年 Meyer 提出:子宫内膜异位症可能是腹腔内逆流的月经碎屑作为一种激惹因子,刺激腹膜上皮化生的结果。化生学说与经血逆流种植学说并不矛盾,而是其补充,经血逆流是一种激惹因素,异位内膜不是逆流经血的内膜直接种植,而是经过诱导体腔上皮化生的结果。该学说认为卵巢及盆腔子宫内膜异位病灶系由腹膜的间皮细胞化生而来的。卵巢生发上皮、盆腔腹膜、直肠阴道隔、脐等都是由具有高度化生潜能的体腔上皮分化而来的。凡由体腔上皮发生的组织,均有化生成与子宫内膜不能区分的组织的潜在能力,因而腹膜间皮细胞可能在炎症等因素刺激下,易发生化生而形成异位的子宫内膜;卵巢表面的生发上皮因属原始体腔上皮,更具有分化的潜能,在反复经血回流、慢性炎症刺激或长期而持续的卵巢激素作用下,可分化成子宫内膜。临床上卵巢子宫内膜异位症最常见,符合化生学说的解释。化生学说不仅可以说明在卵巢及腹膜上的子宫内膜异位症,而且能说明盆腔外的如脐、胸腔等的病变,因为胸腔亦由体腔上皮化生而来。但迄今为止,该学说尚无充分的临床或实验依据。而且亦有人对化生学说提出异议,指出初潮前女性、先天性子宫阙如的畸形患者,均未见发生子宫内膜异位症的报道。

三、血流-淋巴散播学说

子宫内膜异位症是一种良性病变,但其生物学行为却类似恶性肿瘤,其机制可能与血流-淋巴散播有关。该学说认为子宫内膜组织可以通过血流和淋巴向远处转移。Sampson 于 1922 年首先说明子宫内膜经血管的转移,并证实血管及淋巴管内有子宫内膜细胞。盆腔外子宫内膜异位症,如输尿管膀胱子宫内膜异位症、胃黏膜子宫内膜异位症、肺-支气管子宫内膜异位症,甚至蛛网膜子宫内膜异位症的罕见病例报道,说明了病变可能是由子宫内膜经血流转移而形成的。持这种观点的学者认为内膜经过血流散播至静脉、胸膜、肝实质、肾脏、上臂、下肢,并且有学者在兔肺内复制出实验性子宫内膜异位症。另有人认为子宫内膜异位症先侵入子宫肌层或肌束间的淋巴管及微血管,随后向邻近组织器官、盆腔淋巴结及远处转移。研究发现宫旁淋巴结及髂内淋巴结中含有子宫内膜组织,但在区域淋巴结中央很少见到内膜组织。值得一提的是像胸膜等处的病灶,虽然可能是由血流-淋巴散播所致,但局部化生这一因素仍不能排除,因胸膜亦由体腔上皮分化而来,在胚胎期产生胚芽及中肾管时,有可能发生体腔上皮异位于其中,日后组织可化生为子宫内膜,而在各部位形成子宫内膜异位症。虽然血流-淋巴散播学说不能解释常发部位与正常的血流和淋巴引流不符,但是在淋巴管和血管中都能证实有子宫内膜细胞,因而不能完全否认这两种机制,至少它们是远处部位的子宫内膜异位症发生的最可能的传播方式。同时我们也注意到全身各部位的子宫内膜异位症相对于理论上子宫内膜组织通过血流和淋巴向远处转移可能形成的子宫内膜异位症少见,这是否与机体的内分泌-免疫功能紊乱有关,目前尚难定论,有待进一步的深入研究。

四、医源性散播学说

近年来,子宫内膜异位症的发病率呈逐年上升趋势,这与腹腔镜的广泛应用以及医患双方对该病的重视密不可分,导致该病的发现率上升。但同时我们注意到一些医源性种植也是导致发病率上升不可忽略的因素。研究表明,剖宫取胎后的腹壁瘢痕子宫内膜异位症占腹壁瘢痕子宫内膜异位症的 90% 左右。子宫内膜的直接种植,也可发生于阴道分娩所引起的会阴、阴道或宫颈裂伤部位,目前经阴道分娩的会阴切开率较高,可发生会阴切开术的瘢痕子宫内膜异位症。值得庆幸的是,生产时软产道损伤虽常见,但由此而发生的子宫内膜异位症却少见,可能是因阴道内为有菌的环境,局部伤口难免有感染,感染的伤口内种植的组织不易存活,且与产后体内雌激素水平迅速下降至较低水平有一定的关系。此外,其他的一些妇科小手术,如输卵管通液术、子宫输卵管造影术、人工流产负压吸引术等,均有可能将子宫内膜带入到盆腔,造成医源性种植。宫颈电烫术、冷冻术后所遗留的伤口未恢复,而又见月经来潮,则有可能导致月经期脱落的子宫内膜组织种植于伤口,日后形成宫颈子宫内膜异位症。因此,为避免或减少医源性散播,在进行上述操作时,需严格选取手术时间,剖宫产术缝合前尽量将器械冲洗干净,以免将子宫内膜带至腹壁切口。

五、内分泌学说

子宫内膜异位症合并多种内分泌异常。这些异常,最终通过影响卵泡的发育、成熟及排卵和黄体功能,导致不孕;而长期的不孕,又反过来促进子宫内膜异位症的发生、发展,从而形成恶性循环。

(一)黄素化未破裂卵泡综合征

Koninckx 等提出,一种特殊类型的排卵功能障碍——黄素化未破裂卵泡综合征(LUFS),常见于子宫内膜异位症患者,因而认为 LUFS 可能是子宫内膜异位症的发病原因之一。子宫内膜异位症患者合并 LUFS 者占 18%~79%,亦是其不孕的原因。此病症为卵泡发育成熟且卵泡细胞出现黄素化,患者基础体温双相,子宫内膜呈分泌期改变,但成熟的卵子不能排出,无受孕的可能。其诊断依据为在 LH 高峰后 2 日,B 超监测卵泡仍继续生长;腹腔镜下,在应有的排卵期后 4~10 日,未在卵巢表面发现排卵孔或黄体血肿。其发生机制可能是神经内分泌功能失调,催乳素增加,抑制促性腺激素的分泌,LH 峰值降低,继而影响排卵功能;或由于催乳素增加,影响卵巢促黄体生成激素受体(LH-R)的合成和维持,使卵泡对促黄体生成激素刺激失去敏感性,未经排卵直接黄素化,成为 LUFS。此外,内源性阿片肽的升高、卵巢内膜异位灶的直接机械作用与 LUFS 均有关。据文献报道,有排卵者腹腔液中雌二醇(E_2)及孕酮(P)比 LUFS 患者高 3~20 倍,因为高浓度孕酮对有活性的异位子宫内膜有抑制生长的作用,而 LUFS 因无排卵,则其腹腔液中孕酮含量降低,造成腹腔内自由漂浮的内膜细胞失去抑制,利于异位内膜的种植与生长。因此推测子宫内膜异位症可能是 LUFS 的结果。另有学者认为子宫内膜异位症与 LUFS 之间的因果关系尚待进一步研究,亦有可能两者互为因果、相互作用从而加重病情,扩散病变。

(二)高催乳素血症

Hirschowitz 等认为 EMT 患者易合并高催乳素血症,并首先提出了"泌乳-子宫内膜异位症"这一概念。贺又娥报道 EMT 原发不孕患者高催乳素血症占 61.5%。有学者发现血清催乳素基值正常的子宫内膜异位症患者对促甲状腺素释放激素(TRH)或促黄体生成激素释放激素(LHRH)刺激试验反应较对照组明显增强,提示患者分泌 PRL 能力比正常人高。催乳素升高及分泌亢进的机制,可能与下列因素有关:①腹腔内大量异位病灶与宫腔内膜一样具有分泌催乳素的功能。②腹腔内大量异位病灶持续刺激,经传入神经,将刺激信息传至中枢,反射性地引起催乳素的分泌,这与吸吮乳头刺激中枢产生催乳素的原理相似。③与垂体催乳素细胞对疼痛过度敏感有关。曾有专家设想子宫内膜异位症可能是由于应激引起的神经内分泌功能失调而使催乳素增高,升高的催乳素通过多巴胺系统而使下丘脑-垂体-卵巢功能受抑制。研究表明,升高的催乳素可抑制 GnRH 及促性腺激素的分泌及释放;并且异位内膜所出现的异常的无周期规律的 PRL 分泌,尚可干扰卵泡期卵巢旁分泌或自分泌卵泡调控系统,使卵巢卵泡内呈现相对高的 PRL 水平,抑制性激素的合成及分泌,从而影响卵泡的发育、成熟及排卵。此外,还可以降低 LH 受体的数量,从而使得卵泡对 LH 的刺激失去敏感性,在 LH 峰值出现时,发生 LUFS,从而影响排卵,干扰生育。

(三)黄体功能异常

1.黄体功能不足

Grant 于 1966 年,首次报道子宫内膜异位症患者易伴发黄体功能不足。黄体功能不足是指黄体分泌孕酮不足和子宫内膜对孕酮刺激的组织反应性异常,其原因与以下因素有关:①下丘脑垂体分泌失调,如 FSH 分泌不足卵泡发育不良,高张性 LH 分泌,低排卵期 LH 峰值,黄体期 LH 分泌不足;②子宫内分泌功能异常,如前列腺素 PGI2/TXA$_2$ 比值、抑制素分泌异常降低;③高催乳素血症(HPRL),据调查,黄体功能不足患者约 70% 合并 HPRL,PRL 经旁分泌机制参与对 LH 释放脉冲频率和振幅强度的调节,影响卵巢孕酮合成的酶系统功能。通过测定患者孕激素和孕激素受体的浓度,认为 EMT 患者易发生黄体功能不足,影响孕卵着床。在子宫内膜异位症患者中自然流产率较高,有文献报道高达40%~50%,这可能与黄体功能不足有关。用基础体温(BBT)及子宫内膜活检对 90 例子宫内膜异位症患者进行研究,发现 45% 有黄体功能缺陷,其中 20% 黄体期≤10 天,17% 子宫内膜呈现不成熟分泌相。有人通过对子宫内膜异位症及不明原因的不孕患者血清及腹腔液中孕激素及 17β-雌二醇的测定发现:子宫内膜异位症患者血清及腹腔液中孕激素及孕激素与 17β-雌二醇的比值均明显低于不明原因的不孕组,其中以腹腔液为重。Hbraham 与 Abraham 发现子宫内膜异位症患者黄体期雌二醇较正常者高,而孕酮较正常者低。但另有学者通过测定孕激素及内膜活检未发现子宫内膜异位症易合并黄体功能不足,因而持相反意见。然而,最近 Wing-field 通过测定唾液中孕激素,发现子宫内膜异位症患者大部分存在黄体功能不足,只是这些变化很微小,只能通过细致的研究才能监测到。

2.黄体功能萎缩不全

Ayer 等学者研究发现 EMT 患者卵泡早期卵巢静脉血中 E$_2$ 的水平较非 EMT 低,而外周血及卵巢静脉血中的孕激素水平高于非 EMT 组,从而提示黄体萎缩不全。卵泡早期孕激素升高,将影响下个周期卵泡的发育和干扰卵巢颗粒细胞 LH 受体的形成,从而影响排卵及胚胎着床而导致不孕。有人对子宫内膜异位症不孕患者双相体温图形分析发现:月经周期前 3 天体温明显延迟下降占 45%。

3.孕激素-子宫内膜不协调

研究发现不孕组在黄体期子宫内膜延迟的发生率为 14%,与有生育的对照组的发生率(4.4%)相比显著升高。而当把不孕组分为各种原因的不孕亚组时,又发现子宫内膜异位症不孕亚组与其他原因的不孕亚组及对照组相比,黄体期子宫内膜延迟的发生率,显著高于其他原因的不孕亚组及对照组。而在各组之间,黄体期孕激素的水平无明显差异,从而首次提出子宫内膜异位症患者的子宫内膜对正常孕激素的异常反应比异常孕激素所导致的异常反应更为常见,提示子宫内膜异位症患者孕激素-子宫内膜不协调。子宫内膜结构的异常可能是子宫内膜异位症不孕的原因。其后有学者通过电镜亦证实了此观点。

(四)神经内分泌功能紊乱

胡电等研究发现 EMT 不孕妇女的血中内源性阿片肽(EOP)β-EP、DYNA 1～13 水平显著升高。EOP 是发现较晚的体内调节多肽,参与体内神经-内分泌-免疫网络的调节,具有复杂的生理功能,与各种生殖功能障碍发病机制有关。许多研究证实,EOP 尤其 β-EP 对下丘脑-垂体-卵巢轴的神经内分泌有调节作用。其受体拮抗剂纳洛酮可使 21 周～23 周人胚下丘脑 GnRH 释放增加,而将等克分子浓度的 β-EP 与纳洛酮同时应用,可抑制纳洛酮引起的 GnRH 的分泌,表明 EOP 对下丘脑 GnRH 释放有直接抑制作用,影响其脉冲释放节律及阻抑排卵。一些学者发现 U 型和 K 型阿片肽可增加血中 PRL 水平及降低血 LH 水平,此效应可被纳洛酮逆转。EMT 患者可能由于腹腔异位灶的刺激,经传入神经,将刺激信息传至中枢,反射地引起 β-EP 和 PRL 的分泌增加,并通过下丘脑 GnRH 抑制垂体 FSH、LH 的分泌。以上因素可影响卵巢功能,导致卵泡发育不良或发育迟缓,排卵异常,而致不孕。有学者认为 β-EP 对促性腺激素的影响是通过 LH 受体而作用的。

六、免疫学说

免疫功能紊乱在子宫内膜异位症的发生、发展的过程中起着重要作用。大多数妇女在大多数月经周期中有经血逆流现象,但仅有少数妇女发生子宫内膜异位症,而全身各部位的子宫内膜异位症相对于理论上子宫内膜组织通过血流和淋巴向远处转移可能形成的子宫内膜异位症少见,究其原因,机体的免疫系统不能清除异位内膜碎片及排斥异位内膜的种植可能是子宫内膜异位症发病的重要环节。大量研究表明,患者常伴有局部及全身细胞免疫和体液免疫功能异常,主要表现为免疫抑制与免疫刺激不平衡状态。由于细胞免疫和体液免疫失衡,其产生的免疫分子包括细胞因子的含量及活性改变,以及产生自身抗体和导致补体沉积,可改变腹腔内环境,利于异位内膜种植和生长,并干扰生殖过程而致不孕。此外,黏附分子也参与了异位内膜的免疫黏附过程,有利于盆腔内的内膜碎片黏附在周围组织上促进子宫内膜异位症的发展。以下从细胞免疫、体液免疫、分子免疫三方面进行论述。

(一)细胞免疫

EMT 与细胞免疫密切相关,主要表现在巨噬细胞、自然杀伤(NK)细胞、杀伤性 T 淋巴细胞对异位内膜细胞的杀伤活性降低,单核细胞则对异位内膜细胞的增殖有促进作用,T 辅助细胞/T 抑制细胞比值升高导致体液免疫系统改变,各种免疫活性细胞分泌物质的增多可能与不孕和自然流产有关。

1.单核巨噬细胞

单核巨噬细胞是重要的免疫活性细胞,不仅能吞噬老化细胞、细胞碎片、细菌、精子,还是重要的抗原识别、提呈细胞,并能分泌多种细胞因子,如白细胞介素-1(IL-1)、白细胞介素-6(IL-6)、白细胞介素-8(IL-8)、肿瘤坏死因子(TNF)等,导致腹腔液中一系列细胞因子水平或活性升高,并刺激 T 淋巴细胞、B 淋巴细胞增殖、活性增强,介导免疫反应,促进前列腺素合成及局部成纤维细胞增生、胶原沉积和纤维蛋白形成,造成纤维化和粘连。EMT 患者外周血单核细胞的数量及百分比均无变化,但活性却大大提高,而腹腔液中巨噬细胞数量增多,并且与病变程度成正比。

Weinberg 等发现 EMT 患者腹腔液中的单核细胞集落刺激因子(M-CSF)水平明显升高。M-CSF 可显著促进单核细胞的分化和巨噬细胞的增殖。Braun 等发现轻度(Ⅰ～Ⅱ期)EMT 患者腹腔液中的巨噬细胞对体外培养细胞系的毒性作用明显增强,严重(Ⅲ～Ⅳ期)患者巨噬细胞毒性则下降。早期子宫内膜异位症患者腹腔液中的巨噬细胞的细胞活性较晚期患者高,这一结果可解释部分早期子宫内膜异位症患者虽然无明显的盆腔病变,但临床症状反应明显,而且不孕的发生率也不低于晚期的患者。该学者还发现腹腔巨噬细胞无论对内异症组还是对照组均能抑制子宫内膜细胞的体外增殖;而单核细胞抑制对照组的内膜增生,却刺激内异症组的内膜增生。熊光武等报道 EMT 患者腹腔液内巨噬细胞浓度、噬菌率、噬菌指数、杀菌率、酸性磷酸酶均高于对照组。单核巨噬细胞活性增强,能吞噬盆腔内精子,则受孕率降低。子宫内膜异位症患者腹腔液中的巨噬细胞除了分泌活性增强以外,其生命周期也发生了改变。

有研究对 EMT 患者腹腔液巨噬细胞的 bcl-2/bax 染色发现,bcl-2/bax 免疫反应主要在正常子宫内膜的腺上皮细胞,bcl-2 出现在月经周期的增生期,而 bax 在整个月经周期中都出现。异位内膜中 bcl-2 阳性较对照组明显增高,bax 染色阳性的巨噬细胞下降,bcl-2/bax 比例增加将使这些巨噬细胞对凋亡的易感性降低,从而抑制凋亡,使巨噬细胞增多。巨噬细胞为高活性细胞,能分泌大量生长因子和血管生成因子,促进 EMT 的发展。

2.NK 细胞

NK 细胞作为非特异性杀伤细胞,不需预先致敏即杀伤靶细胞,不受组织相容性抗原系统(MHC)限制,在机体的抗肿瘤发生和抗病毒感染方面发挥重要的免疫监护作用,是具有细胞毒性的淋巴细胞。NK 细胞的这种细胞毒作用是非 HLA 限制性的,敏感细胞表面被 NK 细胞识别的分子结构也是不限定的。NK 细胞能够通过直接分泌细胞因子介导靶细胞溶解,或通过激活 T 细胞介导的免疫作用,间接地使细胞溶解。NK 细胞的活性可被单核巨噬细胞和 T 细胞产生的 IL-1、IL-2、IL-12、TNF-α 和 IFN-γ 等细胞因子所增强。若内膜细胞也是 NK 细胞的作用靶位,则子宫内膜异位症的产生有可能是由于 NK 细胞的活性降低,不能清除随月经血倒流入腹腔的子宫内膜细胞所导致。组织学已证实,NK 细胞可通过抑制 B 细胞功能以维持体内自身稳定。EMT 患者 NK 细胞活性下降,推测子宫内膜异位症可能是由于 NK 细胞功能缺陷,导致 B 细胞去抑制,因而过度活化、增殖以导致子宫内膜抗体等自身抗体的产生增多,引起抗原抗体反应及生成各种免疫复合物破坏生殖内环境所致。令狐华等研究发现,EMT 患者的 NK 细胞数量虽无明显改变,但活性明显下降,有利于子宫内膜组织得以异位种植。腹腔液和外周血中 NK 细胞分别为对照组的 38.8% 和 39.5%。Wilson 等认为腹腔液中 NK 活性下降较外周血更为明显。

Osterlynk 等发现取自子宫内膜异位症患者的腹腔液能显著抑制 NK 细胞介导的对 NK 细胞毒敏感细胞——K562 细胞的细胞毒性作用,明显降低对植物血凝素反应的淋巴细胞的增殖。子宫内膜异位症腹腔液中 NK 细胞活性下降的原因尚未完全阐明,可能与众多细胞因子参与了抑制 NK 细胞毒活性的过程有关。现已发现 TNF-β 在子宫内膜异位症患者腹腔液浓度升高,抑制 NK 细胞活性。但腹腔液中巨噬细胞分泌的 IL-1 和 TNF-α 的浓度增加又可增强 NK 细胞活性,但为何最终呈现腹腔液中 NK 细胞活性降低的现象? Hill 解释,这涉及对异位内膜免疫应答产生抗体的有关机制:最终的免疫复合物通过结合 NK 细胞的 Fc 受体而抑制了 NK 细胞的活性。同时,活化的巨噬细胞产生的前列腺素 E 也抑制了 NK 细胞的活性。最近,有学者证明了子宫内膜异位症患者腹腔液中 IL-12p40 亚单位增加。在体外 IL-12 与 NK 细胞一起孵育,游离 p40 亚基导致 NK 细胞对自体同源内膜细胞的细胞毒活性下降。p40 亚基的抑制作用是通过下调 NK 细胞的 IL-12 受体实现的。

有资料显示,子宫内膜异位症患者的 NK 细胞毒活性的明显下降与病变的程度有关。这里需要特别指出的是 NK 细胞活性的下降是细胞功能的改变而不是 NK 细胞在数量上的下降。有研究显示,子宫内膜异位症患者外周血单个核细胞(PBMCs)中 NK 细胞的活性下降似乎还与雌激素浓度增加有关,而 GnRH 类似物却增加 PBMCs 中 NK 细胞的活性。此外,卵泡期较之排卵期后 NK 活性下降更显著,由此认为逆流经血的种植很可能发生在卵泡期。

Osterlynk 等发现在 CO_2 激光去除异位灶前后 NK 细胞活性无明显变化,但仍较正常为低。提示 NK 活性下降在 EMT 进行性发展前已存在,有可能是一种细胞原发性缺陷。但 Kikuchi 等的研究表明,手术后未成熟 NK 细胞明显下降,中度分化的 NK 细胞及成熟 NK 细胞则明显增多。一般认为 NK 细胞的活性与其分化程度成正比。由此认为,NK 细胞活性下降为继发的。子宫内膜异位症患者 NK 细胞活性的改变,究竟是疾病的原因,抑或是疾病的结果,尚需进一步的深入研究。正如在肿瘤患者中 NK 细胞活性下降被描述为肿瘤负荷过重所致,在晚期子宫内膜异位症患者可能存在着类似的情况。但这一理论又遇到这样的一个难题:如果子宫内膜异位症患者的非特异性自然杀伤活性存在着整体缺陷,那么这些妇女受到病毒感染和肿瘤发病率会增加,然而事实上并非如此。要解答这些矛盾现象可能有赖于特异的 NK 细胞靶分子的确定。因此,为了证明子宫内膜异位症的发病机制确实与患者的 PBMCs 中 NK 细胞活性下降有关,仅仅证明子宫内膜异位症患者 NK 细胞对 K562 细胞的细胞毒活性下降是不够的,是否 NK 细胞的活性下降对子宫内膜有选择性? 近期已有研究证明子宫内膜异位症患者 NK 细胞对自体子宫内膜细胞的细胞毒作用明显下降。不仅如此,有学者如 Vigano 等的工作显示,子宫内膜异位症患者的 NK 细胞对子宫内膜细胞的细胞毒作用明显下降,而对 K562 细胞的作用却没有改变,提示子宫内膜异位症患者 NK 细胞的活性下降是对子宫内膜细胞有选择性的。

3.T 淋巴细胞及其亚群

T 淋巴细胞是一类特异性免疫细胞,主要包括 T 辅助细胞(Th)、T 抑制细胞(Ts)、T 杀伤细胞或细胞毒 T 细胞(Tk 或 Tc)。与 CD3 反应的细胞是总 T 淋巴细胞,与 CD4 反应的细胞主要为辅助性 T 淋巴细胞,与 CD8 反应的细胞主要为抑制性 T 淋巴细胞。朱关玲等研究Ⅲ、Ⅳ期 EMT 患者外周血 CD3 和 CD4 细胞及 CD4/CD8 比值,结果明显低于对照组,并有显著性差异。但 Opsahl 发现其中活化 T 细胞增多。测定 T 辅助细胞 1(Th1)产生的 IL-2 及 T 辅助细胞 2(Th2)产生的 IL-4、IL-5 水平,患者腹腔液中上述指标均较对照组相对升高,但未观察到有倾斜于 Th1 型或 Th2 型细胞因子的情况。而 Hill 等在研究中发现,Ⅰ、Ⅱ期患者腹腔液 T 抑制细胞明显减少,T 辅助细胞则在病情较严重时(Ⅲ、Ⅳ期)有增加趋势。子宫内膜异位症患者 T 细胞反应是 Th1 还是 Th2 尚不明确。说明子宫内膜异位症先影响 T 抑制细胞使之减少,严重时再影响 T 辅助细胞的增加,最终影响体液免疫,如 T 细胞依赖性 B 细胞增殖,自身抗体增多等导致不孕。EMT 的免疫状态可能与分期有关。在疾病早期,机体免疫反应增强,如:NK 细胞、T 细胞和巨噬细胞增加,IL-2 浓度升高,活化了淋巴细胞,使细胞毒性增强,启动多种免疫功能来清除病灶。在有害的免疫抑制因子和正常免疫系统相互作用的过程中,诱发免疫系统释放一系列反馈因子,进一步抑制免疫活性细胞对异位内膜的清除,并使免疫活性逆转为病变的免疫促进作用。

(二)体液免疫

对子宫内膜异位症患者的非特异性体液免疫功能的研究发现,患者的血清免疫球蛋白 IgA 及补体 C_3、C_4 明显高于正常生育组,而腹腔液 IgG、IgA、IgM 及补体 C_3、C_4 水平显著低于血清水平。说明 EMT 患者体内存在多克隆 B 细胞激活,但 B 细胞数量并不增加。用原位杂交的方法检测补体 C_3 的 mRNA 和用免疫组化和免疫印迹法(West Blot)检测补体 C_3 的蛋白质,结果发现在异位组织中补体 C_3 的表达显著升高。补体水平的升高促进一些免疫复合物的形成,进而干扰免疫功能。

在子宫内膜异位症的研究中发现部分患者出现多种自身抗体,包括抗子宫内膜、卵巢组织的自身抗体和抗组蛋白、抗磷脂及抗多核苷酸抗体等;子宫内膜异位症患者的抗碳酸苷酶的自身抗体的阳性率也较高,尤其是在患子宫内膜异位症的不孕患者中更是如此。不过,这些自身抗体究竟是促进子宫内膜异位症发生的原因,还是子宫内膜异位症慢性炎症刺激的结果,有待进一步的深入研究。

子宫内膜抗体(EMAb)是以子宫内膜为靶抗原,并引起一系列免疫病理效应的自身抗体。Mathur 等在 1982 年首次证实子宫内膜异位症患者血清及子宫内膜组织中有特异性的 EMAb。研究证明 EMAb 的产生,一方面是异位子宫内膜刺激机体免疫系统,使多克隆 B 细胞活化,产生自身抗体;另一方面是机体的免疫系统失常所致。用不同免疫学方法检测发现:EMT 患者抗 EMAb 的检出率为 70%~80%,而对照组的血清及腹腔液很少发现 EMAb。子宫内膜异位症各期及子宫腺肌病之间血清 EMAb 阳性率差异无显著性,EMAb 阳性率与子宫内膜异位症严重程度间无相关性;可能是随着异位子宫内膜病灶的增加,抗原成分增多,抗体消耗也增多,致血循环中 EMAb 减少所致。进一步研究发现,血清 EMAb 仅作用于 EMT 患者的内膜及异位灶,很少与正常生育组内膜抗原反应。因此,EMT 患者的子宫内膜及异位灶内膜抗原性改变可能是患者体内产生 EMAb 的一种原因。Ota 等报道异位的子宫内膜能表达 MHCⅡ类抗原,因而能向 T 辅助细胞提呈抗原,诱导机体产生 EMAb。而抗原抗体结合沉积于子宫和异位灶中,通过激活补体,破坏子宫内膜结构。朱关玲等发现 EMT 患者外周血的非特异性的抗磷脂抗体阳性率较对照组高。因而 EMT 患者体内可能产生多种自身抗体,体内存在多克隆 B 细胞激活。以上致敏淋巴细胞或自身抗体损伤相应自身抗原的器官组织引起内膜分泌不足,干扰排卵,不利于孕卵着床,导致不孕或反复流产。

CA125 存在于胚胎体腔上皮,是苗勒管衍生物及其赘生组织中的糖蛋白抗原成分,能与单克隆抗体 OC125 发生特异性结合。在腹膜、胸膜、心包膜、输卵管内膜、子宫内膜及子宫颈管内膜组织中均可检测到 CA125,所以异位子宫内膜也能产生此抗原。1986 年 Barbieri 等首次报道子宫内膜异位症患者血清 CA125 水平较对照组明显升高,并随病情严重程度而增加,在Ⅲ、Ⅳ期患者中差异更大。认为子宫内膜异位症患者血清 CA125 浓度升高的机制是:①异位内膜病灶中 CA125 浓度高于正常组织;②子宫内膜异位症使子宫内膜细胞表面的 CA125 易进入血流。McBean 在体外培养子宫内膜,发现子宫内膜异位症患者的异位子宫内膜有较强的分泌 CA125 的功能,通常是正常子宫内膜分泌的 2~4 倍。可能是由于子宫内膜损伤后,其腺上皮可黏附大量 OC125,间质细胞则黏附较少,正常子宫内膜组织不黏附。其后有研究发现腹腔液中的 CA125 浓度高于外周血,有报道可达 100 倍,可能由于异位灶及子宫内膜上皮细胞共同分泌所致。

第二节　子宫内膜异位症的诊断

一、临床诊断

子宫内膜异位症是妇科常见病、多发病,发病率有逐年上升趋势。由于本病分布范围甚广,甚至半数患者无明显症状,或症状体征不相符,常造成对本病的漏诊、误诊。王曼报道内在性子宫内膜异位症有60.4%误诊为子宫肌瘤,而外在性子宫内膜异位症有32.5%误诊为卵巢囊肿。在腹腔镜应用于临床之前,子宫内膜异位症的术前诊断率在有经验的医师中约为75%,而经验不足者仅为20%。1983年国内综合分析8个单位389例子宫内膜异位症,总误诊率为43%(26.2%～71.1%)。子宫内膜异位症的临床诊断应结合病史、临床症状、妇科检查或体检阳性体征考虑,并对疾病作出可能的临床分期。

(一)病史

应重点询问患者有无子宫内膜异位症家族史、月经史、妊娠史、流产和分娩史。流行病学调查研究发现子宫内膜异位症患者女性直系亲属中患此病的可能性较对照组明显升高,提示此病与遗传有关,且可能为多基因遗传。如人工流产可促进子宫内膜逆流,剖宫产术易致腹部瘢痕内膜异位症发生。

临床症状因人而异,差异甚大,且可因病变部位不同而出现不同症状,约20%患者可无明显不适。对生育年龄妇女有痛经、不孕、性交痛、月经紊乱等症状者,需重点询问痛经出现时间、程度、发展过程和持续时间,应与其他妇科病引起的痛经相鉴别。典型的子宫内膜异位症为继发性痛经,进行性加剧,此外有性交痛、排便痛,平时腹部隐痛,个别可出现急腹痛。也常伴有不孕及月经过多、月经紊乱或不规则阴道流血等症状。

(二)症状

一般多表现为周期性发作,且可因病变的部位不同而出现不同的症状,约20%的患者无自觉症状。常见症状如下。

1.痛经

痛经为子宫内膜异位症患者最突出、最典型的症状之一,多为继发性和渐进性,即在初潮的最初数年内无症状,继而经期时出现疼痛,并有逐年加剧现象。

可发生在月经前、月经时及月经后。疼痛多位于下腹部及腰骶部,可放射至阴道、会阴、肛门及大腿部。疼痛程度不一,严重者难以忍受,伴恶心、呕吐、腹泻,需卧床休息或药物止痛。疼痛程度与病灶大小不一定成正比,有时盆腔腹膜散在细小的结节性病灶,可引起难于忍受的疼痛,而较大的卵巢子宫内膜异位囊肿又可能无痛经症状,所以疼痛程度往往不能反映出腹腔镜检所查出的疾病程度。临床上子宫内膜异位病灶显著但无痛经者,占 25％ 左右,因此痛经并非子宫内膜异位症的必备症状。疼痛常随着月经周期而加重。其产生的原因为异位病灶受周期性卵巢激素水平影响,使异位的子宫内膜增生、肿胀,如再受孕激素影响则出血,刺激局部组织及神经以致疼痛。此外,子宫内膜异位症患者腹腔液前列腺素水平的异常升高也与痛经有关。妇女的心理状况也能影响痛觉。

2.月经失调

有时有经量增多,或经期延长,常超过 10 天甚至 1 个月不等,亦有在经前出现点滴出血者。其失调原因可能与卵巢实质被异位内膜病灶所破坏,或卵巢被粘连包裹致使卵巢无排卵或黄体功能不足,或同时合并有子宫腺肌瘤使子宫内膜增多所致。

3.不孕

正常妇女不孕率为 15％,而子宫内膜异位症患者可高达 40％。根据天津、上海两地报道,原发性不孕占 41.6％～43.3％,继发性不孕占 46.6％～47.3％。不孕与子宫内膜异位症的因果关系尚有争论。重度子宫内膜异位症患者不孕的原因主要与广泛粘连、输卵管闭锁或蠕动减弱以致影响卵子的排出、摄取和孕卵的运行。近年来,随着诊断性腹腔镜在临床工作中的广泛应用,越来越多的轻度子宫内膜异位症患者被发现。这些患者的输卵管和卵巢均未受累,且无其他原因。子宫内膜异位症患者不孕的原因还可能与下列因素有关。

(1)腹腔液微环境(peritoneal fluid micro environment)因素:腹腔液与盆腔脏器及子宫内膜异位症病灶直接接触,为子宫内膜异位症病灶生长的内环境,同时也是卵巢、输卵管功能活动的环境。许多研究结果表明,子宫内膜异位症患者腹腔液中巨噬细胞含量增多,活性增强及其释放的活性物质 TNF-α、IL 增多,可通过吞噬精子、削弱精子功能、影响受精卵卵裂、对早期胚胎的毒性作用等环节导致不孕。此外,子宫内膜异位症患者腹腔液中前列腺素水平的病理性增加,使输卵管舒缩功能紊乱,影响受精卵运输,可能也是子宫内膜异位症致不孕的一个原因。

(2)黄素化未破裂卵泡综合征(LUFS):是另一种类型的排卵功能障碍。子宫内膜异位症患者合并 LUFS 占 18%～79%,亦是其发生不孕的原因。患者卵泡发育成熟且卵泡细胞出现黄素化,基础体温双相,子宫内膜呈分泌期改变,但成熟的卵子不能排出,故无受孕可能。LUFS 的发生机制可能是神经内分泌功能失调,催乳素增加,抑制促性腺激素的分泌,LH 峰值降低,继而影响卵巢功能;由于催乳素增加,影响卵巢促黄体生成激素受体的合成和维持,使卵巢、卵泡对促黄体生成激素反应迟钝,未经排卵直接黄素化。

(3)免疫功能异常:大量研究表明,子宫内膜异位症患者体内免疫功能失衡,包括细胞免疫和体液免疫,为子宫内膜异位症的发病原因之一,同时也是致不孕的重要因素。患者体内 B 淋巴细胞受自身子宫内膜抗原激活后产生抗子宫内膜抗体,可干扰早期受精卵的输送和着床。同时腹腔液中巨噬细胞增多,活性增强,亦可吞噬精子和干扰卵细胞的分裂从而导致不孕。亦有人认为长期不孕、月经无闭止时期,可造成内膜异位种植的机会,而一旦怀孕,则异位内膜受到抑制而萎缩。

4.性交疼痛

发生于子宫直肠陷凹、阴道直肠隔的子宫内膜异位症,使周围组织充血肿胀,性交时宫颈受阴茎冲撞,阴道壁受阴茎摩擦,可引起性交痛,特别在月经来潮前性感不快加重。此症状多被忽视,往往是在腹腔镜下子宫直肠陷凹和宫骶韧带上见到多处异位灶,或有的患者在进行双合诊、三合诊的过程中扪及触痛性结节、子宫后倾后屈固定的卵巢粘连在盆底,再次询问病史,患者可能会陈述有性交疼痛这一症状。

5.周期性直肠刺激症状

肛门坠胀、疼痛是盆腹膜、子宫直肠陷凹的子宫内膜异位症的特有症状,是诊断子宫内膜异位症比较有价值的症状。一般发生在月经前期或月经后,患者肛门坠胀及粪便通过直肠时疼痛难忍。由于子宫内膜异位病灶常位于盆底、直肠子宫陷凹,直肠和乙状结肠常被累及,且有粘连,每于排便时,肠蠕动引起腹膜牵拉,故出现排便痛。偶见异位内膜深达直肠黏膜,则有月经期直肠出血。随着病程的延续,异位病灶逐渐加重,这种周期发作与月经同步的直肠刺激症状会更明显、更加严重。一般月经后症状稍减轻,若病灶较大,可能会出现排便困难。

6.发热

盆腔症内膜异位症患者可能有低热,因此常被误认为生殖道结核。曾有报道 55% 的患者体温在 37 ℃以上。发热在月经后出现,故可能与病灶内陈旧出血被吸收有关。也曾有子宫内膜异位症伴低热者,经药物 LHRH-a 治疗期间体温正常,证明是子宫内膜异位者引起的低热,当病情受控制时,体温也趋于正常。

7.其他部位的子宫内膜异位症

当身体盆腔以外部位如宫颈、阴道、外阴、肠道、腹壁、脐部、膀胱、输尿管、横膈及肺等部位有内膜异位种植时,均可在病变部位出现周期性疼痛、出血或块物增大表现。体表病灶症状明显,易被发现和诊断;体内和脏器病灶起病隐匿,常无典型症状,不易确诊,应引起高度重视。

(1)腹壁子宫内膜异位症:发生在腹壁瘢痕的子宫内膜异位症是继盆腔手术如子宫切开术、剖宫产术后子宫内膜直接种植所致。Singh 总结 10 年工作经验发现,子宫切开术后腹壁瘢痕子宫内膜异位症的发生率仅为 1％,剖宫产术后发生率为 0.03％~0.2％,且腹壁瘢痕子宫内膜异位症患者中约 24％同时有盆腔子宫内膜异位症。即使无盆腔手术史,也有可能发生腹壁子宫内膜异位症,可能为子宫内膜经血运和淋巴转移所致。患者表现为经前和经期出现腹壁瘢痕部位疼痛和包块,月经后疼痛缓解,但下次月经来潮时有复发,且随时间延长,包块逐渐增大,疼痛加剧。包块直径一般在 3~4 cm,最大可达 7~8 cm,病灶表面皮肤一般色泽无异常,若病程长,可因含铁血黄素的沉积而呈现黄褐色或棕色,病灶表浅者甚至发生经期病灶出血。据患者腹部手术史及月经期症状、体征,不难推断腹壁瘢痕的内膜异位。

(2)宫颈、阴道、会阴切口子宫内膜异位症:宫颈、阴道的子宫内膜异位症临床上少见。阴道的子宫内膜异位症可能是由于子宫直肠陷凹的病灶直接蔓延而来;而宫颈子宫内膜异位症的发生可能与经前行宫颈电灼或激光术,创面尚未愈合而月经来潮,内膜碎片种植在局部创面所致。妇科检查时宫颈表面可见黯红色或紫蓝色小颗粒,阴道可见紫蓝色结节,或多个息肉状突起,经期病灶增大或伴出血,常感性交不适,甚至剧烈疼痛。会阴切口子宫内膜异位症主要是由于宫腔积血中的子宫内膜碎片直接种植于侧切口所致,其临床症状在术后数月或数年出现。主要表现为手术后瘢痕处不同程度的与月经周期相关的会阴部周期性疼痛,会阴切口瘢痕处有结节,结节质硬有触痛,且大小随月经周期变化,经前或经期增大,经后缩小。会阴切口部位的子宫内膜异位症病灶距离直肠黏膜较近,坐位或排便时可使疼痛加剧。

(3)肠道子宫内膜异位症:肠道子宫内膜异位症可发生在阑尾、盲肠及直肠,其中阑尾子宫内膜异位症占肠道子宫内膜异位症的 17％,小肠占 7％,而结直肠占 71％。肠道子宫内膜异位症常表现为腹痛腹泻、便秘等,很少有便血。其腹痛为间歇性、非转移性,便血一般为肠黏膜充血而非黏膜破溃所致。症状出现与月经周期变化有关,行经后消失,严重者可引起肠梗阻。肠道子宫内膜异位症的临床表现与直肠癌很相似,但行经后症状消失,病程长,无恶病质表现,病症呈周期性复发是本病的特征,确诊有赖于活组织检查。

(4)泌尿系子宫内膜异位症:泌尿系的子宫内膜异位症约占1.2%,主要是累及膀胱和输尿管,肾脏和尿道极少见。膀胱症状多见于子宫内膜异位至膀胱者,有周期性尿频、尿痛症状;若侵犯膀胱黏膜时,则可发生周期性血尿。如病灶侵犯输尿管,可由局部形成的纤维性瘢痕组织压迫、痉挛或粘连、扭曲导致输尿管缓慢阻塞,严重者形成肾积水和继发性压迫性肾萎缩,病灶累及双侧肾者罕见。输尿管子宫内膜异位症可分为外在浸润性和内在性两大类。早期可无明显症状,部分可出现周期性的经前、经期血尿,疼痛及尿路感染等症状,进一步发展可出现输尿管梗阻或狭窄、肾盂积水、肾功能丧失甚至尿毒症。泌尿系子宫内膜异位症同样呈周期性发作,约半数患者在妇科检查时可扪及膀胱区有质地柔软的包块。内镜检查最有价值。月经期前大多数病例在镜下可见到增大隆起的黏膜下包块,直径在1~8 mm,并带有直径1~2 mm的紫蓝色突起,月经期可见紫蓝色加深并有渗血,取组织活检可确诊。

(5)肺部子宫内膜异位症:肺及横膈子宫内膜异位症均可发生,但临床罕见。由于子宫内膜异位病灶累及肺胸膜或膈胸膜,在月经期间可重复发生月经性气胸。病灶累及肺实质时,可出现经前、经期咳嗽、咯血、呼吸困难和(或)胸痛。月经后咯血自然停止,呼吸困难症状消失;但随着病情的发展,肺组织破坏加重,咯血量逐渐增多,甚至有可能发生致命性窒息或气胸。

(6)罕见部位的子宫内膜异位症:脑部子宫内膜异位症发生非常罕见,可导致典型的复发性头痛和神经性功能缺失现象。肝子宫内膜异位囊肿临床报道也比较罕见,李端阳在综述中报道此症世界上仅有3例报道,其中2例先后有其他部分的子宫内膜异位症,主要表现为伴随月经囊肿增大,出现右上腹疼痛及包块。腹股沟子宫内膜异位症发生也很罕见。一般认为其发生是由于盆腔子宫内膜异位症累及子宫圆韧带发展而来,临床表现为腹股沟区疼痛,常为右侧,疼痛与月经周期有关,可触及包块,其大小随月经周期而改变。脐子宫内膜异位症临床表现为脐部痛性紫蓝色皮下结节,月经期脐部有血性或棕褐色液体排出,且有进行性加重趋势。

除上述各种特殊症状外,卵巢子宫内膜异位囊肿破裂时所致急腹症亦逐渐为人们所认识。国内外报道其发生率为3.7%~4.2%,近年来有升高的趋势。卵巢子宫内膜异位囊肿壁脆,缺乏弹性,且异位的内膜随月经周期变化而发生出血,囊腔内积血量增多,压力增高,容易发生破裂。小的破裂内容物流出不多,组织纤维化而自行愈合。一般无临床症状,或症状轻微而被痛经所掩盖。仅在较大破裂时大量陈旧性黯黑色黏稠血液流入腹腔,可引起严重的化脓性腹膜炎,患者表现为突发性剧烈疼痛,伴恶心、呕吐和肛门坠胀。疼痛多发生在月经期和黄体期,常造成误诊。沈庆锷等(1996)报道56例病例中有3例为巧克力囊肿自发破裂,2例以急腹症入院,误诊为宫外孕,1例误诊为陈旧性宫外孕。魏少华报道1993~1998年6月间的117例子宫内膜异位症中,9例为卵巢内膜异位囊肿破裂,其中7例经手术证实,2例临床诊断后手术。9例中有1例有痛经史,反复发作腹痛仅1例,多数为第一次发作。但9例均有急性腹痛史。1例误诊为急性阑尾炎,另1例误诊为早孕合并卵巢囊肿蒂扭转。杨玉兰等总结26例卵巢子宫内膜异位囊肿破裂认为,正确诊断的关键在于认识本病的特点:①月经周期无明显变化,有渐进性痛经史;②围月经期和排卵期发生突发性剧烈腹痛,腹膜刺激征明显,但不发生休克,也无贫血表现;③体温及白细胞正常,少数病例略有升高;④盆腔内触及囊性和囊实性包块、子宫直肠陷凹结节,触痛明显;⑤后穹隆和腹穿刺抽出咖啡样黏稠液体。

(三)体格检查

典型的盆腔子宫内膜异位症表现为子宫被粘连,致后倾固定。子宫亦可稍增大,子宫一侧或双侧附件处扪及与子宫相连的不活动包块,有轻压痛,子宫骶骨韧带、子宫后壁或后陷凹处有米粒至蚕豆大小不等的形态不规则的硬结节,触痛明显。如阴道直肠隔受累,可在阴道后穹隆扪及甚至看到突出的紫蓝色结节。如直肠有较多病变时,可触及一硬块,甚至误诊为直肠癌。卵巢内膜异位囊肿常与其周围粘连、固定,妇科检查可触及张力较大之包块并有压痛,结合不孕病史易误诊为附件炎症包块。破裂后发生内出血,表现为急性腹痛。其他部位的异位灶如脐、腹壁瘢痕、会阴切口处等,在经期可有肿大的触痛结节,而在经后缩小。

上述临床症状和妇科检查的阳性体征发现可作为诊断子宫内膜异位症的指标。但下列情况常会增加诊断的困难:如25%的病例不表现任何症状,病灶大小与痛经程度常不成正比,盆腔以外脏器子宫内膜异位病灶不与盆腔子宫内膜异位症并存,少数绝经后妇女内膜异位病灶仍有活性,妊娠不抑制病灶发展等。为了提高子宫内膜异位症的诊断率,及早发现子宫内膜异位症患者,最重要的是时刻想到本病的发病率在逐渐提升。对生育年龄妇女,如主诉不孕、痛经,检查时子宫后倾过度,盆腔有粘连,附件部位不活动包块,应首先考虑到本病的可能。

同时强调三合诊检查的重要性,三合诊检查可发现子宫直肠陷凹、骶骨韧带及子宫后壁峡部的异位痛性结节,这是子宫内膜异位症的典型体征之一。

二、辅助检查

(一)超声检查

盆腔子宫内膜异位病灶较小时,根据异位的部位,超声检查方式不同。检出的阳性率不同,采用经阴道探头,位于卵巢内或宫颈内的直径小至 1 cm 的异位灶已可以检查出来,但位于子宫直肠陷凹或盆腹腔其他部位的小病灶却难以检出。直径在 2 cm 以上的子宫内膜异位囊肿经腹部超声可以检查出来,根据不同生长部位有各种表现。

1.卵巢子宫内膜异位囊肿

依异位于卵巢的子宫内膜位置、范围和时间的不同,超声表现不同。当子宫内膜种植于卵巢表面时,病变多位于卵巢凸面游离缘和侧面。病灶较小,直径至0.3 cm 左右时超声检查较难诊断,或表现为卵巢外轮廓毛糙,经阴道超声(TVS)下可见卵巢与子宫紧贴粘连,表面细小暗区。子宫内膜异位于卵巢深部,病变随之扩大,囊内容物为陈旧性血液,似巧克力糊状,故又称"卵巢巧克力囊肿"。且各种类型的内膜异位囊肿声像随月经周期改变而发生周期性变化,这是子宫内膜异位囊肿的重要特征之一。

(1)二维声像表现:声像图表现多见子宫后方出现圆形或不整形无回声区,壁厚薄不一,内壁欠光滑,囊内见光点,且囊内各腔内回声密度有差异。囊肿往往为双侧性,5～10 cm 的中等大小较多见,20 cm 以上者较少。由于血液机化和纤维蛋白的沉积,其内可出现不均匀回声。在经期探查时,尚可显示肿块的增大及可随体位移动的液化区内细弱光点。有时囊内可出现团块状实质性回声,为局部极稠厚囊液、血块或组织细胞碎片沉积所致。可以单发或多发,囊壁外缘较清晰,但内壁毛糙,经阴道探头扫查常可在较小的囊肿外侧见到部分含卵泡的卵巢组织,但囊肿较大时,常见不到正常的卵巢组织。有时囊内可见粗细不等的分隔。有学者将其分为三型,其中囊肿型较多见,约占 87.3%。肿块为囊性,单房或多房,间隔光带粗细不等,无回声区内充满细小光点回声,新近形成的囊肿内部回声少,病程长者内部回声多,液稠厚。包膜较厚,包膜后壁毛糙。混合型约占 8%。肿块为囊、实相间的杂乱回声,后壁界限常较为模糊。实体型较少,约占 4.7%。大多为治疗后内膜异位囊肿或绝经后内膜异位囊肿,肿块内容为高回声,不均匀,包膜显示欠清,需与卵巢肿瘤相鉴别。囊肿声像根据月经周期、病程长短不同而有一定的特征性改变。

均匀稀疏低回声：常见于病程不长者或月经前。囊肿多呈单房性、圆形、壁薄，内壁尚光滑，囊内回声较少。因囊内液稀薄，行囊肿穿刺时易吸出囊内液。

均匀云雾状低回声：常为月经期或月经刚结束时，单房性多见，亦有呈多房性者。囊壁可较薄或略厚，内壁也多光滑。囊内液体稍稠，行穿刺时需用16G穿刺针才能较顺利吸出。

混合云雾状回声：囊壁厚薄不均，内壁毛糙，囊内高回声区域也呈云雾状，形成不规则的团块，但高回声区之间能逐渐过渡，没有界限。此类型病程较长，高回声团为局部稠厚的囊液或积血块，穿刺抽液时此部分囊液需注入生理盐水稀释后方能抽出。

实性为主不均回声：囊壁较厚且厚薄不均，因与子宫粘连，囊壁的一部分由子宫壁组成，内壁更粗糙，囊壁上常黏附有片块状、沉积状密集高回声，高回声区界限较清；有时囊内可见粗细不等的分隔，呈树枝状。此类型病程很长，常为囊内反复出血、血块机化、纤维素沉积等造成的组织细胞局部堆积所致。

(2)彩色多普勒超声表现：卵巢子宫内膜异位囊肿90%伴随卵巢皮质内陷形成，其内壁为一层极薄而高度血管化的黏膜样组织，通常无腺体。故超声表现为囊肿包膜或间隔上见血流，频谱指数依月经周期不同而不同，多见高阻力型。囊肿内部无血管分布。无论哪一种类型，异位囊肿的囊内均无血流信号。亦有学者认为偶可在囊壁上见到中等阻力低速血流，RI在0.5左右，PSV 15 cm/s左右。若囊肿的囊内有分隔则有两种情况：一是卵巢内多个巧克力囊肿形成的囊肿间的间隔，其间隔上可见有条状或分支状血流信号；二是单个巧克力囊内由于组织机化、纤维素沉积所形成的不完全分隔时，其隔上无血流信号。

(3)超声鉴别诊断：由于各种类型的内膜异位囊肿的声像随月经周期改变而发生周期性变化，故当鉴别诊断有困难时，应结合病史并根据月经前后声像图的比较帮助鉴别。

输卵管卵巢炎症性包块：巧克力囊肿均质稀疏回声型应与卵巢单纯性囊肿鉴别，调节超声仪增益后，囊内仍有回声者为前者；有分隔时与输卵管卵巢积脓或积水鉴别需结合临床进行鉴别。巧克力囊肿合并感染时较难鉴别，此时需结合病史，在抗感染治疗后复查比较方可作出诊断。

卵巢内出血性黄体：单发较小的均质云雾状低回声型的巧克力囊肿应与卵巢内出血性黄体鉴别。后者的囊壁常较厚，内壁更毛糙，彩超显示囊壁上环形丰富血流信号，动脉频谱呈高速低阻型，血流声音粗糙、响亮。

卵巢囊腺瘤：黏液性或浆液性囊腺瘤囊内出血时，易与混合型回声的巧克力囊肿相混淆，尤其是子宫内膜异位症病程较长、有分隔形成时，需仔细鉴别。囊腺瘤包膜完整，与周围组织无粘连，界限清晰，显示出明显的包膜结构；囊壁或间隔上常可显示纤细的血流信号；经阴道仔细观察囊肿内壁，巧克力囊肿较毛糙，而囊腺瘤大部分较光滑，有乳头状突起时，乳头与囊液界限清晰可辨。且囊腺瘤急性出血前后囊壁厚薄和囊液稀稠可有明显的变化。

卵巢畸胎瘤：当低回声囊内出现团状高回声时，巧克力囊肿应与畸胎瘤的光团回声型鉴别。前者多因与周围组织广泛粘连而包膜厚薄不均且边缘粗糙，囊内光团间有过渡声像；后者肿块包膜清晰完整，囊内光团与周围低回声区界限清楚，多无过渡声像。

卵巢恶性肿瘤：当子宫内膜异位症病程迁延，反复合并感染时，巧克力囊肿囊壁增厚且不规则，囊内出现不规则实性回声和粗细不等的间隔，有时很难与恶性肿瘤鉴别；此时需应用经阴道彩色超声仔细观察其实性区和间隔内有无血流信号，巧克力囊肿很难检到血流信号，但卵巢癌实性回声区内则多有较丰富的血流信号。

2.其他部位的内膜异位症

(1)二维声像表现：子宫内膜异位症的病变有广泛性和多形(多样)性的特点，在身体内几乎无所不在。宫骶韧带、子宫直肠陷凹、盆腔腹膜、子宫后壁下段、阴道直肠隔、腹壁切口，甚至宫颈均可发生。但以外阴阴道部为多。

阴道子宫内膜异位症：外阴阴道部是内膜异位症好发部位，散在出血点或细小的结节在经腹部超声(TAS)可能无法显示，但 TVS 和经直肠超声(TRS)则能显示这些部位，并使逐层的直肠壁、阴道壁、尿道之间的关系一目了然，阴道后壁、宫颈后壁与直肠壁紧密相连，一般直肠阴道隔及膀胱阴道隔两者厚度均不超过 0.5 cm。两隔受侵犯时，厚度超过 0.5 cm，且变得厚薄不均。直肠阴道部的子宫内膜异位症特征为腺体与平滑肌增生，故在局部呈中高回声的实质性结节，常为 0.5~1.0 cm，周边较清晰。这些部位的内膜异位大多随月经周期而有变化。

宫颈子宫内膜异位囊肿：在宫颈组织内呈圆形、类圆形云雾状低回声区，边界较清晰，内壁略粗糙，其囊壁由宫颈组织构成，经阴道超声或穿刺抽吸更有助于确诊。较小的宫颈内膜异位病灶经腹部超声难与较大的宫颈纳氏囊肿鉴别，多采用经阴道探头扫查时才能区分。纳氏囊肿囊壁光滑，囊内液体较清亮，常呈无回声；而异位灶在提高仪器增益后，囊内均可显示出云雾状回声，内壁多毛糙。

腹壁瘢痕子宫内膜异位囊肿：腹壁瘢痕上各层均可发生，故必局部增厚，病灶呈梭形或椭圆形,边界较模糊,内部为云雾状低回声或实性不均质的低回声。月经期略增大,经后略回缩。

子宫直肠陷凹子宫内膜异位灶:在子宫旁的陷凹或子宫直肠陷凹内发生的异位病灶反复出血,当局限性及血量多时,形成不规则局限性积液。但该处积液多较稠厚并伴有机化,可呈混合云雾状回声或实性为主不均回声,有时积液以机化物为主时,可呈实性为主不均匀的增强回声。此时若行手术治疗则可见积血内沉积着大小不等的砂粒状机化物。临床上较少见。

膀胱子宫内膜异位囊肿:子宫内膜异位在膀胱壁上形成低回声囊性肿块,多位于膀胱子宫陷凹处,略凸向膀胱内,形态不规则,肿块以实性为主不均回声为多。月经期略增大,经后略回缩。单凭超声影像难以与膀胱癌鉴别,需结合临床才能作出较明确的诊断。

(2)彩色多普勒及频谱多普勒表现:宫颈及腹壁子宫内膜异位囊肿,则在病变区域均无血流信号。病灶大都较小,如为红色病变则因血管网丰富,病变活跃,可显示较丰富的周边血流。紫色病变和白色病变因病灶陈旧、血管减少、瘢痕粘连可无明显的血流显示。

(二)CT 表现

卵巢子宫内膜异位囊肿:内膜异位囊肿囊壁较厚,囊内密度与出血时间长短有关,并有不同表现。新鲜出血时呈高密度,CT 值高,陈旧性出血时呈纯液的低密度。如囊肿仅表现为低密度囊性结构,则与卵巢的其他囊性结构不易鉴别,卵巢内小的异位病灶则较难检出。

(三)MR 表现

卵巢子宫内膜异位囊肿:病侧卵巢多表现为多囊性结构,常以较大者为中心,周边有多个小卫星灶。囊肿相互挤压,可呈圆形、椭圆形、半月状、多角状。囊肿表面上可见被挤压、拉长而呈镰刀形或扁平的正常的卵巢结构。由于异位的子宫内膜随月经周期反复出血,新旧出血相混,囊肿可表现为以下几种类型。

1. T_1WI、T_2WI 上呈高信号

异位囊肿的内容物为血液成分,正铁血红蛋白使 T_1WI、T_2WI 上均产生高信号。

2. T_1WI、T_2WI 上呈低信号

这主要是因为囊内出血形成凝血块所致。

3. T_1WI 上呈高信号、T_2WI 上呈低信号

亦称阴影征,占 40%～64%,T_1WI 上表现形态可有以下 3 种:①完全低信

号。由于陈旧血液的 T_2 缩短，T_2WI 呈低信号。②上部高信号、下部高信号。由于仰卧位检查，血液黏稠及其内内容物随重力作用下沉，致囊肿背侧部呈低信号，腹侧呈高信号。③周边低信号、中间高信号。

4.鉴别诊断

T_1WI 上高信号的出血性异位囊肿应与含有脂肪的畸胎瘤相鉴别，采用脂肪抑制技术可予以鉴别。若 T_1WI 上高信号转为低信号者，即脂肪被抑制，可诊断为畸胎瘤，T_1WI 上仍表现为高信号者则为出血性囊肿。另外子宫内膜异位症中约 0.3%～0.8% 的内膜组织可恶变为内膜样腺癌，此时可见出血性囊肿伴有实性成分，增强扫描后实性部分可强化。

（四）X 线检查

盆腔内小的内膜异位结节 X 线难以发现，当反复出血形成囊块时，盆腔平片可见到软组织包块影，周围器官受压移位。最常见的为卵巢子宫内膜异位症囊肿（亦称巧克力囊肿），子宫输卵管造影术（HSG）可见到宫旁有包块，将子宫推向一侧，输卵管被压扭曲移位，形态不自然，造影剂进入盆腔内不能广泛均匀弥散。盆腔充气造影可发现包块大小，有盆腔器官粘连时可见粘连带。

三、腹腔镜诊断

腹腔镜检查是子宫内膜异位症诊断的金标准。临床方法、影像技术及血清标志物测定均不能用于确诊子宫内膜异位症，腹腔镜则通过肉眼直视检查，并可利用染色剂及热能源协助诊断，必要时可采用组织学检查诊断。当镜下看到典型的子宫内膜异位症病灶时，即可确定诊断。不过，肉眼诊断的子宫内膜异位症病灶只有半数得到病理证实。

（一）指征

（1）卵巢来源的肿块伴或不伴子宫后陷凹粘连及结节，需与卵巢恶性肿瘤鉴别诊断者。

（2）盆腔痛：一般急性发作的疼痛，妇科检查发现附件肿块，伴腹膜刺激征，考虑卵巢囊肿破裂，或其他症状提示盆腔存在异常情况时，应立即行腹腔镜检查。慢性盆腔痛患者，经保守治疗症状无改善，可对盆腔内器官做进一步检查以明确其病因。

（3）不孕妇女常规检查未能发现异常，或发现异常，但经短期治疗未能受孕者应行腹腔镜检查，以明确是否存在子宫内膜异位症及其粘连引起不孕的因素。

(二)时机

诊断性腹腔镜可在月经周期的任何时间进行。有学者认为,子宫内膜异位症的腹腔镜检查最好在经前,但经前腹腔镜检查损伤卵巢的机会多,且存在实施联合宫腔镜检查不孕病因的不利因素。也有提出在经期进行,理由是此时内膜异位病灶比较明显,甚至可以看到出血。另外,经期腹腔镜还可以看到经血经输卵管伞端流出的倒经证据。故不少学者认为,随着对盆腔内膜异位症病灶的识别能力的提高及腹腔镜下协助和提高肉眼诊断的方法,安排在卵泡期检查并不增加子宫内膜异位症的漏诊率。因此,从发挥腹腔镜在不孕症诊断功能的角度出发,大部分学者还是偏向于安排在卵泡期进行,若必须观察卵巢排卵孔以明确排卵功能,则可安排在早黄体期进行。

(三)检查方法

腹腔镜诊断子宫内膜异位症的方法目前有以下四种。

1. 肉眼观察

最初的检查应通过腹腔镜肉眼观察,因为肉眼直接观察无色差,能识别微小的颜色区别。如果盆腔内存在腹腔液遮挡后陷凹,应吸去以便观察后陷凹和骶韧带的病灶,外观正常的卵巢也应用拨棒翻起以检查有无粘连。每一例均应检查阑尾。

腹腔镜有放大作用,特别是与高分辨的电视系统结合的腹腔镜在检查子宫内膜异位病灶时具有很大优越性。将腹腔镜镜头接近腹膜表面时,能识别直径 $400\ \mu m$ 的红色病灶及小于 $180\ \mu m$ 的无色病灶。

2. 组织学检查

对盆腔腹膜内膜异位病灶活检的目的是为了提供组织学证据确定诊断。组织学诊断的依据必须在活检材料中见到子宫内膜腺体和间质,可伴有吞噬含铁黄素的巨噬细胞。也有认为见到子宫内膜间质比内膜腺体对诊断子宫内膜异位症更具特征性;间质子宫内膜异位的组织学特点为子宫内膜间质伴有含铁血黄素的巨噬细胞或出血,并可能是代表子宫内膜异位病理发生的一种非常早期的活动。各种不同类型病损的腺体可能具有不同程度的增生或分泌活动。血管化、有丝分裂及三维结构是评估子宫内膜异位症病灶活跃程度的关键要素。深部子宫内膜异位已被公认是盆腔子宫内膜异位症的特殊类型,其组织学特点是在致密纤维组织和平滑肌组织中见腺体和间质增生。

许多研究提示上述这些严格的及强调证据的组织学标准可能会排斥某些内

膜异位症的诊断。而且,盆腹膜标本,特别是小病灶,由于组织处理过程的不同,可能导致假阴性结果。加上活检只能在安全不易损伤脏器的部位取材,因而限制了活检在诊断盆腔子宫内膜异位症中的应用。

3.内凝热-色试验

Semm 自在腹腔镜引进热内凝能源系统之后,首先提出采用热-色试验诊断子宫内膜异位症。这是加热到 100 ℃左右的内凝器接触病变部位,若存在子宫内膜异位症病灶,则病灶部位显示棕黑色,为热-色试验阳性;若无子宫内膜异位症病灶则仅变白色,为阴性。该试验原理是含铁血黄素效应,组织蛋白质经 100 ℃加热变性,就如煮熟的鸡蛋变白色,内膜异位病灶中巨噬细胞的含铁血黄素变黑色,这是一种组织化学试验。由于盆腹腔子宫内膜异位症病灶均在腹膜表面,病灶热接触即变色,因此临床上该试验除用于子宫内膜异位症病灶的定位诊断外还用于搜索探查病变范围,特别是用于检测微细的、不典型、甚至肉眼不能辨认的病灶。

这种诊断较活检组织学诊断有以下优点:①可靠性强,特异性高。②敏感性高:热接触即变色,微细病灶也能检测到。③无创伤:不像活检留下腹膜创面,内凝局部蛋白质变性,表面形成蛋白保护膜,不会引起术后粘连。

应注意的是热-色试验只适合于盆腹膜浅表病灶的诊断和凝固破坏术,对下面有输尿管走行的腹膜表面和肠曲浆膜面病灶需十分小心,内凝器接触此处组织时间不宜超过 1 秒钟,不可重压。

4.亚甲蓝着色试验法

亚甲蓝对子宫内膜有较高的亲和力。Manhes 首次报道用浓缩亚甲蓝着色法诊断腹膜子宫内膜异位症,并对腹膜亚甲蓝着色的区域活检,50％获得内膜异位的组织学证据。尚有学者提出采用稀释的亚甲蓝溶液经宫颈或经宫腔镜输卵管口插管通液法用于诊断子宫腺肌病和输卵管内子宫内膜异位症。林金芳在亚甲蓝通液术中发现输卵管峡部阻塞或部分阻塞局部节段蓝染者 5 例,用长效缓释型促性腺激素激动剂,每月 1 支,共用 3 个月;停药后 2 例再次行腹腔镜下亚甲蓝输卵管通液术,阻塞段疏通,局部不再出现蓝染;另 3 例停药后 3 个月行 HSG 检查提示阻塞段已疏通。上述亚甲蓝蓝染的阻塞段病灶用 GnRH-a 治疗后缩小或消退从而使输卵管疏通,间接证明了亚甲蓝蓝染的阻塞部位为对 GnRH-a 敏感的子宫内膜异位病灶所在。

(四)腹腔镜下的外观形态及活检组织学表现

腹腔镜下子宫内膜异位病灶的外观形态学改变按腹膜表面病灶、卵巢内膜样囊肿、输卵管内子宫内膜异位、结节性子宫内膜异位及粘连分述。

1. 表面病灶

为盆腹膜表面及脏器浆膜面的病灶,有以下多种色泽和形态改变。

(1)色素型病灶:为黑色、深褐色或紫蓝色结节、斑块。该类病灶组织学检查镜下可见组织不同程度纤维化;腺体少,腺上皮低柱状,腺细胞细小,间质少,含铁血黄素颗粒。

(2)出血病灶:为红色病灶,可呈瘀斑、血疱、息肉状、出血型、火焰状,也呈斑点状瘀血病灶。周围可有明显的充血或血管增生。该类病灶的组织学检查镜下可见腺体塌陷,间质致密和出血,类似月经期在位子宫内膜的组织学改变。

(3)丘疹样、腺样或泡状赘生物:病灶为半透明或淡粉红色的腺样或泡状结构者,质地如子宫内膜组织或含清澈液体的泡状结构突出于腹膜表面,反光性强,腹腔镜下观察应避免直射病灶的光照。病灶呈单个分布,也可呈簇状生长,其基底和周围血管丰富,活检钳摘取病灶后,基底面可有出血。组织学检查发现该处病灶腺体丰富,部分腺腔扩大,间质水肿无纤维化,与正常在位子宫内膜组织相似。丘疹样病灶更细微,移近内镜才能观察到。

(4)血管增生:近几年报道血管增生是子宫内膜异位的腹膜改变之一。呈现以病灶为中心的放射状分布,病灶广泛时血管增生不规则;有时仅见血管增生,而病灶不明显,此时需移近腹腔镜仔细查找微细病灶,或用热-色试验探查病灶。

(5)显微镜子宫内膜异位:其定义是:大体外观正常的腹膜存在子宫内膜腺体和间质。不少学者报道在大体外观正常的腹膜作活检组织学检查发现子宫内膜异位。但也有学者并未观察到一致的结果。林金芳等的临床研究发现,这些病灶均属微细病灶不易辨认,并发现人工气腹介质 CO_2 可能有助于这些病灶的显示。存在微细内膜异位病灶的腹膜在完成人工气腹一开始往往不能发现异常,但在 CO_2 人工气腹约 30 分钟后,显示出血点或出血斑处,内凝热-色试验阳性,表明 CO_2 对腹膜的刺激作用可能有助于腹膜子宫内膜异位病灶的显露。

(6)白色斑块或瘢痕:盆腹膜失去透明和可移动特性,成为白色瘢痕,此由于局部病变引起纤维化,其周围可伴有上述各种类型的病灶。如果盆腹膜病变广泛,可引起盆腹膜广泛散在的或连成片的白色瘢痕。组织学检查为纤维结缔组织增生,常在白色瘢痕周围可见子宫内膜小腺体和间质。

(7)腹膜缺损:为环形或筛孔样腹膜缺损,多分布于阔韧带后叶、后陷凹、骶韧带外侧方,可单独存在也可与上述其他类型病损同时存在。这类病损同样是由于腹膜纤维瘢痕化所致,常常在腹膜缺损凹陷的边缘或基底有活跃的内膜异位病灶,需用拨棒协助暴露方可见。

病程较长的患者,多种色泽和外观表现的病灶可同时存在。

20世纪70年代末仅认识到紫蓝色、深褐色等深色素病损为子宫内膜异位病灶,以后发现出血性病灶为对激素敏感、并处于出血阶段的活动期病灶;二者被认为是子宫内膜异位症的典型表现。目前一致认为紫蓝色等深色素内膜异位灶是由于病灶部位的反复出血及色素沉着所致。由于组织的无菌性炎症过程,使腹膜和腹膜下组织粘连形成白色瘢痕,局部的瘢痕收缩形成腹膜缺损,当多个腹膜缺损及瘢痕融合在一起,可形成筛孔样改变。近10年陆续报道一些无色素的病损表现,腹膜表面腺样、丘疹样和泡状赘生物突起,血管增生和充血,微细的出血点,甚至肉眼不能发现的显微镜下子宫内膜异位症;组织学证据表明无色素的微细不典型病损和疱疹腺样赘生突起是病变兴起、发展的不同阶段特征。腺样赘生突起等兴起及活动性病灶具备血管化、腺体增生及具生长特征三维结构。临床上恰是这些微细甚至已见突起的无色素病损不易识别而漏诊从而延误治疗,使疾病得以进一步发展。

2.卵巢内膜异位症

卵巢内膜异位症可以形成囊性的内膜样囊肿,直径小至0.5~1.0 cm,大者可超过10 cm。受累的卵巢表面往往与周围有粘连,囊肿表面光滑、有光泽。卵巢内膜样囊肿可能破裂,流出咖啡色巧克力样黏稠的或稀薄的液体,可引起急腹痛。卵巢内膜样囊肿经常是双侧性的;卵巢门部位经常与阔韧带后叶和盆侧壁粘连,并可以粘连在后陷凹、子宫后方或肠曲。有时增大的双侧卵巢在子宫后方互相粘连,称"接吻卵巢";若既往无盆腔手术史,则"接吻卵巢"是卵巢内膜异位症的具诊断意义的特征性病征。

对卵巢内膜样囊肿连续切片组织学研究证实,大多数卵巢内膜样囊肿的囊壁是卵巢皮质内陷形成,最常见的发病部位是卵巢前靠近卵巢门处。采用新的检查技术发现,内膜样囊肿退缩内陷部位是卵巢皮质出血、内膜异位种植的部位。而Nezhat等对216个出血性囊肿(子宫内膜异位囊肿)进行了仔细的病理研究后,将子宫内膜异位囊肿分为两型:Ⅰ型子宫内膜异位囊肿(原发性子宫内膜异位囊肿)较少见,直径1~2 cm,含深褐色液体,囊壁均有子宫内膜组织,是真正的子宫内膜异位囊肿;它们是表浅子宫内膜异位病灶发展的结果,显微镜下所见,整个囊壁内衬子宫内膜组织。Ⅱ型子宫内膜异位囊肿(继发性子宫内膜异位囊肿)临床最常见,是卵巢功能性囊肿如黄体囊肿或滤泡囊肿与子宫内膜异位病灶共同形成的。根据内膜异位结节与囊肿的关系又分为ⅡA、ⅡB、和ⅡC三种亚型。其中ⅡA型约占1/4,直径2~6 cm,出血性囊肿与异位结节靠近但不相连,外观很像子宫内膜异位囊肿,粘连较轻,囊壁容易从卵巢内撕出,镜下见囊内衬无子宫内膜;ⅡB型约占1/4,直径3~12 cm,粘连较重,异位结节与出血性囊肿相连、粘连,外观为子宫内膜异位囊肿,除异位结节附着外,囊壁容易从卵巢皮质及间质剥离,镜下见囊内衬可有子宫内膜组织;ⅡC型最多见,约占半数,直径3~20 cm,粘连致密,卵巢表面的异位结节已穿透出血性囊肿囊壁并沿囊腔生长,囊肿壁组织学检查有子宫内膜组织。

正常卵巢的皮质为珍珠样白色外观。表面内膜异位病灶为红色,血管化或呈出血性岛状分布。Nieminen首先观察到卵巢表面的内膜异位有表面型和内陷型之分,对激素的反应不同。卵巢表面病损显微镜下为黏膜样外观,在黄体期经历分泌、血管坏死及月经期脱落之改变;而卵巢内膜样囊肿则由病灶表面粘连、出血积聚内陷侵入皮质而成。卵巢内膜样囊肿在内陷皮质的表面向外生长,由于周期性出血,囊肿进行性扩大,囊壁呈纤维化、血管化改变,囊内容物为黯红色黏稠液体。囊肿偏在卵巢一侧,囊肿内陷到卵巢的一侧,囊壁变薄,在卵巢后方及侧方仍有许多正常卵巢组织。由此可以推断,卵巢内膜样囊肿的病理发生是表面病灶粘连、内陷、侵入皮质的结果,而非由卵巢深部发生。

鉴于卵巢内膜异位症的上述特点,腹腔镜检查时应特别注意卵巢皮质表面色泽改变及局部隆起;由于卵巢部位的粘连病灶呈内陷生长,故应采取活检切除法以保证切除卵巢病灶。

3.结节性子宫内膜异位

深部子宫内膜异位常为结节性病损。组织学特点是以纤维和肌组织为主要成分,含有稀少的、伸展的子宫内膜腺体和间质组织;腺体一般呈增生改变,在黄体期缺少分泌反应。此类病损最早称之为腺肌瘤,后因1921年Sampson关于子宫内膜异位论著的发表而废用。这类病损常发生在盆腔支持组织,如宫骶韧带、子宫颈后筋膜及直肠阴道隔或卵巢固有韧带。病损从腹膜下向表面延伸,当表面呈局部结节性隆起时能在腹腔镜下发现。这类深部病损伴有盆腔痛、痛经及性交痛,针穿活检有助于从组织形态上确诊;这类病灶经期出血,引起组织肿胀和疼痛症状,对药物治疗一般不敏感。腹腔镜对诊断阴道直肠隔子宫内膜异位症意义不大。有时为了进一步了解盆腔情况,特别是除外盆腔是否存在其他病理情况,腹腔镜检查也是有意义的。

4.输卵管子宫内膜异位

输卵管浆膜面子宫内膜异位可引起输卵管扭曲而影响输卵管的通畅性。子宫内膜异位症尚可累及输卵管内黏膜引起输卵管阻塞。有学者采用输卵管镜对轻度盆腔子宫内膜异位症患者的输卵管进行检查,未发现子宫内膜异位症患者存在输卵管内病变。但有的研究则表明,腹腔镜检查证实子宫内膜异位症患者,若 HSG 提示输卵管阻塞或选择性输卵管插管时输卵管通液压力增高,则高度怀疑输卵管子宫内膜异位。轻度子宫内膜异位症也可发生峡部子宫内膜异位症结节性输卵管炎。在前面亚甲蓝着色试验法中所提到的相关资料也证实了这一点。

四、子宫内膜异位症的临床分期

我国已相继提出适合于非手术子宫内膜异位症临床分期法,其中以北京协和医院妇产科提出的方法简单易记,被多数临床医师采用,见表 6-1。

表 6-1　子宫内膜异位症临床分期法

	轻度	中度	重度
盆腔肿块	<4 cm	≥4 cm	≥4 cm
后穹隆结节	可疑结节	肯定结节<1 cm	结节>1 cm
骶骨韧带	轻粗	中粗	重粗

子宫内膜异位囊肿的评分:根据临床症状、体征及 B 超检查结果设计一简单评分诊断子宫内膜异位囊肿(表 6-2),以≥3 分为诊断子宫内膜异位囊肿标准,其诊断率达90%以上。但该评分法易将卵巢恶性肿瘤和盆腔炎性包块误诊为子宫内膜异位囊肿。

表 6-2　诊断子宫内膜异位囊肿的简易评分法

	0分	1分	2分
痛经	无或原发	继发	有加重
慢性盆腔痛	无	轻	有盆腔、肛门坠痛
盆腔结节	无	<0.5 cm	≥0.5 cm
包块活动度	好	受限	固定于宫旁或宫后
B超检查	界清囊性	包块粗糙、内欠均质	囊内为细小点状回声

五、局部病灶的大体所见

子宫内膜异位病灶可以很小,也可为大的囊性肿块。由于异位的子宫内膜经常出血,病灶常隆起呈黯蓝色,周围组织为浅棕到棕褐色。然而新鲜病变或病变早期阶段病灶可无明显颜色改变,而陈旧病变或晚期病变则因反复出血和破裂,有显著的纤维性粘连和瘢痕形成。子宫内膜异位囊肿通常有很好的包膜形成,随时间的进展包膜纤维性增厚并与周围粘连明显,有时囊肿直径可达20 cm。囊腔内有黯棕色的液体,其黏稠度可稀薄如水或稠厚如糖浆,因此称之为"巧克力囊肿"。囊外壁因常与周围有纤维性粘连而粗糙,囊内壁则一般蓬松有黯棕色的区域。巨检时除对囊壁取材外,如囊壁有增厚区或向腔内突出区也应取材。偶尔卵巢或盆腔的子宫内膜异位病灶,可表现为棕灰色质软的息肉状肿块,与恶性黑色素瘤外观相似,Seully 称之为"息肉样子宫内膜异位"。值得注意的是,卵巢中有许多种类的囊肿和肿瘤均可发生出血,而呈出血性囊肿或肿块外观,因此虽然出血性的卵巢囊肿常提示子宫内膜异位,却不能仅靠肉眼检查就诊断为子宫内膜异位,准确的诊断仍要依靠组织学检查确立。

因此,内膜异位病灶的大小、色泽和形状,外观差异很大。典型病变表现为深紫褐色的色素沉着损害。开始出血时为鲜红色或紫蓝色病灶,被血红蛋白染色后逐渐变成棕褐色或黯紫色,最后形成白色星状瘢痕。初发时常被描述为"火药灼伤",病灶直径<2 mm,历时长后,病灶如桑椹样,单个病灶直径为 2~5 mm,有的融合成团块或形成囊肿。此种病变看来局限于表面,实际上病变深度极为不同,故有些病灶仅见"冰山之顶峰"。

(一)盆腔腹膜病灶

包括腹膜的红色、紫色和白色病变等。腹膜子宫内膜异位症病灶的外观可分为色素沉着型及无色素沉着型两种。色素沉着型为典型病灶,呈黑色或紫蓝色结节,肉眼容易辨认。无色素沉着型为早期病变,具有多种表现形式,有红色火焰样病灶、白色透明病变、黄棕色斑及圆形腹膜缺损等形式。微小的病灶只有在腹腔镜下或在显微镜下才能看到,称为显微镜病灶。此种病灶比色素沉着型病变更具有活性,常与原因不明性不孕症同时存在。

盆腔腹膜是子宫内膜异位症的好发部位,且病灶常为多处并存。异位症患者的盆腔积液量较正常妇女为多,范围为 10~130 mL,正常妇女<10 mL。经期时多为病灶活动性出血引起的鲜红血液,非经期则为陈旧血,或为含铁血黄素染色腹膜所致的棕黄色。盆腔腹膜除存在上述病灶外,往往在盆腔深部可见假囊肿。这是由于流至盆腔的经血刺激腹膜,引起结缔组织反应而发生包裹所致。

腹膜非典型病变多为无色素沉着病损,包括:①腹膜白色不透明区,有或无增厚;②腹膜红色火焰状损害,常凸出腹膜表面;③腹膜表面腺体赘生物;④圆形的腹膜缺陷,或称腹膜窗,可能为瘢痕和受损腹膜边缘凝集形成;⑤卵巢下粘连,在卵巢下面和卵巢窝腹膜之间的病损。上述非典型病变经活检证实为子宫内膜异位症的诊断率为 45%～81%。

(二)卵巢病灶

包括卵巢表浅病灶与内膜异位囊肿。表浅病变型可见卵巢的表面及表层呈棕色或蓝红色斑点及仅数毫米大小的小囊,有时可融合成桑椹样结构。卵巢的表浅病灶由于反复的周期性出血,引起炎症反应,使盆腔组织粘连。卵巢易固定于卵巢窝接近卵巢门处。腹腔镜见外观正常但有粘连的卵巢,应视为子宫内膜异位症可疑;分开粘连后,如溢出巧克力样液体,即可诊断子宫内膜异位症。随着病程的发展,卵巢紧密地粘于卵巢窝、阔韧带后叶、盆腔侧壁及盆底,有时外观正常但体积增大的卵巢可在子宫后方与另侧卵巢粘在一起成为"接吻卵巢"。

卵巢子宫内膜异位囊肿较多见,是卵巢子宫内膜异位症的典型病变,因异位组织侵及卵巢皮质,在卵巢皮质内生长,随月经周期激素的变化反复出血,而使囊内液呈黑色、柏油样、巧克力色,故又名巧克力囊肿,或卵巢子宫内膜瘤。当囊内压增加时,囊壁可出现小裂隙,内容物溢出,引起局部炎性反应及组织纤维化,导致卵巢与邻近器官紧密粘连。

卵巢巧克力囊肿的形成也呈进行性。早期病变时,卵巢表面或皮质出现紫蓝色小泡,此后融合成为囊肿,大小不一,直径可达 8～10 cm 或更大,常为双侧性,囊壁薄,尚未形成粘连时呈典型的紫蓝色。病变初起时囊肿游离,表面光滑;进行性生长后,与周围组织粘连紧密。术中囊肿破裂或穿刺时,可见稠厚的咖啡色液体,如巧克力糖浆。

(三)子宫直肠陷凹及阴道隔病灶

在子宫浆膜面发生的子宫内膜异位症多出现于子宫后壁下段和骶韧带处,子宫表面见多个黯紫色小突起,呈弥漫颗粒状,病变仅累及浆膜及其下浅表肌层,子宫可与直肠及膀胱粘连,病变在骶韧带处可形成结节状,单个或多个,大小不一。骶韧带的病灶继续向深层可侵入直肠阴道隔。直肠和宫颈后表面紧密粘连,侵入直肠的病灶首先侵犯浆膜层,继而深入肌层。阴道隔病灶严重时,在后穹隆可见突出的紫蓝色结节。病变侵入直肠或乙状结肠,子宫直肠陷凹被团块病灶封闭而消失。子宫、卵巢和直肠相互为强韧的纤维粘连,可成为"冰冻样骨盆"。

(四)宫颈病灶

宫颈病灶多发生于宫颈阴道部。多属表浅部位,多与该处的组织损伤有关,如宫颈手术电熨、电烙、锥切、活检、冷冻、宫颈修补或刮宫等损伤后所引起。宫颈局部表现为紫蓝色斑点,颇似出血性纳氏囊肿,触之硬感、不平,可出血,但不脆,有的类似血性疱疹或血疱;有的呈花斑状、条索状、淡红色,经前期增大,颜色变深,略高起,偶尔整个外口受累,许多病灶可在经前或经期出血。发生宫颈内膜子宫内膜异位症者少见。其原因则可能是宫颈管内膜上皮在受损后有迅速再生能力,因而具有抗子宫内膜种植的天然抗衡力之故;此外,也可能与颈管内膜异位症症状不明显,因而临床上不易诊断有关。

(五)肠道病灶

包括直肠、乙状结肠、盲肠、阑尾及小肠,肠道子宫内膜异位症以位于盆腔或邻近盆腔的肠道最常受累,直肠和乙状结肠常见。影响肠道的内异症对外科和妇科医师均有重要意义。肠道病灶可引起以下症状:与月经有关的周期性腹泻,反复发作的下腹部痉挛性疼痛,与月经有关的恶心呕吐和痉挛性疼痛。肠道病灶首先种植于浆膜,而后向下侵入肌层,上下蔓延,不穿破黏膜。浆膜面或肠系膜上的病灶表浅而多发;肠壁中病灶因纤维组织增生形成结节或团块,使肠腔狭窄或梗阻;肠黏膜下病变常引起便血,有时因此而误诊为癌。但内膜异位病灶剖面为带白色的纤维组织,偶尔小的棕褐色囊肿,肠黏膜一般完整无损;而肠黏膜发生溃疡时,与癌鉴别较困难。小肠子宫内膜异位症较少见,发生梗阻者更少。

六、镜下所见

镜检时内膜异位病变部位有 4 种基本结构,子宫内膜上皮、腺体或腺样结构、内膜间质及出血,极少数情况下见到平滑肌纤维成分。这 4 种基本成分不一定同时共存,有时仅能见到含铁血黄素的巨噬细胞作为诊断的惟一线索。由于病灶内反复出血坏死,上述典型的组织学结构可能被破坏而难以发现,以致出现临床与病理不一致的现象。典型病灶的组织学检查有 24% 为阴性结果。无色素沉着型病灶组织学检查的阳性率为 50%。

持续有功能的子宫内膜异位病变具有破坏其镜下特征的倾向,因此,早期病变常显示典型的组织学特征,而体积大的卵巢巧克力囊肿,镜下可能仅显示充满含铁血黄素的巨噬细胞,伴不等量的纤维结缔组织和炎性细胞。卵巢子宫内膜异位囊肿的镜下特点变化很大。在卵巢表面的异位病灶,大多能见到较为完整的腺体组织;病灶较小的部位,也能看到类似正常的内膜组织。囊肿壁由于受内容物的压迫,扩大变薄,上皮变薄或破坏,临床上常不易得到卵巢子宫内膜异位症的组织学证据。卵巢子宫内膜囊肿因血液压迫而扩大、变薄,又因反复出血,囊壁的内膜往往被肉芽组织所代替而看不到内膜组织。此时,如临床表现和手术时肉眼所见病理改变十分典型,即使镜检仅能在囊壁中发现红细胞、含铁血黄素或含铁血黄素的巨噬细胞等出血证据,亦应视为子宫内膜异位症。因为重要的是,子宫内膜间质是发生出血的原因,而非腺体或上皮,故有时即使只见到间质存在,也足以认为系此病的特征。病理上未找到子宫内膜组织的巧克力囊肿占临床典型病例 1/3 以上。

由于临床实践中往往不能获取足够的活检材料,且 1/3 活检标本不能证实典型的组织学特征,此时在排除其他病变存在时,可结合临床症状及肉眼所见内膜异位病变特征做出诊断。

若在囊壁外侧为纤维组织,内衬肉芽组织,其中有许多炎性细胞、组织细胞或所谓的假黄色瘤(pseudoxanthoma)细胞。假黄色瘤细胞中含血液的退变产物,特别是包括脂褐素和血褐素在内的蜡样色素(ceroid),这些细胞可显示自体荧光。细胞中也有含铁血黄素,但没有蜡样色素明显。如果临床支持子宫内膜异位症,病理检查出血性囊肿壁虽无上皮和明确的子宫内膜型间质,但具有上述的出血和纤维化继发性改变,此时我们看到的病理诊断是"符合子宫内膜异位"。

但是镜下见到单纯的间质或上皮细胞成分是不能诊断子宫内膜异位症的,此时需要与恶性子宫内膜间质肉瘤等疾病相鉴别。

显微镜下内膜异位种植物已被扫描电镜证实,但此种损害腹腔镜肉眼观察不能看到。Murphy 等报告对已知子宫内膜异位症病例的正常腹膜随机作活检,用扫描电镜鉴定,25%证实为内膜异位灶。

第三节　子宫内膜异位症的治疗

子宫内膜异位症的治疗主要包括期待疗法、假孕疗法、假绝经疗法、促性腺激素类似物及其他制剂的治疗。临床上要因人而异,选择恰当的治疗手段,以达到控制或解除疼痛症状、去除盆腔和盆腔外及生殖系统以外的内异病灶、恢复生育功能的目的。

迄今为止,尚无一种理想的根治方法。无论是药物治疗或是保守性手术治疗,术后的复发率仍相当高。而根治则须以切除全子宫双附件为代价。因此,应根据患者年龄、生育要求、症状轻重、病变部位和范围,以及有无并发症等全面考虑,给予个体化治疗。

一、一般原则

(一)要求生育者,尤其合并不孕的患者

多建议积极进行腹腔镜检查,依据术后的 EFI 评分,进行生育的指导。

(1)即使是无症状或症状轻微的微型和轻度子宫内膜异位症患者,现多建议行腹腔镜检查,而不主张期待疗法。由于子宫内膜异位症是一种进行性发展的疾病,早期治疗可防止病情进展及减少复发。因此,如果是行腹腔镜诊断者,应同时将病灶消除。术后无排卵者可给予控制性促排卵,年龄>35 岁者可考虑积极的辅助生育技术,以提高妊娠率。

(2)有症状的轻度和中度子宫内膜异位症患者:建议积极的腹腔镜检查,大量文献证明腹腔镜检查提高轻中度内膜异位患者的术后妊娠率。术后予促排卵治疗,以提高妊娠率。

(3)重度子宫内膜异位症或有较大的卵巢内膜样囊肿(直径≥5 cm)者、直径 2~4 cm 连续 2~3 个月经周期者,建议腹腔镜检查及手术治疗,手术效果也优于期待治疗。

(二)无生育要求者

(1)无症状者,若盆腔肿块直径<2 cm,且无临床证据提示肿块为恶性肿瘤(包括 CA125 正常水平,多普勒超声显示肿块血供不丰富,阻力指数>0.5),可定期随访或给予药物治疗。若盆腔肿块在短期内明显增大或肿块直径已达 5 cm 以上,或 CA125 显著升高,无法排除恶性肿瘤可能,则需行手术治疗。

(2)有痛经的轻、中度子宫内膜异位症患者,可用止痛药对症治疗。症状较重或伴经常性盆腔痛者,宜口服避孕药,或先用假孕疗法或假绝经疗法 3~4 个月,然后再口服避孕药维持治疗。

(3)症状严重且盆腔包块>5 cm,或药物治疗无效者,需手术治疗。根据患者年龄和病情,选择根治性手术或仅保留卵巢的手术。若保留卵巢或部分卵巢,术后宜药物治疗 2~3 个月,以减少复发。

(三)卵巢内膜样囊肿破裂者

需急诊手术,行囊肿剥除或一侧附件切除术,对侧卵巢若有病灶一并剔除,保留正常卵巢组织。术后予以药物治疗。

二、治疗方法

(一)药物治疗

1.假孕疗法

早在 1958 年 Kistner 模拟妊娠期体内性激素水平逐渐增高的变化,采用雌、孕激素联合治疗子宫内膜异位症取得成功,并将此种治疗方法称为假孕疗法。治疗期间患者出现闭经及恶心、呕吐、嗜睡和体重增加等不良反应。最初,由于激素剂量过大,患者多难以坚持治疗,随后将剂量减小,每天服炔诺酮 5 mg,炔雌醇 0.075 mg,其疗效相当而不良反应明显减轻。假孕疗法疗程长,需连续治疗 6~12 个月,症状缓解率可达 80% 左右,但妊娠率仅 20%~30%,停药后复发率较高。目前对要求生育者,一般不再单独选择此种方法治疗。

2.孕激素类药物

单纯高效孕激素治疗可抑制子宫内膜增生,使异位的子宫内膜萎缩,患者出现停经。一般采用甲羟孕酮、18-炔诺孕酮等。治疗期间如出现突破性阴道出血,可加少量雌激素,如炔雌醇 0.03 mg/d 或结合雌激素(倍美力)0.625 mg/d。治疗后的妊娠率与假孕疗法相当,但不良反应较轻,患者多能坚持治疗。

3.假绝经疗法

达那唑:是一种人工合成的 17α-炔孕酮的衍生物,具有轻度雄激素活性。它通过抑制垂体促性腺激素的合成与分泌,以抑制卵泡的发育,使血浆雌激素水平降低;同时,它还可能与雌激素受体结合,导致在位和异位的子宫内膜萎缩,患者出现闭经,因而又称此种治疗为假绝经疗法。体外实验证明达那唑可抑制淋巴细胞增生和自身抗体的产生,具有免疫抑制作用。推测达那唑还可能通过净化盆腔内环境,减少自身抗体的产生等而提高受孕能力。常用剂量为 400~600 mg/d,分 2~3 次口服,于月经期第一天开始服药,连续 6 个月。症状缓解率达 90%~100%,停药 1~2 个月内可恢复排卵。治疗后的妊娠率为 30%~50%。若 1 年内未妊娠,其复发率为 23%~30%。达那唑的不良反应,除可出现痤疮、乳房变小、毛发增多、声调低沉及体重增加等轻度男性化表现外,少数可致肝脏损害,出现血清转氨酶升高,故治疗期间需定期检查肝功能,如发现异常,应及时停药,一般在停药 2~3 周后肝功能可恢复正常。阴道或直肠使用达那唑栓可减少全身用药的不良反应,有较好的疗效。

孕三烯酮:为 19-去甲睾酮的衍生物,作用机制与达那唑相似,但雄激素作用较弱。由于它在体内的半衰期较长,故不必每天服药。通常从月经期第 1 天开始服药,每次服 2.5 mg,每周服 2 次。治疗后的妊娠率与达那唑相近,但不良反应较轻,较少出现肝脏损害,停药后的复发率亦较高。有人报告停药 1 年的复发率为 25%。

促性腺激素释放激素动剂(GnRH-a):是人工合成的 10 肽类化合物,其作用与垂体促性腺激素释放激素(GnRH)相同,但其活性比 GnRH 强 50~100 倍。持续给予 GnRH-a 后,垂体的 GnRH 受体将被耗尽而呈现降调作用,使促性腺激素分泌减少,卵巢功能明显受抑制而闭经。体内雌激素水平极低,故一般称之为"药物性卵巢切除"。

GnRH-a 有皮下注射和鼻腔喷雾两种剂型,GnRH-a 乙酰胺喷雾剂为每次200~400 mg,每天 3 次;皮下注射剂有每天注射和每月注射 1 次者,目前应用较多的是每月 1 次,大多数患者于开始治疗的 8 周内停经,末次注射后的 2~3 个月内月经复潮。

GnRH-a 治疗的不良反应为低雌激素血症引起的潮热、出汗、外阴及阴道干涩、性欲减退和骨质丢失,长期用药可致骨质疏松。为预防低雌激素血症和骨质疏松,可采用反加疗法,即在 GnRH-a 治疗期间,加小量雌激素或植物类雌激素,如黑升麻提取物(莉芙敏)。有报道血浆 E_2 水平控制在 30~50 ng/L 范围内,既可防止骨质疏松,又不致影响 GnRH-a 的疗效。GnRH-a 的疗效优于达那唑,但无男性化和肝脏损害,故更安全。

(二)手术治疗

手术治疗的目的:①明确诊断及进行临床分期;②清除异位内膜病灶及囊肿;③分解盆腔粘连及恢复盆腔正常解剖结构;④治疗不孕;⑤缓解和治疗疼痛等症状。

手术方式有经腹和经腹腔镜手术,由于后者创伤小,恢复快,术后较少形成粘连,现已成为治疗子宫内膜异位症的最佳处理方式。目前认为:以腹腔镜确诊,手术+药物治疗为子宫内膜异位症治疗的金标准。

1.保留生育功能的手术

对要求生育的年轻患者,应尽可能行保留生育功能的手术,即在保留子宫,输卵管和正常卵巢组织的前提下,尽可能清除卵巢及盆、腹膜的子宫内膜异位病灶,分离输卵管周围粘连等。术后疼痛缓解率达 80% 以上。妊娠率为 40%~60%。若术后 1 年不孕,复发率较高。

2.半根治手术

对症状较重且伴有子宫腺肌病又无生育要求的患者,宜切除子宫及盆腔病灶,保留正常的卵巢或部分卵巢。由于保留了卵巢功能,患者术后仍可复发,但复发率明显低于行保守手术者。

3.根治性手术

即行全子宫及双侧附件切除术。由于双侧卵巢均已切除,残留病灶将随之萎缩退化,术后不再需要药物治疗,也不会复发。但病变广泛且粘连严重者,术中可能残留部分卵巢组织。为预防卵巢残余综合征的发生,术后药物治疗 2～3 月不无裨益。

4.缓解疼痛的手术

对部分经多次药物治疗无效的顽固性痛经患者还可试采取以下两种手术方案缓解疼痛:①宫骶神经切除术(LUNA)。即切断多数子宫神经穿过的宫骶韧带,将宫骶韧带与宫颈相接处 1.5～2 cm 的相邻区域切除或激光破坏;②骶前神经切除术(PSN)。在下腹神经丛水平切断子宫的交感神经支配。近期疼痛缓解率较好,但远期复发率高达 50%。

三、子宫内膜异位症复发

经手术或规则药物治疗后,症状、体征已消失,疾病治愈,但经过几个月(一般 3 个月)症状和(或)体征重新出现。内膜异位症复发包括症状复发(主观症状)和疾病复发(客观表现)。

(一)症状复发

术后症状缓解 3 个月后又出现且加重至术前水平者即为复发。疾病复发:主要依据腹部肿块,结节,影像学检查和手术后病理等。

(二)疾病复发诊断标准

(1)术后症状缓解 3 个月后病变复发并加重。

(2)术后盆腔阳性体征消失后又出现或加重至术前水平。

(3)术后超声检查发现新的子宫内膜异位病灶。

(4)血清 CA125 下降后又升高,且除外其他疾病。

符合上述后 3 项标准之一且伴或不伴有第 1 项标准者诊断为复发。

子宫内膜异位症术后的复发率较高,保守性手术后 1 年和 2 年的复发率可达 10% 和 15%。复发是子宫内膜异位症治疗中的一个棘手问题。

(三)复发危险因素

(1)rAFS 分期(>70)。

（2）年龄/手术年龄（年轻患者）。

（3）囊肿的大小。

（4）双侧囊肿。

（5）药物治疗史。

（6）手术治疗史。

（7）手术范围。

（8）第一次手术不彻底。

（9）道格拉斯窝封闭。

（四）复发保护因素

（1）妊娠。

（2）术后药物治疗。

术后药物干预延缓和减少复发是子宫内膜异位症管理中的一个重要问题。手术联合长期药物治疗（口服避孕药/曼月乐）可能对于减少复发有一定的作用。

四、子宫内膜异位症恶变

有以下情况警惕恶变。

（1）囊肿过大，直径＞10 cm 或有明显增大趋势。

（2）绝经后又有复发。

（3）疼痛节律改变，痛经进展或呈持续性。

（4）影像检查卵巢囊肿腔内有实性或乳头状结构，或病灶血流丰富。

（5）血清 CA125 明显升高（＞200 IU/mL）。

目前临床诊断卵巢癌起源于异位的子宫内膜组织，一般认为应符合 Sampson 和 Scott 所提出的诊断标准，即：①肿瘤和内膜异位症位于同一部位；②肿瘤来源于内膜异位症，除外其他来源可能；③内膜异位症与肿瘤有类似的组织学特点，并能见到特征性的内膜间质和腺体；④形态学上见到良性和恶性上皮的移行过程。

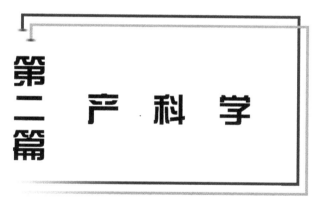

第二篇　产科学

第七章　多胎妊娠

第一节　双胎和多胎妊娠

一、概述

1次妊娠子宫腔内同时有两个或两个以上胎儿,称为多胎妊娠。多胎妊娠自然的发生率为1∶89(n−1)(n代表1次妊娠的胎儿数)。多胎妊娠属于高危妊娠范畴,其中以双胎妊娠最多见。本节主要讨论双胎妊娠。

二、分类

双胎的分类包括卵性诊断及膜性诊断(表7-1)。其中,膜性诊断对孕期处理至关重要。应强调在早孕期通过超声确定双胎的膜性诊断。

表 7-1　双胎妊娠的分类

卵性诊断	膜性诊断
双卵双胎	双绒毛膜双羊膜囊(DCDA)
	单绒毛膜双羊膜囊(MCDA)
单卵双胎	单绒毛膜单羊膜囊(MCMA)
	联体双胎

(一)双卵双胎(dizygotic twins,DZ)

由两个卵子分别受精形成两个受精卵,约占双胎妊娠的75%。两个胎儿各有其遗传基因,两个受精卵分别着床,形成自己独立的胎盘及胎膜,两胎儿之间有两层绒毛膜及两层羊膜;有时两个胎盘可以紧邻融合在一起,但胎盘血循环互

125

不相通。

(二)单卵双胎(monozygotic twins,MZ)

由一个受精卵分裂而成的两个胎儿,约占双胎妊娠的 25%。由于两胎儿基因相同,其性别、血型、容貌等均相同。单卵双胎由于受精卵分裂的时间不同有如下四种形式。

1.**双绒毛膜双羊膜囊(dichorionic diamnionic,DCDA)**

受精卵分裂发生在受精后 72 小时内(桑葚胚期),占单卵双胎(MZ)的 18%~36%。

2.**单绒毛膜双羊膜囊(monochorionic diamnionic,MCDA)**

在受精后 3~8 天内(囊胚期)发生分裂,在单卵双胎(MZ)中约占 70%。它们共同拥有一个胎盘及绒毛膜,其中隔有两层羊膜。

3.**单绒毛膜单羊膜囊(monochorionicmonoamnionic,MCMA)**

分裂发生在受精后 8~13 天,羊膜腔形成后。两个胎儿共存于同一个羊膜腔内,之间无分隔,由于常常合并脐带缠绕打结,围产儿死亡率高。占单卵双胎的 1%~2%。

4.**联体双胎**

分裂发生在受精后的 13 天以后,可导致不同程度、不同形式的联体双胎,预后不良,是单绒毛膜单羊膜囊双胎的一种特殊形式。

三、临床表现

(一)病史

(1)自然受孕双胎妊娠多有家族史。

(2)部分患者应用促排卵药物或体外受精胚胎移植。

(二)症状

(1)早孕反应往往较重,持续时间较长。

(2)中孕期后可以感觉两个或者多个胎儿胎动。

(3)妊娠晚期横膈升高,可出现呼吸困难、胃部饱满、下肢静脉曲张和水肿等压迫症状。

(4)双胎孕妇往往较早出现营养性贫血,有头晕、乏力、心悸等症状。

(5)双胎易并发妊娠期高血压疾病、羊水过多、胎儿畸形、前置胎盘、胎盘早剥、产后出血、早产、流产、胎儿生长受限、胎死宫内及胎位异常等。

(三)体征

(1)查体子宫大于停经孕周。

（2）在妊娠中、晚期可于腹部触及多个肢体及两个或多个胎头。

（3）双胎妊娠的胎位多为纵产式，以头-头或头-臀多见。

（4）可在两个部位闻及两个胎心率，且两音相差 10 bpm 或以上。

（四）辅助检查

B 超检查是主要的确诊手段。在妊娠早期可以见到两个胎囊。妊娠中晚期依据胎儿颅骨及脊柱等声像图，B 超诊断符合率可达 100%。

四、诊断要点

妊娠早期超声判断双胎绒毛膜性非常重要。

（1）停经 6～9 周根据孕囊及胎芽个数判断。

（2）停经 10～14 周，根据"λ"征或"T"征判断绒毛膜性，再根据两胎儿之间是否有胎膜分隔判断羊膜性。

（3）中孕期判断膜性准确率下降，如性别不同的双胎可明确为双绒毛膜双羊膜囊。

五、治疗

（一）妊娠期

（1）定期产前检查，一旦确诊双胎妊娠，应纳入高危妊娠保健和管理。

（2）加强营养，孕期注意补充蛋白质、铁剂、维生素、叶酸、钙剂等。适当休息，避免劳累。

（3）双绒毛膜双胎的超声监测同单胎妊娠，单绒毛膜双胎患者建议自 16 周起至少每 2 周复查 1 次超声，以早期发现复杂性双胎并转诊至胎儿医学中心以进一步诊治。

（二）终止妊娠的指征

（1）DCDA 双胎已达 38 周尚未临产、MCDA 双胎孕 37 周尚未临产者可酌情终止妊娠，MCMA 双胎终止孕周详见第二节复杂性双胎内容。

（2）合并急性羊水过多，引起压迫症状，如呼吸困难等严重不适。

（3）其他指征同单胎，如胎盘功能减退、胎儿宫内窘迫或母体严重并发症等。

（三）分娩方式选择

结合孕妇年龄、胎次、孕龄、胎先露、绒毛膜性及产科合并症/并发症等因素综合考虑，可适当放宽剖宫产指征。无合并症的单绒毛膜双羊膜囊双胎及双绒毛膜双羊膜囊双胎在双胎均为头先露或第一胎儿为头位、第二胎儿为臀位时可选择阴道试产。单绒毛膜单羊膜囊双胎因整个孕期包括围生期均可能因脐带缠绕而导致突发的胎死宫内,故建议行剖宫产终止妊娠。建议在二级以上医院分娩,做好输血、输液等抢救应急设备,熟练掌握新生儿复苏技术。

(四)产程中处理

(1)第一个胎儿分娩产程中的处理同单胎妊娠。

(2)若出现宫缩乏力,可以给予低浓度的缩宫素缓慢点滴,警惕宫缩过强。

(3)第一个胎儿娩出后,助手在腹部将第 2 个胎儿固定成纵产式并听胎心。

(4)若无阴道出血,胎心正常,可等待自然分娩,若等待 10 分钟仍无宫缩,可以给予人工破膜或给予低浓度缩宫素点滴加强宫缩。

(5)若发现脐带脱垂或可疑胎盘早剥或胎心异常,立即用产钳或臀牵引,尽快娩出胎儿。

(6)注意防治产后出血,在第二胎儿娩出后立即给予缩宫素,产后严密观察子宫收缩及阴道出血量,酌情使用前列腺素制剂促进子宫收缩,必要时抗生素预防感染。

(五)剖宫产指征

(1)异常胎先露,如第一胎儿为肩先露、臀先露。

(2)宫缩乏力导致产程延长,经处理效果不佳。

(3)胎儿窘迫短时间不能经阴道分娩者。

(4)严重并发症需要立即终止妊娠者,如重度子痫前期、胎盘早剥或脐带脱垂者等。

(5)联体双胎,孕周较大,无法经阴道分娩者。

六、注意事项

(一)妊娠期并发症监测

(1)贫血:贫血是双胎妊娠孕妇最常见的并发症,较单胎孕妇出现早,程度重,部分孕妇在 16～20 周即出现中度贫血。

(2)妊娠期高血压疾病:双胎妊娠并发妊娠期高血压疾病高达 40%,往往发生时间早,病情较严重,更容易出现胎盘早剥及孕妇心力衰竭等并发症。

(3)早产:既往早产史是双胎早产的独立危险因素。宫缩抑制剂的应用并不能预防早产,但可以争取促胎肺成熟及宫内转运的时机,糖皮质激素促胎肺成熟治疗方法同单胎妊娠。

（二）分娩期并发症预防

（1）合并羊水过多时，易发生胎膜早破及脐带脱垂。预防：胎膜破裂时脐带脱垂，立即侧卧，或抬高臀部；如果人工破膜，采用小孔缓慢让羊水流出。

（2）易发生胎位异常，第一个胎儿娩出后，而第二个胎儿活动范围大，容易转成横位。预防：第一胎儿娩出后，由助手扶住子宫，固定第二个胎儿胎方位。

（3）当第一个胎儿娩出后，宫腔容积突然缩小，胎盘附着面骤然减小，可能发生胎盘早剥。注意，阴道流血情况，如果可疑胎盘早剥，迅速娩出第二个胎儿。

（4）第一个胎儿为臀位，第二个胎儿为头位分娩时，第一个胎头尚未娩出，第二个胎头已降至骨盆腔内时，易发生两个胎头的颈部交锁而造成难产。尽可能早期发现，采用手术分娩。

因此，双胎孕妇计划阴道试产，无论何种胎方位，产科医师均需做好阴道助产及第二胎儿剖宫产术的准备，并由新生儿医师在场。

（三）转诊时机

双胎妊娠属于高危妊娠，如发生母体并发症或者胎儿并发症（即复杂性双胎），建议及时转诊至有经验的医疗机构进一步咨询和处理。

第二节　复杂性双胎妊娠

双胎妊娠围产儿死亡率较高，与早产、胎儿生长受限、胎儿畸形以及脐带异常等因素有关。而单绒毛膜双胎妊娠具有发生特殊并发症的风险，如双胎输血综合征、双胎一胎死亡、双胎反向动脉灌注等围产儿结局不良，需要引起临床医师足够的重视。双胎之一畸形也属于复杂性双胎范畴，需根据其绒毛膜性个体化处理。

一、双胎输血综合征

（一）概述

双胎输血综合征（twin-twin transfusion syndrome，TTTS）是发生在 MCDA 中的一种严重并发症，其发生率在单绒毛膜双胎中为 15%，近年来有增高的趋势。其发病是由于 85%～100%的单绒毛膜双胎胎盘之间存在吻合血管，包括动脉-动脉吻合、静脉-静脉吻合及动脉-静脉吻合。胎盘深层的动脉-静脉吻合在某种机制的触发下压力失衡,血液从一个胎儿流向另一个胎儿,导致 TTTS 的发生。

(二)临床表现

(1)孕中期即腹胀明显,部分孕妇子宫增大明显,不能平卧。部分患者出现流产和早产。

(2)腹部查体子宫张力大、宫高腹围明显大于同孕周患者。可伴有下肢水肿。

(3)超声提示一胎儿羊水过多、心力衰竭,而另一胎儿羊水过少。

(三)诊断要点

(1)膜性诊断明确,为单绒毛膜双胎妊娠。

(2)以双胎羊水过多-过少序列为基础,即一个胎儿出现羊水过多(孕 20 周前羊水最大深度>8 cm,孕 20 周后羊水最大深度>10 cm),同时另一个胎儿出现羊水过少(羊水最大深度<2 cm)。

(3)严重程度评估以 Quintero 分期方法最为常用。

(四)处理

(1)MCDA 双胎妊娠建议每 2 周复查超声以早期发现 TTTS。

(2)TTTS Ⅰ期患者可酌情期待治疗并密切监护,如腹胀明显可行羊水减量治疗。

(3)Ⅱ期及以上的患者可选用胎儿镜激光治疗,也是治疗 TTTS 的最佳手段。治疗的最佳孕周为孕 16~26 周。

(4)部分病例也可以选择减胎术,但不能采用传统的 KCl 注射法,应选择胎儿镜手术或射频消融减胎术。

二、双胎生长不一致和选择性胎儿生长受限

(一)概述

双胎体重差异超过 25%,称为双胎生长不一致。如果同时伴有一个胎儿的体重过低(低于第 10 百分位数)称为双胎之一宫内生长受限,可以发生在双绒毛膜双胎,但更多地发生在单绒毛双胎,后者称为选择性宫内生长受限(selective IUGR,sIUGR)。

(二)临床特点

(1)双绒毛膜双胎妊娠,由于两胎儿之间无交通血管吻合,如仅有生长不一

致而无其他异常,孕期一般无特殊处理。

(2)sIUGR 主要的特点是两胎儿之间体重相差>25%,且小胎儿体重低于相应孕周胎儿体重的第 10 百分位数,可以伴有或不伴有羊水量的减少。

(3)sIUGR 的小胎儿往往由于胎盘血供的不足,出现脐动脉的异常改变、脑保护效应的发生,胎死宫内。由于单绒毛膜双胎间胎盘的血管吻合,一胎胎死宫内后,另外一个胎儿也容易发生相继死亡和脑损伤等不良预后。

(三)诊断要点

诊断 sIUGR 主要依据是胎儿的大小差异和小胎儿的脐带血流多普勒的改变。

Ⅰ型:小胎儿脐动脉舒张末期血流频谱正常。

Ⅱ型:小胎儿脐动脉舒张末期血流持续性的缺失或倒置。

Ⅲ型:小胎儿脐动脉舒张末期血流间歇性的缺失或倒置。

(四)处理

(1)目前对于 sIUGR 的治疗尚缺乏统一的标准,建议转诊至有经验的医疗机构咨询。

(2)脐血流异常者(sIUGR Ⅱ 型及 Ⅲ 型)的早产率、早期新生儿死亡率均较高。

(3)发病早而且胎儿体重差异大者建议早期行减胎手术,有利于延长另一胎儿的孕龄,避免因吻合支所导致的低血容量性的脑损伤、胎死宫内。也有应用胎儿镜下激光阻断胎盘间的血管吻合技术,手术后即使有胎儿胎死宫内也不会危及大胎儿生存。

Ⅰ型 sIUGR 多具有较好的妊娠结局,可在严密监护下期待治疗,脐血流没有恶化者可期待妊娠至 35 周。对于 Ⅱ 型 sIUGR,应该充分告知胎儿的预后,根据病情的严重程度、患者及家属的意愿以及医院是否具备宫内干预的条件,制定个体化的治疗方案。目前,常用的宫内治疗方案为选择性减胎术。大多数 Ⅲ 型 sIUGR 胎儿的健康情况在孕 32~34 周之前可保持稳定,但有胎儿突然死亡的风险和存活胎儿脑损伤的风险。当患者及家属要求期待治疗时,随访频率与 Ⅱ 型 sIUGR 一致。建议不超过孕 34 周分娩。

三、双胎反向动脉灌注

(一)概述

双胎反向动脉灌注(twin reversed arterial perfusion sequence,TRAP),发生

率占单绒毛膜囊双胎的 1%,又称为双胎之一无心畸胎,少数无心胎块有残留的半心结构,其血液供应完全依赖于另一胎儿为之泵入,如"寄生胎"。供血胎儿负荷增加,最终致心力衰竭和胎死宫内,也可能发生羊水过多、早产,其围产儿死亡率为 50%～75%。

(二)临床表现

部分患者出现羊水过多,导致早产。分娩时巨大的胎块可能阻塞产道。

(三)诊断要点

1.膜性诊断

TRAP 仅出现于单绒毛膜双胎,MCDA 或 MCMA 均可出现。

2.彩色多普勒超声检查

一个胎儿形态、结构发育相对正常,另一个胎儿为无心畸胎、单脐动脉,彩色多普勒超声可测及脐动脉为入胎血流,脐静脉为出胎血流。

3.无心畸胎可合并其他严重畸形

无心畸胎可合并其他严重畸形包括无头或头部发育严重畸形、无上肢、无躯干,或仅表现为一个不定形软组织包块。

4.可有充血性心力衰竭的表现

正常胎儿若发生充血性心力衰竭,可表现为水肿、心脏扩大、胸腔积液、腹水等。

5.无心畸胎双胎之一停育

对于无心畸胎的诊断,需鉴别双胎之一停育。随孕周的增加,无心畸胎可表现为不规则的胎块随孕周增大,而停育的胚胎则不会生长。多普勒血流频谱可作为鉴别的主要依据。

(四)处理

1.超声筛查

供血儿胎儿畸形的发生率为 10%,因此需要进行严格的超声筛查,必要时行产前诊断。

2.连续的超声监测

需要对供血胎儿的心脏功能进行连续的超声监测。

3.减胎治疗

以下情况需要进行无心畸胎的减胎治疗。

(1)无心畸胎的腹围与供血儿相等甚至大于供血儿。

（2）伴有羊水过多,羊水最大暗区垂直深度(amniotic fluid volume,AFV)≥8 cm。

（3）供血儿出现严重的超声血流异常,包括脐动脉舒张期血液反流或者消失,脐静脉血流搏动或者静脉导管血流反向。

（4）供血胎儿水肿(胸腔积液、腹水等腔隙积水)。

（5）MCMA。

四、单绒毛膜单羊膜双胎

（一）概述

单绒毛膜单羊膜囊双胎(MCMA)约占单绒毛膜囊双胎的 1%,两胎儿共存于同一羊膜囊内,脐带附着点往往较邻近,由于先天畸形、脐带缠绕、早产等因素,其围产儿的死亡率高达 70%。

（二）临床表现

由于出现胎儿畸形以及脐带缠绕的风险较正常的双胎妊娠明显增高,因此孕期羊水过多,突然胎死宫内的发生率较高。

（三）诊断要点

（1）孕 9～13 周超声检查,两胎儿间没有任何间隔,可以确诊为 MCMA。

（2）如在妊娠早期仅一个卵黄囊,而后期发现为双胎则需高度怀疑为 MCMA。

（3）在妊娠 16～20 周,有以下情况可诊断为单羊膜囊双胎:双胎间没有任何膜性分隔、两胎儿共用一个胎盘、两胎儿性别相同、胎儿间有足够羊水环绕、胎儿运动无限制。

脐带缠绕的诊断:最早可在孕 10 周,超声多普勒血流可诊断脐带缠绕,表现为相互缠绕或呈结节的脐血管团,多普勒分析不同血管搏动的频率,对比双胎的胎心率不同,可进一步明确。孕 30 周时,脐带缠绕的风险为 30%～40%。

（四）处理

（1）MCMA 双胎发生率较低,孕期需加强监测,每 2 周进行超声检查。

（2）脐带缠绕是 MCMA 最常见的并发症,孕期超声不一定能明确诊断。

（3）一般建议单羊膜囊双胎的孕妇在分娩前入院待产,行选择性剖宫产为宜。

（4）建议终止妊娠的孕周为 32～34 周,也可根据母胎情况适当延迟分娩孕周。

五、双胎之一胎死宫内

（一）概述

胎儿在妊娠 8 周后至 28 周之前发生死亡。双胎之一胎死宫内的发生率约为 0.5%，单卵双胎中的发生率为 3.7%。临床最显著的特点是体重的巨大差异。死亡原因往往与单绒毛膜以及胎儿宫内发育不一致有关，部分死胎的脐带帆状附着。

(二)临床特点

(1)死亡胎儿的胎动消失，有的患者可伴随有腹痛、出血等，休息之后好转。

(2)双胎之一胎死宫内很少会导致母体凝血功能的改变，尤其是双绒毛膜双胎。单绒毛膜双胎之一死亡后母体发生凝血功能异常有个别案例报道，但无严重后果。

(3)如双胎之一死亡发生于中晚孕期，坏死物质可经母体代谢，需监测母体肝、肾功能。

(三)诊断要点

早孕期超声诊断为双胎妊娠而之后超声证实其中一胎死亡。在宫腔内正常胎儿的旁边、紧贴宫壁的一个角落处，有一扁平状的胎体轮廓，可显示梭形的高回声颅骨环、脊柱和长骨声像，但内脏模糊。

(四)处理

(1)发生一胎死亡后的处理，主要取决于胎儿死亡发生的时间及双胎的绒毛膜性。

(2)单绒毛膜双胎之一死亡后会导致另一胎儿瞬间血液倒流，存活胎儿发生神经系统损伤的风险为 18%，需告知患者及家属不良预后可能，充分知情同意后决定是否终止妊娠。

(3)双绒毛膜双胎则仅有 1% 出现损伤，主要是由于双胎发育不一致或者先天畸形，存活胎儿受累的风险很小，一般不需特殊处理。

六、双胎之一畸形

(一)概述

双卵双胎妊娠中胎儿畸形的发生概率与单胎妊娠相似，而在单卵双胎，胎儿畸形的发生率增加 2~3 倍。发现双胎之一畸形后需要根据绒毛膜性质、发现孕周、畸形类型及患者意愿等决定后续处理方式。

(二)临床特点

1.胎儿颈后透明层厚度检查

双胎之一畸形最常见的类型为心脏畸形、神经管缺陷、面部发育异常、胃肠道发育异常和腹壁裂等。妊娠早期行胎儿颈后透明层厚度检查时,可对一些严重的胎儿结构异常,如无脑儿、颈部水囊瘤及严重的心脏异常等进行早期产前诊断。

2.结构筛查

双胎妊娠容易因胎儿体位的关系影响结构筛查的质量,筛查较为困难。有条件的医疗机构可根据孕周分次进行包括胎儿心脏在内的结构筛查,如发现可疑异常,应及时转诊至区域性产前诊断中心进一步评估。

（三）处理

1.期待治疗

双绒毛膜双胎之一畸形一般可在产前诊断确认无染色体异常后期待治疗,如患者不愿畸形胎儿出生,可酌情行 KCl 注射减胎术。

2.减胎术

单绒毛膜双胎因发生复杂性并发症的风险较高,如发现一胎畸形,在充分知情同意的基础上可进行减胎术,可通过胎儿镜脐带结扎术、超声引导下双极电凝术、微波或射频消融等技术完成减胎,不能通过注射 KCl 的方法进行减胎。

（四）注意事项

（1）目前血清学筛查尚不能推广应用于双胎妊娠。颈后透明层厚度的监测、系统结构筛查是目前主要的筛查手段。

（2）高龄产妇、生育过异常胎儿病史的双胎妊娠孕妇应得到产前诊断服务,建议转诊至有能力进行宫内干预的胎儿医学中心进行有创性产前诊断。

第八章　异常分娩

第一节　产力异常

一、概述

　　分娩的核心是胎头下降,本质是头盆适应性,动力是与其相适应的协调产力。产力受胎儿、产道和产妇精神心理因素的制约。产力以子宫收缩力为主,子宫收缩力贯穿于分娩全过程,具有节律性、对称性及极性,以及缩复作用的循序渐进的子宫收缩,推动胎先露下降,促进子宫颈口扩张。分娩过程中,子宫收缩的节律性、对称性及极性,以及缩复作用不正常(不协调性宫缩);或强度、频率有改变,与胎头下降程度(胎头通过骨盆各平面)和分娩阻力不相适应、与头盆关系不相适应、与母胎分娩负荷耐受不相适应,称子宫收缩力异常,简称产力异常。子宫收缩力异常包括子宫收缩乏力(简称宫缩乏力)和子宫收缩过强(简称宫缩过强),每类又分为协调性子宫收缩和不协调性子宫收缩。

　　子宫发育不良、子宫畸形、子宫肌瘤等,均能引起宫缩异常。子宫壁过度膨胀,大剂量使用镇静剂、镇痛剂及麻醉药,可以使宫缩受到抑制。产妇精神心理因素可以直接影响产力,对分娩有顾虑的产妇,往往在分娩早期即出现产力异常为原发性宫缩乏力;头盆不称和胎位异常的产妇常出现继发性宫缩乏力。不协调性宫缩,以及与胎头下降程度不相适应的过强、过频宫缩,影响子宫-胎盘-胎儿单位血液供应,使胎儿乏氧甚至缺氧,导致胎儿窘迫或新生儿窒息。

二、临床表现及诊断

(一)子宫收缩乏力

1.协调性宫缩乏力

即低张性宫缩乏力。子宫收缩具有正常的节律性、对称性及极性,以及缩复作用,但收缩力弱,对胎儿影响不大,常导致产程延缓甚至停滞。可为原发性或继发性协调性宫缩乏力。

2.不协调性宫缩乏力

即高张性宫缩乏力。子宫收缩失去正常的节律性、对称性及极性,以及缩复作用,不能使胎先露下降和宫口扩张,属无效宫缩,并且宫缩间歇期子宫壁也不完全松弛。多为骨盆入口平面头盆不称导致的原发性不协调性宫缩乏力。导致产妇持续性腹痛、烦躁不安、过度消耗、精神疲乏;影响子宫-胎盘-胎儿单位血液供应,使胎儿乏氧甚至缺氧,导致胎儿窘迫或新生儿窒息。

产程中子宫收缩乏力增加产后出血风险。

(二)子宫收缩过强

(1)协调性子宫收缩过强:子宫收缩具有正常的节律性、对称性及极性,以及缩复作用,但收缩力过强。若无头盆不称,可导致产程缩短,甚至出现急产(总产程<3 小时),可能造成子宫颈、阴道以及会阴撕裂伤,来不及接产可致感染、新生儿坠落伤;若伴头盆不称、胎位异常或瘢痕子宫,可发生病理缩复环、血尿,甚至发生子宫破裂。

(2)不协调性子宫收缩过强。①子宫痉挛性狭窄环:常因产妇紧张疲劳,不恰当阴道操作,以及胎膜早破并胎头高浮、头盆不称等不适当使用宫缩剂,导致子宫壁局部肌肉呈痉挛性不协调性收缩形成环状狭窄,持续不放松,称为子宫痉挛性狭窄环。狭窄环可发生在子宫体任何部分、子宫颈,常见于子宫体与下段交界处、胎体狭窄部如胎颈部。产妇出现持续性腹痛、烦躁不安,子宫颈扩张缓慢、胎先露下降停滞,胎盘嵌顿,阴道检查可能触及较硬而无弹性的狭窄环。子宫痉挛性狭窄环与病理缩复环不同,特点是不随宫缩上升。②强直性子宫收缩:由于不适当应用缩宫素,导致子宫持续性强直性收缩,宫缩间歇期短或无间歇。可出现病理缩复环、血尿等先兆子宫破裂征象。产妇烦躁不安,持续性腹痛、高张拒按,胎位触不清、甚至胎心听不清。

(3)宫缩过强、过频影响子宫-胎盘-胎儿单位血液循环,易发生胎儿窘迫甚至胎死宫内、新生儿窒息甚至死亡、新生儿颅内出血。

三、处理

(一)原发性宫缩乏力

在胎头通过骨盆入口平面过程中,进入产程或潜伏期发生原发性宫缩乏力,通过加强胎儿监护、四步触诊判断胎头入盆情况及胎头跨耻征、阴道检查判断头盆关系,在排除胎儿窘迫及明显头盆不称基础上,必要时给予如下措施。

1.镇静治疗性休息

哌替啶 100 mg 肌内注射。3～4 小时以后,可用地西泮 10 mg 缓慢静脉注射(2～3 分钟),软化子宫颈、缓解子宫颈水肿,促进宫口扩张。

2.人工破膜,缩宫素催产

宫口扩张≥3 cm,可于宫缩间隙期人工破膜,观察羊水性状,检查排除脐带脱垂,听胎心,平卧或侧卧待产;排除胎儿窘迫及明显头盆不称后,给予缩宫素催产。12～18 小时产程无进展,试产失败。胎膜早破、胎头高浮者,经 4～6 小时规律宫缩产程无进展宜以剖宫产结束分娩。

(二)继发性宫缩乏力

临产后出现继发性宫缩乏力,加强胎儿监护排除胎儿窘迫同时,积极阴道检查排除头盆不称及胎头下降梗阻。

(1)在胎头通过骨盆入口平面及宫口开全双顶径通过坐骨棘平面过程中、无头盆不称及胎头下降梗阻表现,若出现继发宫缩乏力,可静脉点滴缩宫素加强产力,尤其需要阴道助产时。

(2)胎头在通过中骨盆平面过程中出现继发性宫缩乏力,加强胎儿监护排除胎儿窘迫同时,积极行阴道检查排除头盆不称及胎头下降梗阻。观察产程进展,出现活跃期停滞积极以剖宫产结束分娩;胎头下降延缓甚至停滞、第二产程延缓,双顶径阻于坐骨棘以上(骨先露 S＜＋3)不下降或下降不明显,出现头盆不称、胎头下降梗阻表现,积极以剖宫产结束分娩。

(三)子宫收缩过强

(1)有急产史的孕妇,分娩前产前检查应注意胎头入盆情况,提前住院待产;临产后提前做好接产及新生儿复苏准备。若属未消毒的接产,应给予抗生素预防感染;若急产来不及消毒及新生儿坠地,应及时请新生儿专业医师给予相应处理,预防颅内出血,必要时尽早预防破伤风。

(2)临产后慎用宫缩药物及其他促进宫缩的产科处理,避免不必要的阴道操作,产后仔细检查子宫颈、阴道、外阴,若有撕裂应及时缝合。

(3)一旦发生持续性子宫收缩过强:停止阴道操作及停用缩宫素等;吸氧;给予宫缩抑制剂,如25%硫酸镁20 mL加入25%葡萄糖液20 mL内缓慢静脉注射(不少于5分钟);若无胎儿窘迫征象,给予镇静剂如哌替啶100 mg肌内注射(4小时内胎儿不娩出者)。若持续性子宫收缩过强不缓解,宫口未开全、胎先露高,或梗阻性分娩,或伴有胎儿窘迫征象,均应立即行剖宫产术;若异常宫缩缓解,正常宫缩恢复,在加强胎儿监护基础上,可等待自然分娩或适时行阴道助产。若胎死宫内,可用乙醚吸入麻醉,待宫口已开全,行阴道分娩,必要时毁胎;若仍不能缓解强直性宫缩,为避免子宫破裂,可行剖宫产术。

四、注意事项

与胎头下降通过骨盆各平面相适应的协调产力是分娩动力,不相适应的不协调产力是异常分娩表现。临产后慎用宫缩药物及其他促进宫缩的产科处理,避免不必要的阴道操作和产程干预。及时识别不相适应的不协调产力,积极查找原因,排除头盆不称及胎头下降梗阻,在加强胎儿监护的基础上,做出正确处理。

第二节　产道异常

产道包括骨产道(骨盆腔)及软产道(子宫下段、子宫颈、阴道、外阴及骨盆底软组织),是胎儿自然娩出的通道。产道异常可使胎儿娩出受阻,临床上以骨产道异常多见。

一、骨产道异常

(一)概述

骨产道即真骨盆,其大小、形态、轴线与分娩密切相关。骨盆腔上大下小,根据大小变化理论上划分为三个界面,即骨盆入口平面、中骨盆平面及骨盆出口平面。骨盆入口平面是骨盆腔最大平面,呈横椭圆形;中骨盆平面是骨盆腔最狭窄平面,呈纵椭圆形;不在同一平面有共同底边的前后两三角形组成的骨盆出口平面是骨盆腔的最低部分。

骨产道异常包括骨盆腔径线过短或形态异常。丧失正常形态及对称性的骨盆称为畸形骨盆。盆腔径线过短或形态异常，致使骨盆腔容积小于胎先露能够通过的限度，阻碍胎先露下降，影响产程正常进度，称为狭窄骨盆。可以为一条径线过短或多个径线同时过短，也可以为一个平面狭窄或多个平面同时狭窄，需结合整个骨盆腔大小与形态进行综合分析，作出正确判断。

(二)临床表现及诊断

1.骨盆入口平面狭窄

骨盆入口平面狭窄以扁平骨盆最常见，表现为入口平面前后径过短，内骨盆检查常表现为骶岬前突，也可表现为骶骨平直。临床分 3 级：Ⅰ级为临界性狭窄，骶耻外径 18 cm，入口前后径 10 cm，绝大多数可以经阴道分娩；Ⅱ级为相对性狭窄，骶耻外径 16.5～17.5 cm，入口前后径 8.5～9.5 cm，需经头位试产判断胎头能否衔接；Ⅲ级为绝对性狭窄，骶耻外径≤16.0 cm，入口前后径≤8.0 cm，胎头不能入盆，必须以剖宫产终止妊娠或结束分娩。

骨盆入口平面狭窄临床表现常为悬垂腹、胎先露异常、胎头浮动、胎膜早破甚至脐带脱垂、胎头跨耻征阳性；头位试产可能出现头位胎位异常、宫缩乏力、潜伏期延长，最终表现为胎头衔接受阻；骨盆入口平面狭窄头位试产过程中应及时识别骨盆入口平面梗阻性难产表现如病理缩复环、血尿，入口平面严重头位胎位异常如不均倾位、高直位、面先露等。

2.中骨盆及骨盆出口平面狭窄

中骨盆平面临床测量比较困难，中骨盆平面狭窄常延续至骨盆出口平面，与骨盆出口平面狭窄相伴行，常表现为漏斗骨盆。骨盆入口各径线值可正常，坐骨棘间径及中骨盆后矢状径狭窄，坐骨结节间径及出口后矢状径狭窄。内骨盆检查发现坐骨棘突出、内聚，骶骨平直，骶棘韧带容受<2 横指；骶结节韧带坚韧缩短，骶尾关节不活动甚至融合前突，耻骨弓角度<90°。临床分 3 级：Ⅰ级临界性狭窄，坐骨棘间径 10 cm，坐骨结节间径 7.5 cm，坐骨结节间径与出口后矢状径之和≥15 cm；Ⅱ级相对性狭窄，坐骨棘间径 8.5～9.5 cm，坐骨结节间径 6.0～7.0 cm，坐骨结节间径与出口后矢状径之和 12～14 cm；Ⅲ级绝对性狭窄，坐骨棘间径≤8.0 cm，坐骨结节间径≤5.5 cm，坐骨结节间径与出口后矢状径之和≤11 cm。

中骨盆及骨盆出口平面狭窄临床表现，胎头下降至中骨盆，胎头下降、内旋转受阻，形成持续性枕横位或枕后位，双顶径可能被阻于坐骨棘平面。常出现继发性宫缩乏力；产程表现为活跃期停滞及第二产程胎头下降延缓甚至停滞、第二产程延缓;胎监、人工破膜可能发现胎儿窘迫;阴道检查发现胎方位异常(非枕前位)、胎头受压、产瘤、颅缝重叠、胎头拉长变形、头盆间隙紧、宫缩时胎头无明显下降等头盆不称甚至胎头下降梗阻表现。甚至发生胎儿颅内出血。

3.骨盆三个平面狭窄

骨盆外形属女型骨盆,但骨盆入口、中骨盆及骨盆出口平面均狭窄,每个平面径线均小于正常值 2 cm 或更多,称为均小骨盆。多见于身材矮小、体形匀称的妇女。孕妇身高＜145 cm 应警惕均小骨盆。

4.畸形骨盆

骨盆失去正常形态及对称性称畸形骨盆,如骨软化症骨盆、偏斜骨盆、骨盆损伤等。可表现孕妇体形、步态异常,脊柱及髋关节畸形等。

(三)狭窄骨盆分娩时处理

骨盆腔上大下小,中骨盆平面是骨盆最狭窄平面,骨盆出口平面是产道的最低部分。临产前应明确狭窄骨盆类别和程度,了解胎位、胎儿大小、破膜与否,结合年龄、产次、既往分娩史,对头盆适应性作出充分评价,决定能否进行头位试产。入口平面头盆适应性允许通过充分头位试产进行评价,中骨盆及出口平面头盆适应性可通过慎重试产进行评价。中骨盆及骨盆出口平面狭窄以剖宫产较为安全。

1.骨盆入口平面狭窄的处理

临产前胎头仍未入盆,除常规测量骨盆出口径线及骨盆内测量外,应作骨盆各平面外测量。若骨盆入口平面绝对狭窄,骨盆入口平面狭窄合并严重头位胎位异常如胎头过度仰伸(面先露)、非头位胎先露如臀先露及肩先露,宜以剖宫产终止妊娠;骨盆入口平面相对狭窄,若无明显骨盆入口平面头盆不称表现(如悬垂腹、胎头浮动、胎膜早破、胎头跨耻征阳性等),正常足月胎儿允许通过充分头位试产评价入口平面头盆适应性,在一定试产时限内,评价胎头能否下降入盆衔接、头盆关系是否良好。

入口平面头位充分试产过程中,应及时识别骨盆入口平面梗阻性难产表现如病理缩复环、血尿,入口平面严重头位胎位异常如不均倾位、高直位、面先露等,及时以剖宫产结束分娩。出现宫缩乏力、潜伏期延长,通过胎儿监护,四步触诊判断胎头入盆情况、胎头跨耻征及阴道检查判断头盆关系。在排除胎儿窘迫及明显头盆不称基础上,必要时给予以下治疗。

(1)镇静治疗性休息:哌替啶 100 mg 肌内注射。

(2)人工破膜,缩宫素催产:12~18 小时产程无进展,试产失败。胎膜早破、胎头高浮者,经 4~6 小时规律宫缩产程无进展宜以剖宫产结束分娩。

2.中骨盆及骨盆出口平面狭窄的处理

中骨盆平面是骨盆最狭窄平面,骨盆出口平面是产道的最低部分,应于临产前对胎儿大小、头盆适应性作出充分评价,决定中骨盆及骨盆出口平面狭窄能否进行慎重头位试产来评价中骨盆及出口平面头盆适应性。中骨盆平面狭窄,出口横径过短,耻骨弓角度变锐,耻骨弓下三角空隙不能利用,胎头向后移,可利用出口后三角空隙娩出。临床上出口横径与出口后矢状径之和≥15 cm,足月胎儿＜3 000 g,多数可经阴道分娩。

若产程进展顺利,宫口开全,无胎头下降梗阻表现,胎头双顶径达坐骨棘水平或更低,可经阴道徒手旋转胎头为枕前位,等待自然分娩,或行产钳或胎头吸引术助产,可用缩宫素催产,应做较大的会阴切开,以免会阴严重撕裂。

若产程进展延缓,通过胎儿监护、必要时人工破膜及阴道检查,在排除胎儿窘迫及明显头盆不称基础上,可继续试产;若出现继发性宫缩乏力,活跃期停滞及第二产程胎头下降延缓甚至停滞、第二产程延缓,或阴道检查发现胎方位异常(非枕前位)、胎头受压、产瘤、颅缝重叠、胎头拉长变形、头盆间隙紧、宫缩时胎头无明显下降等头盆不称甚至胎头下降梗阻表现,若胎头双顶径未达坐骨棘水平,或出现胎儿窘迫征象,应及时行剖宫产结束分娩。

若骨盆出口横径与出口后矢状径之和＜15 cm,足月胎儿不易经阴道分娩,应行剖宫产终止妊娠。中骨盆及骨盆出口平面狭窄头位试产中应慎重,骨盆及骨盆出口平面狭窄以剖宫产较为安全。

3.骨盆三个平面狭窄的处理

主要是均小骨盆,参照骨盆入口平面狭窄、中骨盆及出口平面狭窄处理原则。若估计胎儿较大,有明显头盆不称表现,应及时以剖宫产术终止妊娠或结束分娩。若估计胎儿不大,胎位正常,头盆相称,可以头位试产。

4.畸形骨盆的处理

根据畸形骨盆种类、狭窄程度,胎儿大小等情况具体分析。畸形严重、明显头盆不称者,应及时以剖宫产终止妊娠。

二、软产道异常

软产道是由子宫下段、子宫颈、阴道、外阴及骨盆底软组织构成的弯曲管道。软产道异常包括先天发育异常及后天疾病。应于第一次产前检查和分娩前,详细了解病史和体格检查,了解软产道异常情况,判断其对妊娠和分娩的影响。

(一)外阴异常

高龄初产妇会阴坚韧、外阴水肿、外阴阴道瘢痕、外阴阴道严重静脉曲张等，可能影响会阴阴道扩张，可作会阴切开预防会阴阴道撕裂伤。若会阴阴道扩张明显受限，胎头娩出时可能造成严重会阴阴道撕裂伤，应行剖宫产终止妊娠。

(二)阴道异常

(1)阴道横隔影响胎先露部下降。若横隔位置高且坚厚，应行剖宫产终止妊娠。若横隔被胎先露撑薄，可在直视下自横隔小孔处将横隔作 X 形切开，分娩结束切除残隔，用可吸收线间断或连续锁边缝合残端。

(2)阴道纵隔若伴有双子宫、双子宫颈，位于一侧子宫内的胎儿下降通过该侧阴道分娩，纵隔被推向对侧，分娩多无阻碍。若阴道纵隔发生于单子宫颈，纵隔阻碍胎先露部下降，须在纵隔中间剪断，分娩结束后剪除残留的隔，用可吸收线间断或连续锁边缝合残端。

(3)外阴阴道尖锐湿疣可阻塞产道，易发生裂伤、血肿及感染，同时为预防新生儿患喉乳头瘤及女婴生殖道湿疣，应行剖宫产终止妊娠。

(4)阴道包块阻碍胎先露部下降而又不能经阴道切除者，应行剖宫产终止妊娠。若阴道壁囊肿较大时，可行囊肿穿刺抽吸内容物。阴道病变待产后择时处理。

(三)子宫颈异常

(1)子宫颈粘连及瘢痕多为损伤性刮宫、子宫颈手术或物理治疗所致，可导致子宫颈性难产。产程中子宫颈管已消失而宫口却不扩张，若子宫颈组织不软化、宫口不扩张，子宫颈粘连及瘢痕应以剖宫产结束分娩。

(2)子宫颈坚韧常见于高龄初产妇，子宫颈成熟不良、缺乏弹性或精神过度紧张使子宫颈挛缩，子宫颈不易扩张。可用地西泮 10 mg 缓慢静脉注射(2～3分钟)，也可于子宫颈两侧各注入 0.5％利多卡因 5～10 mL。若子宫颈软化、宫口不扩张，应行剖宫产结束分娩。

(3)子宫颈水肿常是头盆不适应的表现，致使子宫颈前唇长时间被压于胎头与耻骨联合之间，血液回流受阻引起水肿，影响子宫颈扩张。可于子宫颈两侧各注入 0.5％利多卡因 5～10 mL 或地西泮 10 mg 缓慢静脉注射，待宫口近开全，用手将水肿的子宫颈前唇上推，使其逐渐越过胎头，即可经阴道分娩。若有明显头盆不称，应行剖宫产结束分娩。

(4)子宫颈肌瘤影响胎先露入盆、下降，及子宫颈容受、扩张，应行剖宫产终止妊娠。

（5）子宫颈癌不应经阴道分娩，应于妊娠 32～34 周后行剖宫产术及子宫颈癌手术，或剖宫产术后放疗。

（四）子宫异常

1.子宫畸形

包括纵隔子宫、双子宫、双角子宫、单角子宫等。明显增加异常胎位及胎盘位置异常发生率；产程中易出现宫缩乏力、子宫颈扩张缓慢，甚至发生子宫破裂。应严密观察产程，适当放宽剖宫产指征。

2.瘢痕子宫

剖宫产率飙升和子宫肌瘤手术指征泛滥，前次剖宫产术和子宫肌瘤剥除术成为瘢痕子宫最常见的原因。在高剖宫产率基础上，随着再次妊娠分娩人群增多和妊娠分娩年龄延后，瘢痕子宫再次妊娠分娩率明显提高。并非"一次剖宫产次次剖宫产"，根据前次剖宫产术式、指征、术后有无感染、术后再孕间隔时间、既往剖宫产次数、本次妊娠胎儿因素与头盆适应性以及有无紧急剖宫产条件等综合分析，判断瘢痕子宫是否行剖宫产后试产（Trial of labor after cesarean delivery，TOLAC）。实施 TOLAC 的首要条件，是前次剖宫产的指征在此次妊娠中不复存在以及此次无新的剖宫产指征。美国妇产科医师学会（American college of obstetricians and gynecologists，ACOG）、加拿大妇产科医师协会（society of obstetricians and gynecologists of Canada，SOGC）及英国皇家妇产科医师学会（Royal college of obstetricians and gynecologists，RCOG）推荐的 TOLAC 条件为：最多两次剖宫产史、胎儿纵产式、子宫没有其他瘢痕、无子宫破裂病史、骨盆正常和医疗单位具有紧急剖宫产术条件。瘢痕子宫再次妊娠分娩子宫破裂风险增加，若只有 1 次剖宫产史且为子宫下段横切口、术后再孕分娩间隔时间 2 年、胎儿大小适中、胎儿产道及产力因素正常且相互适应，产前 B 超未提示子宫下段不连续，TOLAC 成功、剖宫产后阴道分娩（vaginal birth after cesarean section，VBAC）率较高。TOLAC 过程中应密切观察头盆不适应、产力过强和子宫先兆破裂征象，高度警惕子宫破裂，必要时应紧急剖宫产结束分娩并同时行子宫破口修补术。

若前次剖宫产为子宫纵切口或 T 形切口、剖宫产术后有感染、剖宫产史≥2 次，应行择期重复剖宫产（elective repeart cesarean section，ERCS）；子宫肌瘤剥除术穿透子宫黏膜，也应行择期剖宫产。

目前子宫下段全层厚度和肌层厚度的界值分别为 2.0～3.5 mm 和 1.4～2.0 mm，目前没有大家可以普遍接受的临界值（cut-off）来预测子宫破裂，相关指南亦未赞同子宫下段厚度对于子宫破裂的预测价值。有专家推荐 cut-off 值可以定为 3 mm。

3.子宫肌瘤

子宫肌瘤在妊娠期及产褥期可能发生红色变性,表现为肌瘤快速生长、剧烈疼痛,白细胞计数升高甚至发热,保守治疗多能缓解。妊娠合并子宫肌瘤多能经阴道分娩,但要预防产后出血。过大的子宫下段或子宫颈肌瘤可能导致产道梗阻,阻碍胎儿下降,宜以剖宫产终止妊娠,可同时行肌瘤剥除术。视肌瘤部位、大小及患者情况,为避免手术失血过多及手术时间延长,也可产后再做处理。

(五)卵巢肿瘤

妊娠合并卵巢肿瘤,围生期可能发生肿瘤蒂扭转、破裂。卵巢肿瘤阻碍胎先露衔接下降,应行剖宫产终止妊娠,同时切除肿瘤送病理检查,若为卵巢恶性肿瘤,处理原则同非孕期。

第三节 胎头位置异常

胎位异常包括胎头位置异常、臀先露及肩先露等,是造成难产常见的原因。分娩时枕前位约占 90%,而胎位异常约占 10%,其中胎头位置异常 6%～7%,胎产式异常的臀先露 3%～4%,肩先露已极少见。因胎头俯屈、侧屈、旋转等异常导致的胎头位置异常,在骨盆各个平面有不同的表现,包括因胎头俯屈不良呈不同程度仰伸的胎头高直位和面先露,胎头侧屈导致的胎头不均倾位,胎头在骨盆腔内旋转受阻导致的持续性枕横位、持续性枕后位。可通过四步触诊、阴道检查、超声检查等发现。胎头位置异常造成的难产称头位难产。

一、胎头高直位

(一)概述

胎头呈不屈不仰姿势,以枕额径下降进入骨盆入口平面,其矢状缝与骨盆入口前后径相一致,称为胎头高直位。约占分娩总数的 1.08%。胎头枕骨向前靠近耻骨联合者称为胎头高直前位,又称枕耻位;胎头枕骨向后靠近骶岬者称为胎头高直后位,又称枕骶位。

(二)临床表现及诊断

1.临床表现

胎头不俯屈,以枕额径坐落于骨盆入口平面前后径、下降进入骨盆入口平面。临产后胎头下降延缓或胎头浮动不能入盆,宫口扩张延缓,潜伏期延长甚至活跃期停滞,最终表现为胎头衔接困难,常感耻骨联合部位疼痛。

2.腹部检查

高直前位胎背靠近腹前壁,不易触及胎儿肢体,胎心位于腹中线位置稍高。高直后位时胎儿肢体靠近腹前壁,胎心遥远,有时可能在耻骨联合上方触及胎儿下颏。

3.阴道检查

肛查胎头位置高,骨盆腔空虚。阴道检查发现胎头矢状缝与骨盆入口前后径一致,后囟在耻骨联合后,前囟在骶骨前,为胎头高直前位,反之为胎头高直后位。因胎头嵌顿于骨盆入口,宫口常停滞于 3~5 cm,很难开全。

4.超声检查

胎头双顶径与骨盆入口横径一致,胎头矢状缝与骨盆入口前后径一致;胎儿脊柱位于母亲腹腔中间。高直后位可在耻骨联合上方探及胎儿眼眶。

(三)分娩处理

临产后胎头浮动不能入盆、胎头衔接困难,应积极排除骨盆入口平面胎头位置异常及头盆不称。

胎头高直前位,若骨盆正常、胎儿不大,应给予骨盆入口平面充分试产机会。加强宫缩促使胎头俯屈,胎头可转为枕前位下降入盆衔接;或胎头极度俯屈,胎头枕骨下部以耻骨联合后方为支点,加强产力使前囟和额部先后滑过骶岬下降入盆衔接,胎头在中骨盆平面不需内旋转,以枕前位经阴道分娩。若试产失败积极行剖宫产结束分娩。

高直后位临产后胎头浮动不能入盆,表现为潜伏期产程延长甚至活跃期停滞,即使宫口能开全,由于胎头高浮也易发生滞产、先兆子宫破裂或子宫破裂。高直后位很难经阴道分娩,一经确诊应行剖宫产术。

二、面先露

(一)概述

胎头呈极度仰伸、枕骨与背部接触,以面部为先露时,称为面先露,以颏骨为指示点。发生率为 0.08%～0.27%,多见于经产妇。面先露于临产后发生,通常是胎头以额先露下降入盆受阻进一步仰伸而形成面先露。凡可能阻碍胎头俯屈的因素,均可能导致面先露。

(二)临床表现及诊断

1.临床表现及腹部检查

临产后胎头浮动不能入盆。胎儿颜面部先露不能紧贴子宫下段及子宫颈内口,常引起宫缩乏力,加之颜面部径线增大、骨质不能变形,致使潜伏期延长,头盆不称、活跃期停滞,导致梗阻性难产、软产道裂伤、甚至子宫破裂。

胎头受压过久,可引起胎儿窘迫、颅内出血、新生儿窒息。胎儿面部受压变形,颜面皮肤淤血青紫、肿胀,尤以口唇为著,影响吸吮,严重时可发生及喉头水肿影响吞咽及呼吸。新生儿于生后保持仰伸姿势达数天之久。

2.阴道检查

胎先露不似圆而硬的胎头顶枕骨;宫口开大后可触及高低不平、软硬不均的胎儿颜面部特征,如口、鼻、颧骨及眼眶。依据胎儿口腔及颏部所在部位确定胎方位。

3.超声检查

能探及过度仰伸的胎头,明确胎头枕部及眼眶位置,鉴别臀先露,确诊面先露并确定胎方位。

(三)分娩处理

颏前位若无头盆不称,产力良好,有可能经阴道自然分娩。颏后位不能经阴道自然娩出。为避免面先露阴道分娩对母胎的危害,一经确诊应行剖宫产术。若胎儿畸形,无论颏前位或颏后位,均应在宫口开全后行穿颅术结束分娩。

面先露于临产后发生,临产后出现胎头浮动不能入盆,潜伏期延长,头盆不称、活跃期停滞等表现,应及时做阴道检查和超声检查,争取尽早做出诊断。忽略性面先露,颏前位若无头盆不称,产力良好,有可能经阴道自然分娩,但产程明显延长,胎儿颜面部受压变形损害较重。在骨盆入口平面很少发生面先露,通常是胎头以额先露下降入盆受阻进一步仰伸而形成面先露。其可能分娩机制包括:仰伸、下降、内旋转、俯屈、复位及外旋转。

颏前位时,胎头以仰伸姿势衔接、下降,胎儿面部达骨盆底时,胎头极度仰伸,颏部为最低点,向前方转 45°,胎头继续下降并极度仰伸,颏部位于最低转向前方,当颏部自耻骨弓下娩出后,极度仰伸的胎颈前面处于产道小弯(耻骨联合),胎头俯屈时,胎头后部适应产道大弯(骶骨凹),使口、鼻、眼、额、前囟及枕部自会阴前缘相继娩出,胎头娩出后进行复位及外旋转,胎肩及胎体相继娩出。

面先露前囟颏径明显大于枕下前囟径,且颜面部骨质变形能力不如颅骨,因此,面先露内旋转阻力大,颏后位内旋转 135°成颏前位的可能性小,多以持续性颏后位下降。颏后位胎儿面部达骨盆底后,极度伸展的胎颈不能适应产道大弯,极度仰伸的胎头大部分嵌顿于耻骨联合不能通过产道小弯,成为梗阻性难产。故足月活胎不能经阴道自然娩出。

三、前不均倾

(一)概述

胎头矢状缝坐落于骨盆入口横径,以枕横位进入骨盆入口,胎头侧屈使其两顶骨先后依次入盆,呈不均倾势嵌入骨盆入口,称为胎头不均倾。若前顶骨先嵌入,矢状缝偏后靠近骶骨,称前不均倾;若后顶骨先嵌入,矢状缝偏前,称后不均倾。当胎头不均倾双颅骨均能下降通过骨盆入口平面时,即能较顺利地经阴道分娩。以前不均倾导致头位难产居多,其发生率为 $0.55\% \sim 0.81\%$。

(二)临床表现及诊断

1.临床表现

前不均倾常发生于头盆不称、扁平骨盆、骨盆倾斜度过大、腹壁松弛等,因胎体向前倾斜,常表现为悬垂腹。产程中由于前顶骨紧嵌于耻骨联合、后顶骨被阻于骶岬之上,胎头下降衔接困难,常发生胎膜早破、潜伏期延长或活跃期停滞,多在宫口扩张至 $3 \sim 5\ cm$ 时即扩张延缓甚至停滞不前。因前顶骨紧嵌于耻骨联合压迫尿道及子宫颈前唇,导致尿潴留、血尿、子宫颈前唇水肿。胎头受压过久,可出现胎头前顶水肿及胎儿窘迫。由于胎头下降受阻常导致继发性宫缩乏力。

2.腹部检查

前不均倾位因胎体向前倾斜,常表现为悬垂腹,临产后胎头入盆困难,耻骨联合上方可触及胎头顶部;胎头取枕横位并侧屈入盆,于耻骨联合上方可触及一侧胎肩。

3.阴道检查

胎头矢状缝与骨盆入口横径一致,向后移靠近骶岬;前顶骨紧嵌于耻骨联合后方,产瘤大部分位于前顶骨,子宫颈前唇水肿,尿道受压不易插入导尿管;因后顶骨的大部分尚在骶岬之上而不能触及,致使盆腔后半部空虚。

4.超声检查

临产前 B 超提示枕横位,若合并扁平骨盆、骨盆倾斜度过大、腹壁松弛,表现为悬垂腹,应高度警惕前不均倾。

(三)分娩处理

后不均倾若胎儿大小及产力正常,后顶骨逐渐进入骶凹处,再使前顶骨入盆,则矢状缝位于骨盆入口横径成头盆均倾势下降衔接。但前不均倾由于耻骨联合后平面直而无凹陷,前顶骨紧紧嵌顿于耻骨联合后,使后顶骨被架于骶岬之上无法下降入盆。因此,一旦确诊为前不均倾,除极个别胎儿小、宫缩强、骨盆宽大可给予短时间试产外,均应尽快以剖宫产结束分娩。

四、持续性枕后位、枕横位

(一)概述

为适应骨盆各平面形态变化,胎头入盆通过骨盆入口平面衔接后,继续下降通过中骨盆平面过程中,需要通过内旋转为枕(直)前位。若分娩结束时胎头枕部仍位于母体骨盆后方或侧方,称为持续性枕后位或持续性枕横位。约占分娩总数的 5%。

(二)临床表现及诊断

1.临床表现

凡阻碍胎头在产道内旋转的因素,如男型骨盆或类人猿型骨盆、扁平骨盆及均小骨盆等骨盆形态及大小异常,子宫收缩乏力,胎头俯屈不良,头盆不称等,均可能导致持续性枕后位或持续性枕横位。

临产后若胎头以枕后位入盆,影响胎头俯屈及衔接,胎先露不易紧贴子宫下段及子宫颈内口,常导致宫缩乏力及宫口扩张缓慢。在活跃期晚期及第二产程前期,若为枕后位,因枕骨持续位于骨盆后方压迫直肠,产妇自觉肛门坠胀及排便感,致使宫口尚未开全时过早使用腹压,容易导致子宫颈前唇水肿和产妇疲劳,影响产程进展及产力。持续性枕后位,枕横位常致活跃期晚期产程停滞及第二产程胎头下降延缓或停滞、继发性宫缩乏力。

2.腹部检查

胎背偏向母体后方或侧方,前腹壁能触及胎儿肢体,胎心在胎儿肢体侧也容易听到。

3.阴道检查

在活跃期晚期及第二产程前期出现产程进展异常、继发宫缩乏力,应行阴道检查。常有子宫颈前唇水肿。枕后位盆腔后部空虚,胎头矢状缝常位于骨盆斜径上。枕横位胎头矢状缝位于骨盆横径上,前后囟分别位于骨盆两侧偏后方,因胎头俯屈不良,前囟常低于后囟。若出现胎头水肿、颅骨重叠、囟门及颅缝触不清时,提示存在头盆不称,需借助胎儿耳郭及耳屏位置及方向判定胎方位,同时判断宫缩时胎头下降情况。

(三)分娩处理

若骨盆无异常、胎儿不大、无头盆不称表现,可以继续中骨盆平面慎重试产。试产过程中若出现以下情况,宜积极以剖宫产结束分娩:活跃期停滞,第二产程胎头下降停滞、胎头双顶径被阻于坐骨棘平面以上 S＜＋3,头盆不称,胎儿窘迫等。

若无头盆不称,多数枕后位、枕横位胎头枕部能向前旋转 90°～135°成为枕前位分娩。若不能转成枕前位时,其分娩机制如下。

1.枕后位

胎头枕部到达中骨盆向后行 45°内旋转,使矢状缝与骨盆前后径一致。胎儿枕部朝向骶骨呈枕直后位。其分娩方式如下。

(1)胎头俯屈较好:胎头继续下降,前囟先露抵达耻骨联合下时,以前囟为支点,胎头继续俯屈使顶部及枕部自会阴前缘娩出。继之胎头仰伸,相继由耻骨联合下娩出额、鼻、口、颏。此种分娩方式为枕后位经阴道分娩或产钳助产最常见的方式。

(2)胎头俯屈不良:胎头额部拨露,当鼻根出现在耻骨联合下时,以鼻根为支点,胎头先俯屈,从会阴前缘娩出前囟、顶部及枕部,然后胎头仰伸,使鼻、口、颏部相继由耻骨联合下娩出。因胎头以较大的枕额周径旋转,胎儿娩出更加困难,若胎头下降双顶径已达坐骨棘平面或更低 S≥＋3、无头盆不称,可加强产力行产钳助产,否则应积极以剖宫产结束分娩。

2.枕横位

部分枕横位于下降过程中无内旋转动作,或枕后位胎头枕部仅向前旋转 45°成为持续性枕横位。若胎头下降双顶径已达坐骨棘平面或更低 S≥＋3、无头盆不称,可加强产力,徒手或用胎头吸引器将胎头转成枕前位娩出,否则应积极以剖宫产结束分娩。

第四节 臀 先 露

一、概述

臀先露是最常见的异常胎位,占妊娠足月分娩总数的 $3\%\sim4\%$。臀先露的胎儿位于母体纵轴上,胎头在宫底部,先露部为胎儿的臀、足或膝。分娩时易发生后出胎头困难、脐带脱垂等,从而增加围产儿死亡率。

二、原因

易发生臀先露的原因有:①孕龄小,羊水相对多;②宫腔形态的改变,如双子宫等各种类型的畸形子宫、较大的子宫肌瘤;③羊水过多、多胎妊娠、腹壁松弛,胎儿在宫腔中自由活动加大;④前置胎盘、骨盆狭窄影响胎头入盆;⑤胎儿畸形,如脑积水和无脑儿。

三、临床表现

孕妇常感肋下有圆而硬的胎头。由于胎臀不能紧贴子宫下段及子宫颈,常导致子宫收缩乏力,子宫颈扩张缓慢,致使产程延长。

根据两下肢所取的姿势不同,分为 3 类。

(一)单臀先露

胎儿双髋关节屈曲,双膝关节直伸,以臀部为先露,又称腿直臀先露,此类最多见。

(二)完全臀先露

胎儿双髋关节及膝关节均屈曲,犹如盘膝坐,以臀部和双足为先露,又称混合先露,较多见。

(三)不完全臀先露

以一足或双足、一膝或双膝或一足一膝为先露,膝先露是暂时的,产程开始后转为足先露,此类较少见。

四、诊断要点

(一)腹部检查

子宫呈纵椭圆形,胎体纵轴与母体纵轴一致。在宫底部可触到圆而硬、按压有时有浮球感的胎头。在耻骨联合上方可触到不规则、软而宽的胎臀,胎心听诊位置较高,在脐左(或右)上方听得最清楚。

(二)阴道检查

可触及软而不规则的胎臀、足或膝。宫口扩张 2 cm 以上且胎膜已破时,可直接触到胎臀、外生殖器及肛门。同时应注意发现有无脐带脱垂。

1.臀先露与颜面的鉴别

(1)肛门与两坐骨结节呈一直线,而口与两颧骨呈一等边三角形。

(2)手指放入肛门时有环状括约肌的收缩感,指尖上有胎粪。

(3)手指放入口内可触及齿龈、下颌骨,有吸吮动作。

2.胎足与胎手的鉴别

(1)胎足趾短而平齐,拇指特别粗,且有足跟。

(2)胎手指长,拇指与其余四指粗细相近,指端不平齐。

(三)B超检查

(1)诊断胎头有无仰伸即望星式。胎头过度仰伸使胎头入盆的径线增加而下降受阻。经阴道分娩可致胎儿损伤,包括颈椎脱位和脊髓横断。

(2)测量双顶径、胸腹围及股骨长度估计胎儿大小。

(3)了解胎儿有否畸形。

(4)确定臀位类型。

(5)有否脐带先露。

五、治疗

(一)妊娠期

妊娠 30 周前,臀先露多能自行转为头先露。若妊娠 30 周后仍为臀先露可予矫正。既往矫正方法有:胸膝卧位;激光照射或艾灸至阴穴;外倒转术。但前两者缺乏明确的循证证据,唯有外倒转术得到循证研究的肯定。

1.外倒转术的效果

受过训练的施术者实施外倒转术的成功率约为 50%,但存在个体差异。

2.外倒转术的时机

国内认为于妊娠 32~34 周时,可行外倒转术,因有发生胎盘早剥、脐带缠绕等严重并发症的可能,应用时要慎重。

3.外倒转术的步骤

(1)术前半小时口服利托君 10 mg。

（2）行外倒转术时，最好在 B 超监测下进行。

（3）孕妇平卧，露出腹壁。查清胎位，听胎心率。

（4）松动胎先露部：两手插入先露部下方向上提拉，使之松动。

（5）转胎：两手把握胎儿两端，一手将胎头沿胎儿腹侧轻轻向骨盆入口推移，另手将胎臀上推，与推胎头动作配合，直至转为头先露。动作应轻柔，间断进行。若术中或术后发现胎动频繁而剧烈、胎心率异常，应停止转动并退回原胎位并观察半小时。

（二）分娩期

应根据孕妇年龄、身体条件、孕周大小、胎产次、胎儿大小、胎儿是否存活、臀先露姿势、孕妇本人及家属意愿等决定分娩方式。

1.剖宫产指针

胎儿体重≥3 500 g 或 B 超检查胎儿双顶径＞9.5 cm；骨盆狭窄或有头盆不称者；软产道异常；B 超提示胎头仰伸位；脐带先露、足先露或膝先露；胎膜早破；胎儿窘迫；高龄初产；瘢痕子宫；既往难产史或新生儿产伤史、妊娠合并症等。

2.阴道分娩条件

孕龄≥36 周，单臀先露，胎儿体重 2 500～3 500 g；无胎头仰伸；骨盆大小正常；无其他剖宫产指征。

臀先露经阴道分娩对胎儿损伤较大，可适当放宽剖宫产指征。如遇入院时即宫口开全等急症情况下，可经阴道试产。

六、注意事项

（1）妊娠 30 周以后产前检查时，单臀位容易误诊为头位，当胎位不能确定时及时超声检查确定胎位。

（2）剖宫产或经阴分娩，娩出胎臀时，勿勾住大腿强行牵引以免引起骨折，因为新生儿股骨的上、中 1/3 交界处为着力薄弱点。

（3）臀位经阴分娩时，为防止双手上举，胎臀娩出后应旋转胎体娩出双肩及上肢；若发生手上举，应该用一只手继续向上牵拉胎儿双脚，另一只手的两根手指沿着上臂摸到手肘。这两根手指平行于上臂放置，并夹住上臂，使其向下滑，从外阴娩出。剖宫产时也应采用这些手法。

（4）臀先露阴道分娩时必须非常谨慎，严格把握指征，需由有经验的医师处理。

（5）臀位剖宫产若是足先露，握住双足娩出则不易发生骨折，但娩出双足往外牵拉时应避免盲目用力;若是单足先露,则牵出单足后向外缓慢牵拉至胎臀露出,再勾住胎儿双侧腹股沟往外牵拉,直至另一胎足娩出宫腔。

（6）胎儿下肢脱至阴道或阴道外,可选择古典式剖宫产术,手娩胎头,再相继娩出胎体余部。如术前估计不足,误施子宫下段横切口,可试行将胎儿肢体牵出骨盆,即上提股骨,屈髋、屈膝,若肢体嵌入盆腔无法缓解,不得不行倒 T 形切口,先娩出胎头,操作应轻巧,忌施暴力。

第五节　肩　难　产

一、概述

肩难产是指胎头娩出后,胎儿前肩被嵌顿在耻骨联合上方,用常规助产方法不能娩出胎儿双肩。肩难产发生突然,情况紧急,若处理不当,将导致母婴严重并发症。其发生率因胎儿体重而异,胎儿体重 2 500～4 000 g 时发生率为0.3％～1％,4 000～4 500 g 时发生率为 3％～12％,≥4 500 g 时为 8.4％～14.6％。

二、高危因素

（一）产前高危因素

（1）巨大胎儿。

（2）既往肩难产病史。

（3）妊娠期糖尿病。

（4）过期妊娠。

（5）孕妇骨盆解剖结构异常,如扁平骨盆或耻骨弓位置过低。

（6）无脑儿、联体双胎、胎儿颈部肿瘤、胎儿水肿等。

（二）分娩时高危因素

（1）分娩过程中表现为胎头下降缓慢,活跃期阻滞,随后发生第二产程延长者。

（2）使用胎头吸引器或产钳助产。

（3）助产不当,如强硬牵拉胎头、按压宫底或过早协助胎头外旋也阻碍胎肩的娩出。

（4）宫缩乏力。

三、诊断要点

分娩过程中最初表现为胎头下降缓慢,随后发生第二产程延长者,提示可能发生肩难产。肩难产为产科急症。胎头娩出后,不能完成复位、外旋转,而胎颈回缩、胎儿下颏紧贴产妇会阴部,形成"乌龟征"。此时双肩径位于骨盆入口上方。若能除外胎儿畸形即可诊断肩难产。

四、治疗

肩难产的处理原则如下。

(1)立即请求援助,请有经验的产科医师及新生儿科医师到场协助抢救。

(2)同时做好新生儿复苏抢救准备。

(3)排空膀胱,麻醉下行足够的会阴切开或延长原会阴切口以便助产。

五、注意事项

(1)各机构均制定本机构的肩难产诊治流程,明确各成员的责任,并进行演练。一旦发生肩难产,应立即呼叫,请有经验的产科医师、新生儿科医师及麻醉师到场协同抢救,迅速有效地处理,尽量控制时间在 4~6 分钟。

(2)超过 50% 的肩难产发生于正常体重的新生儿,且事先无法预测。

(3)估计胎儿体重>4500 g 或者糖尿病孕妇估计胎儿体重>4250 g 应选择性剖宫产。

(4)胎体牵引时应用力适当并与产力同步,并沿胎儿颈椎或脊柱轴线方向牵拉胎头。因牵拉和旋转胎头时使用暴力或使颈部过度侧屈和旋转可使臂丛神经处于高度紧张状态,如突然暴力牵引或加大旋转幅度神经损伤概率更大。

(5)新生儿并发症包括肩难产相关的臂丛神经损伤,锁骨和肱骨骨折。严重的肩难产可能会导致低氧缺血脑病,甚至死亡。因此,应当做好积极的新生儿复苏抢救措施。

(6)臂丛损伤表现为肩下垂,上肢不能外展和伸直,肘关节屈曲和前臂旋前畸形。

(7)肩难产时,产妇最常见的并发症是软组织损伤,会阴三度及四度裂伤发生率增加,并可继发阴道直肠瘘。应及时发现并缝合,预防产后出血及产褥感染。

(8)做好医患沟通及处理记录。即使按照规范的处理流程,肩难产的不良妊娠结局也容易导致医疗纠纷,从而造成医院甚至医师的损失。因此,需充分告知产妇及其家属肩难产的并发症,包括短期以及远期,使产妇及家属在充分了解病情的情况下,选择进一步的处理方案。肩难产处理过程中,及时并详细记载处理的信息,包括如何诊断肩难产、医患沟通的谈话记录、尝试解决肩难产的方法及时间、胎头娩出时间、胎儿娩出时间、参与的工作人员及到达时间,以及新生儿出生时状况(Apgar评分、描述新生儿身上可能出现的瘀斑或损伤情况、脐带血的pH)等。

第九章　产褥期并发症

第一节　产褥感染

一、概述

产褥感染是指分娩及产褥期内生殖道受病原体侵袭而引起局部或全身的感染。产褥病率是指分娩结束 24 小时以后至 10 天内,每天测量 4 次体温,每次间隔 4 小时,其中有 2 次体温≥38 ℃。产褥病率多由产褥感染所引起,亦可由泌尿系统感染、呼吸系统感染及乳腺炎等引起。产褥感染是常见的产褥期并发症,是导致孕产妇死亡的四大原因之一。产褥感染发病率为 6% 左右。

二、临床表现

(一)症状与体征

发热、疼痛、异常恶露为产褥感染三大主要症状。依据感染发生部位、程度、范围不同,其临床症状不同。

(二)辅助检查

1.影像学检查

B 超、CT、MRI 等影像学检查可对感染形成的炎性包块、脓肿做出定位及定性诊断。

2.C-反应蛋白、降钙素原检测

C-反应蛋白、降钙素原检测有助于早期诊断感染。在术后 1～2 天内降钙素原浓度常有升高,通常为 0.5～2.0 ng/mL,偶尔超过 5 ng/mL;若不合并感染及脓毒血症则在几天内降至正常,合并感染时常呈高水平或持续高水平。

3.细菌培养和药敏试验

取宫腔分泌物、脓肿穿刺物或后穹隆穿刺物做细菌培养和药敏试验,必要时做血培养和厌氧菌培养。病原体抗原和特异性抗体可以作为快速确定病原体的方法。

三、诊断要点

根据病史,症状体征和辅助检查做出诊断,注意病原体检查和鉴别诊断。

(一)诊断标准

1.病史

详细询问病史及分娩经过,对产后发热者,首先考虑产褥感染。

2.全身及局部检查

检查腹部、盆腔及会阴伤口,确定感染的部位和严重程度。

3.辅助检查

B超、CT、MRI检查了解由感染形成的炎性包块、脓肿的位置及性状。

4.实验室检查

C-反应蛋白、降钙素原检测有助于早期诊断感染;可取宫腔分泌物、脓肿穿刺物或后穹隆穿刺物做细菌培养和药敏试验,确定病原体。

(二)鉴别

(1)上呼吸道感染:多有鼻塞、流涕、咽痛等不适,查体可见咽部红肿。

(2)急性乳腺炎:产妇自觉乳房肿胀疼痛、局部红肿、硬结、发热等不适。

(3)泌尿系统感染:可表现为尿频、尿急、尿痛。尿常规可见白细胞。

四、治疗

(一)支持治疗

加强营养,严重贫血者可酌情输血或血浆,以增加抵抗力。产妇取半卧位,有利于恶露引流和使炎症局限于盆腔内。产褥期应保持会阴清洁。

(二)切开引流

会阴伤口或腹部切口感染时,应及时行切开引流术;疑盆腔脓肿时,若位置低、突向阴道后穹隆时,可经阴道切开引流,若位置较深可经腹切开引流。

(三)胎盘胎膜残留处理

胎盘胎膜残留者应在抗感染的同时,清除宫腔内残留物。患者急性感染伴高热,应有效控制感染和体温下降后,再彻底刮宫,避免因刮宫引起感染扩散和子宫穿孔。

(四)应用抗生素

未确定病原体时依据临床表现及临床经验选用广谱高效抗生素,待细菌培养和药敏试验结果后再作调整,抗生素应用应足剂量足疗程。中毒症状严重者,酌情短期给予肾上腺皮质激素,提高机体应激能力。

(五)血栓静脉炎的治疗

一旦可疑血栓性静脉炎,应尽早请专科医师会诊,按会诊意见处理。在应用抗生素的同时可酌情选择使用下列抗凝药物。

(1)肝素 150 U/(kg·d)加入 5%葡萄糖液 500 mL,静脉滴注,每 6 小时 1 次,体温下降后改为每天 2 次,连用 4~7 天。

(2)尿激酶 400 000 U 加入 0.9%氯化钠液或 5%葡萄糖液 500 mL 中,静脉滴注 10 天,用药期间需监测凝血功能,同时还可口服双香豆素、阿司匹林等。

(六)手术治疗

子宫严重感染,经积极治疗无效,体温持续不降、感染中毒症状不改善;脓肿持续存在甚至增大,脓肿破裂;或出现不能控制的出血、败血症或脓毒血症时,应及时在抗菌药物治疗的同时行手术治疗。

五、注意事项

(1)产褥感染重在预防。注意细菌培养指导合理应用抗生素,同时给予对症支持治疗。

(2)掌握会阴切开指征和剖宫产手术技术是预防切口感染的关键。

(3)胎盘胎膜残留感染伴发高热,可先将残留物取出,待有效控制感染和体温下降后,再彻底刮宫。

(4)医患沟通时强调产褥感染严重时可危及产妇生命,一经诊断应积极治疗。

第二节　围生期抑郁

一、概述

围生期抑郁(peripartum depression,PPD)特指从妊娠开始至产后4周内发生的抑郁症,病因不明,可能与神经内分泌因素、遗传因素、心理因素、妊娠因素、分娩因素和社会因素等有关。

二、临床表现

围生期抑郁的主要表现是抑郁,多在产后2周内发病,产后4～6周症状明显。

(一)核心症状群

情感低落,心情压抑,无诱因哭泣,兴趣和愉快感丧失,劳累感增加,活动减少和精力下降。

(二)心理症状群

焦虑、惊恐发作,注意力降低,自我评价和自信降低,自伤、自杀观念或行为强迫观念和精神病性症状。

(三)躯体症状群

睡眠障碍,食欲及体质量下降,性欲减退乃至完全丧失。非特异性的躯体不适,如头痛、腰背痛、恶心等。

三、诊断要点

(一)诊断标准

1.爱丁堡孕产期抑郁量表(Edinburgh postnatal depression scale,EPDS)

此表是目前最常用的诊断标准(表9-1)。此外还有产后抑郁筛查量表、医院焦虑抑郁量表等。PPD发生峰值处于产后1个月以内,EPDS筛查的最佳时间为产后2～6周。

2.EPDS界值

推荐13分为极有可能患PPD的界值,临床常规使用时可采用9分作为界值。当得分≥13时,则需要进一步确诊;如果第10个问题回答不是0,有自杀及其他奇怪的想法或无序行为,则需要立刻转诊到精神专科医院。

表 9-1　EPDS 产后抑郁量表

您刚生了孩子,想了解一下您的感受,请选择一个最能反映你感受的答案。

	我总能做到	0 分
我能看到事物有趣的一面,并笑得开心	1 分	现在不是那样多
	2 分	现在肯定不多
	3 分	根本不
	我仍能做到	0 分
我欣然期待未来的一切	1 分	较我原来做得少
	2 分	明显较原来做的少
	3 分	难得有
	永远不	0 分
当事情出错时,我会责备自己	1 分	并不经常
	2 分	有时如此
	3 分	大多时间如此
	从不	0 分
我无缘无故感到焦虑和担心	1 分	极难得
	2 分	有时
	3 分	非常多
	从不	0 分
我无缘无故感到害怕和惊慌	1 分	不多
	2 分	有时
	3 分	相当多
	应付与过去一样好	0 分
我面对很多事情,使我透不过气	1 分	多数我能应付
	2 分	有时不能应付
	3 分	我多不能应付
	全然不	0 分
我很不开心,以至失眠	1 分	并不经常
	2 分	有时
	3 分	大多数时间如此
	根本不	0 分
我感到难过和悲伤	1 分	并不经常
	2 分	相当经常
	3 分	大多数时间

您刚生了孩子,想了解一下您的感受,请选择一个最能反映你感受的答案。		
	绝不	0分
	1分	偶然有
我很不愉快,我想哭泣	2分	相当常见
	3分	大多数时间
	永远不	0分
	1分	极难得
我想过要伤害自己	2分	有时
	3分	相当经常

(二)鉴别诊断

应注意与其他精神疾患相鉴别,同时注意与甲状腺功能减退症相鉴别,建议请专科医师会诊。

(三)诊断流程

(1)EPDS≤9分:常规健康访视。

(2)EPDS≥9分,精神科会诊:①询问病史,是否为妊娠开始至产后4周内发生的抑郁症。②症状。核心症状(情感低落,愉快感丧失、劳累感增加)、心理症状(焦虑、注意力下降、自信降低、强迫观念和幻觉、妄想等)、躯体症状(头痛、不适、睡眠障碍、食欲及体质量下降)。

四、治疗

(一)治疗原则

在保障孕产妇和婴儿安全的前提下,在综合治疗的基础上按程度分级治疗,并注重全病程治疗。

(二)心理治疗

根据患者的个性特征、心理状态、发病原因给予个体化的心理辅导,解除致病的心理因素;增强患者的自信心,提高患者的自我价值意识。

(三)药物治疗

需要药物治疗时,建议请专科医师会诊指导用药。

1.抗抑郁药物

(1)选择性5-羟色胺再摄取抑制剂:是PPD的一线治疗药物。对于哺乳妇女应慎用药物。研究发现舍曲林对哺乳安全性较高,但尚缺乏远期影响资料的研究结果。

(2)其他抗抑郁药:除三环类抗抑郁药及选择性 5-羟色胺及去甲肾上腺素再摄取抑制剂文拉法辛属慎用外,其他药物不建议服用。

2.其他药物

如抗焦虑药和镇静催眠药物、抗精神病药、情感稳定剂、雌激素等。PPD 患者若需要抗精神病药或情感稳定剂治疗,往往提示病情较重,很难维持对婴儿的正常哺乳,因而不推荐此类产妇进行母乳喂养。

(四)物理疗法及其他疗法

1.物理疗法

包括改良电痉挛治疗及重复经颅磁刺激。如具有强烈自杀及伤害婴儿倾向时可作为首选治疗。

2.其他疗法

运动疗法、光疗、音乐治疗、饮食疗法等也被用来辅助 PPD 的治疗。与药物及心理治疗相比,这些治疗的可行性及可及性更好。

(五)产后访视

产后访视一般安排在产后 1～10 天内进行,包括心理咨询、营养指导、卫生指导、健康宣教、母乳喂养技术等。

五、注意事项

(1)围生期抑郁常不被发现,应给予重视。产后抑郁应注意检查甲状腺功能,排除甲状腺功能减退。

(2)本病预后良好,约 70% 患者于 1 年内治愈,但 50% 以上会在 1～5 年内再次发作,子代的认知能力可能受到一定影响。

(3)医患沟通中指出本病对母儿双方均可产生危害,以预防为主,强调家人与社会的关怀与照顾。

第三篇　中医诊治妇产科疾病

第十章　妇科疾病

第一节　月经先期

月经周期提前 1～2 周,经期正常,连续 2 个周期以上者,称之为月经先期,亦称"经期超前""经行先期""经早""经水不及期""经水一月再行""经频"等。月经先期既是病名,又是症状,若周期每次仅提前数天,无其他不适,则属正常范畴;如偶尔一次提前,下次仍按期而至的,亦不作疾病论。

本病始见于《金匮要略方论》。该书"卷下"篇云:"带下经水不利,少腹满痛,经一月再见者,土瓜根散主之。"西医学中黄体功能不全所致的月经频发、盆腔炎性疾病所致的经期提前可参照本病辨证论治。

一、病因病机

本病发生的主要机制在于冲任不固。引起冲任不固的原因主要有气虚、血热之不同。气虚之中又有脾气虚、肾气虚之分,血热又分为实热和虚热,其中实热有阳盛血热、肝郁血热之别。此外,尚有瘀血阻滞,新血不安,而致冲任不固,月经先期者。

(一)脾气虚

体质素弱,或饮食不节,或劳倦过度,或思虑不解,或久病伤气,损伤脾气,脾伤则中气虚弱,不能摄血归源,使冲任不固,经血失于统摄而妄溢,遂致月经先期而行。脾为心之子,脾虚则赖心气以自救,日久心气亦伤,致使心脾两虚,统摄无权,月经提前。

(二)肾气虚

先天禀赋不足,或年少肾气未充,或绝经前肾气渐衰,或房劳多产,损伤肾气,肾气虚弱,则失于封藏,冲任不固,经血下溢而为月经先期。肾气不足日久则肾阳亦伤,发为肾阳虚,阳虚不能温煦脾阳则脾阳亦衰,又可发展成脾肾阳虚。

(三)阳盛血热

素体阳盛,或嗜食辛燥助阳之品,或感受热邪,或常在高温环境下工作,以致热扰冲任,血海不宁,冲任不固,经血妄行,月经先期而至。《校注妇人良方·调经门·王子亨方论》所谓:"阳太过则先期而至。"以及《万氏女科·不及期而经先行》所说:"如曾误服辛热暖宫之药者,责之冲任伏火也。"正是指此类病机。

(四)肝郁血热

素体抑郁,或愤怒急躁,或情志失调,心情不畅,致肝气郁结,木火妄动,扰及冲任,迫血下行,遂致月经提前而至。此即《万氏女科·不及期而经先行》所说:"如性急燥,多怒多妒者,则其气血俱热,且有郁也。"若肝气乘脾,脾土受制,则又可发展为肝脾气郁。

(五)阴虚血热

素体阴虚,或失血伤阴,或久病阴亏,或房劳多产耗伤精血,或劳于工作,思虑过度,阴血暗耗,以致阴液亏损,虚热内生,热搏血分,冲任不固,经血失其固摄而妄溢,则月经先期而下。《傅青主女科·调经·经水先期》有言:"先期而量少者,火热而火不足也。"正是指的此类病机。

(六)瘀血停滞

经期产后,余瘀未尽,蓄留于子宫,或肾虚冲任失于通达,肝郁气滞,滞则经血郁阻成瘀,瘀滞冲任,则新血不安而妄行,故先期而至。即《血证论·吐血》所说:"经隧之中,既有瘀血距住,则新血不能安行无恙,终必妄走者是也。"

月经先期既有气虚或血热单一病机,又可见多脏同病或气血同病之病机。如脾病可及肾,肾病亦可及脾,或出现脾肾同病;月经提前,常伴经量增多,气随血耗,阴随血伤可变生气虚、阴虚、气阴两虚或气虚血热等诸证;经血失约也可出现淋漓难尽;周期提前、经量过多、经期延长者,有发展为崩漏之虞。

二、诊断

(一)病史

既往月经正常,有情志内伤或盆腔炎病史。

（二）临床表现

以月经提前来潮，周期不足 21 天，且连续出现 2 个周期以上为主证，亦可伴有经量、经色、经质的改变。如先期合并月经过多，先期合并经期延长，亦可三者并见。

（三）检查

1.妇科检查

盆腔无明显器质性病变者，多属于黄体功能不全之月经失调引起。有盆腔炎体征者，应属于盆腔炎引起的月经失调。

2.辅助检查

（1）基础体温测定：黄体功能不全而月经先期者，一般基础体温（BBT）呈双相型，但高温相<11 天，或者排卵后体温上升缓慢，上升幅度<0.3 ℃。

（2）诊断性刮宫：经前或月经来潮 6 小时内刮取内膜组织活检显示，分泌反应不良。

（3）生殖内分泌激素测定：测定血清雌二醇（E_2）、孕酮（P），了解卵巢功能。

三、治疗

（一）辨证论治

本病辨证，除着重于周期的提前外，还应重视经量、经色、经质的变化，舌脉合参，作为辨证依据。一般周期提前或兼量多（亦可量少），色淡红，质稀薄，唇舌淡，脉弱者属脾气虚；周期提前兼见经量或多或少，色淡黯，质清稀，腰膝酸软者属肾气虚；周期提前兼见经量多，色鲜红或紫红，质黏稠，舌质红，脉数有力者属阳盛血热；周期提前，经量或多或少，色红，质稠，排出不畅，或有血块，胁腹胀满，脉弦者属肝郁血热；周期提前，经量减少（经量亦可正常或增多），色红，质稠，脉虚数，伴见阴虚津亏证候者属虚热；周期提前伴见经色黯红，有血块，小腹满痛属血瘀。若仅见周期提前而量、色、质无明显异常，还要根据素体情况、全身证候及舌脉进行辨证。

本病的治则，重在调整月经周期使之恢复正常，故需重视平时的调治，按其证候的属性，或补或泻或清或养。脾气虚弱者健脾益气，摄血固冲；肾气虚者补肾固冲；阳盛血热者清热凉血以固冲；肝郁血热者疏肝清热以固冲；阴虚血热者滋阴清热以固冲；瘀血阻滞者活血化瘀，调经固冲。本病临床虚多实少，故用药不宜过于寒凉，经行之时尤应注意。

1.脾气虚证

(1)主要证候:月经周期提前,经量多,色淡红,质清稀。神疲乏力,或倦怠嗜卧,气短懒言,或脘腹胀满,纳呆食少,小腹空坠,便溏。舌质淡,苔薄白,脉细弱。

(2)证候分析:脾气素弱,或久病伤气,脾气亏虚,或饮食、劳倦、思虑损伤脾气,中气虚弱,统血无权,冲任不固,故月经先期而至、量多;脾虚化源不足,气虚火衰,血失温煦,则经血色淡质稀;脾虚中气不振,清阳不升,则神疲乏力,倦怠嗜卧,气短懒言,小腹空坠;脾虚失运,饮食不化,则食后脘腹胀满,或纳呆食少便溏;舌淡苔薄白,脉细弱均为脾虚之征象。

(3)治法:健脾益气,固冲调经。

(4)方药:补中益气汤或归脾汤加减。①补中益气汤(《脾胃论》);②归脾汤(《济生方》)。

2.肾气虚证

(1)主要证候:月经周期提前,经量或多或少,色黯淡,质清稀。精神不振,面色晦暗或有暗斑,头晕耳鸣,腰酸腿软,夜尿频数,舌淡黯,苔白润,脉沉细。

(2)证候分析:本证常见于月经初潮不久的少女或将近绝经期妇女。青春期肾气未充,或绝经期肾气渐衰,使封藏失职,冲任不固,不能制约经血,则月经先期而至,经量增多。如肾气虚不能生精化血,则又可见经量减少;气损及阳,血失温煦,则经色黯淡;肾虚则肾水之色上泛,故面色晦暗或有暗斑;肾虚精血不足,髓海失养,头晕耳鸣;外府失荣,筋骨不坚,故腰酸腿软;肾气不固,膀胱失约,则夜尿频数,舌淡黯,苔白,脉沉细均为肾虚之征象。

(3)治法:补益肾气,固冲调经。

(4)方药:固阴煎或右归饮加减。①固阴煎(《景岳全书》);②右归饮(《景岳全书》)。

3.阳盛血热证

(1)主要证候:经行提前,经量多或正常,经色鲜红或紫红,质稠。面红口干,口渴喜冷饮,心胸烦闷,大便秘结,小便短赤。舌质红,苔黄,脉数或滑数。

(2)证候分析:邪热内伏冲任,下扰血海,迫血妄行,致经水先期而行、经行量多;热盛火旺,血为热灼,伤阴耗津,则经色紫红而质黏稠;热扰心神则心胸烦闷;热甚伤津则口干喜冷饮,便结;热灼膀胱,故小便短赤;面红,舌红苔黄,脉滑数为血热内盛之征象。

(3)治法:清热凉血,固冲调经。

(4)方药:清经散或清化饮加减。①清经散(《傅青主女科》);②清化饮(《景岳全书》)。

4.阴虚内热证

(1)主要证候:经行提前,量少或正常或量多,色红质稠。两颧潮红,手足心热,或潮热盗汗,心烦不寐,或口燥咽干,舌质红,少苔,脉细数。

(2)证候分析:阴虚内热,热扰冲任,冲任不固,经血妄行,则月经提前;阴亏血少,故经血量少;若虚热伤络,血受热破,经量可增多;血为热灼,故经色红而质稠;虚热上浮则两颧潮红;虚火上扰则心烦不寐;手足心热,口燥咽干,舌红少苔,脉细数均为阴虚内热之征象。

(3)治法:滋阴清热,养血调经。

(4)方药:两地汤或生地黄散加减。①两地汤(《傅青主女科》);②生地黄散(《素问病机气宜保命集》)。

5.肝郁血热证

(1)主要证候:经行先期,量或多或少,色深红,质稠,经行不畅,或有血块。烦躁易怒,胸胁胀满,乳房或少腹胀痛,善太息,口苦咽干,舌红,苔薄黄,脉弦数。

(2)证候分析:肝郁化热,热扰冲任,迫血妄行,则经行先期;肝郁疏泄失调,血海失司,经量多少不定;热灼阴血,故深红、质稠;气滞血瘀,则经行不畅,或有血块;气滞肝经则胸胁、乳房、少腹胀痛;烦躁易怒,口苦咽干,舌红苔薄黄,脉弦数为肝经郁热之征象。

(3)治法:疏肝清热,凉血调经。

(4)方药:丹栀逍遥散或化肝煎加减。①丹栀逍遥散(《内科摘要》);②化肝煎(《景岳全书》)。

6.血瘀证

(1)主要证候:经行提前,量多或少,色黯有块,小腹满痛拒按,块下痛减。常无明显症状,舌质紫暗或有瘀斑,脉涩或弦涩。

(2)证候分析:经期、产后余瘀留蓄子宫或肝郁气滞,经血瘀阻,伤及冲任,新血不得归经,故月经提前来潮,量或多或少,有块;瘀血阻滞,经脉气机不畅,故小腹胀痛、拒按;舌质紫暗或有瘀斑、脉弦涩均为瘀血阻滞之征象。

(3)治法:活血化瘀,调经固冲。

(4)方药:桃红四物汤或通瘀煎。①桃红四物汤(《医宗金鉴》);②通瘀煎(《景岳全书》)。

(二)穴位治疗

主穴:关元、血海、三阴交。

配穴:脾气虚加足三里、脾俞;肾虚加肾俞、太溪;虚热加太溪;血热加地机、太冲、期门。心烦者加神门;月经量多者加脾俞。

(三)敷贴疗法

大黄 128 g,玄参、生地、当归、赤芍、白芷、肉桂各 64 g,以小磨麻油 1 000 g 熬,黄丹 448 g 收膏,贴关元处,每天 1 次,月经前后 10 天用,3 个月为一疗程。适用于血热型月经先期。

第二节 月 经 后 期

月经后期,中医学又称为"至期不来""月经延后""月经落后""经迟"等,系由营血亏损、阳虚、寒凝、气滞、冲任不畅导致月经延后 7 天以上而至,甚或 40~50 天一行的月经病。月经后期可见于现代医学的多囊卵巢综合征、高催乳素血症、更年期综合征等疾病。

一、病机

虚者多因肾虚、血虚、虚寒导致经血不足,冲任不充,血海不能按时满溢而经迟;实者多因血寒、气滞等导致血行不畅,冲任受阻,血海不能如期满盈,致使月经后期。

二、诊断要点

(1)月经周期超过 35 天,连续 2 个月经周期以上。

(2)育龄妇女周期延后,应与妊娠、青春期、更年期月经后期相鉴别。

(3)妇科及其他辅助检查以排除子宫及卵巢器质性疾病。

(4)多囊卵巢综合征:高雄激素血症、月经及排卵异常、B 超多囊卵巢综合征(PCOS 征),三者中兼有两者,并排除其他原因引起的高雄激素血症后,即可诊断为 PCOS 征。

(5)高催乳素血症:外周血清催乳素水平异常升高,达到 1.14 nmol/L 以上。

(6)更年期综合征:绝经综合征,年龄在 40 岁以上,血促卵泡激素(FSH)升高或正常,E_2 水平可升高、降低或正常,盆腔超声检查可了解子宫、卵巢情况,并帮助排除器质性疾病;根据症状累及的不同系统请相关学科会诊,选择有关检查以排除冠心病、高血压、甲亢、精神病等。

三、辨证分型

(一)血寒凝滞

月经周期延后,量少,色黯有血块,小腹冷痛,得热减轻,畏寒肢冷。

(二)肝血亏虚

月经周期延后,量少,色淡无块,小腹隐痛,头晕眼花,心悸少寐,面色苍白或萎黄。舌质淡红,脉细弱。

(三)肝气郁滞

月经周期延后,量少,色黯红或有小血块,小腹胀痛或胸腹、两胁、乳房胀痛。舌苔正常,脉弦。

四、治疗

(一)穴位

主穴:气海、气穴、三阴交。

配穴:血寒配归来、天枢;血虚配足三里、脾俞、膈俞;气滞配肝俞;小腹冷痛加关元;心悸失眠加神门;小腹胀痛、经血有块加中极、四满。

(二)药物

1.中药贴敷

炮姜 10 g、山楂 20 g、元胡 6 g。上药同研为细末,贮于瓶内;用时取药末 6 g,用黄酒调为糊状,敷脐部,外用纱布覆盖,胶布固定,1 天 1 次,7～10 天为 1 个疗程。

2.中药热敷

益母草 120 g,月季花 60 g。水煎,用毛巾蘸药汁敷于患者神阙及关元、气海穴上,如凉后再加热,要注意保持一定的温度,每次治疗持续 3～4 个小时,每天治疗 1 次。

3.中药热熨

益母草 120 g,晚蚕砂 100 g,白酒适量。前两味共研末,加入白酒,入锅炒热,装入纱布袋后,热熨脐下小腹 30 分钟以上,每天 2 次。

五、注意事项

(1)本病常与月经量少同时出现,若治疗及时得当,一般预后较好,否则可发展为闭经、不孕、流产等。

（2）天灸贴敷可有效治疗月经后期，但疗程较长，注意坚持治疗及配合日常防护。

第三节 月经先后无定期

月经先后不定期，亦名经乱、月经愆期、月经或前或后，以月经周期时而提前、时而延后达 7 天以上为主要表现的月经类疾病。主要与下丘脑-垂体-卵巢轴中的一个或多个环节功能失调相关，亦可见于医源性出血如放置避孕环后。本节主要讨论功能失调性子宫出血以月经先后无定期为主诉者，其他类型月经先后无定期应当及早、积极治疗原发病。

一、病机

肝肾功能失常，冲任失调，血海蓄溢无常。

二、诊断要点

（1）月经周期或前或后，均逾 7 天以上，并连续 2 个月经周期以上，经量正常。

（2）妇科检查一般无明显器质性病变。

（3）妇科检查及 B 超等排除器质性病变。测基础体温，阴道涂片、宫颈黏液结晶检查以了解卵巢功能情况。

（4）月经周期紊乱应与青春期、更年期月经紊乱相区别。

三、辨证分型

（一）肝气郁滞

经量或多或少，色紫红有块，经行不畅，伴有胸胁、乳房以及小腹胀痛，脘闷不舒，时叹息。舌苔薄白或薄黄，脉弦。

（二）肾气不足

经量少，色淡黯，质稀，伴有神疲乏力，腰骶酸痛，头晕耳鸣。舌淡苔少，脉细尺弱。

四、治疗方案

(一)穴位

主穴:关元、三阴交、归来、肝俞。

配穴:肝气郁滞证加三焦俞、期门;肾气不足加太溪、肾俞。

(二)其他疗法

敷脐疗法:当归 9 g,鹿茸 3 g,肉桂、干姜、白芍、红花、川芎各 6 g,共研为细末,贮瓶备用。敷贴时取药末适量,加醋调成糊状,敷于脐中,以纱布覆盖,胶布固定。

五、注意事项

月经先后无定期,月经周期不规则,若疏于调护治疗,病势加重,可转化为闭经或经漏,甚至不孕。及时调治,多可治愈。

第四节 月 经 过 多

月经量较正常明显增多(大于 80 mL),而周期基本正常者,称为"月经过多"或"经水过多"。本病可与周期、经期异常并发,如月经先期、经期延长、月经后期伴量多,尤以前两者多见。

西医学中的子宫腺肌病、子宫肌瘤、排卵障碍、子宫内膜原因如子宫内膜炎和感染、全身凝血相关疾病以及医源性和未分类等造成的月经过多均可参考本病治疗。

一、病因病机

月经过多的主要病机是冲任不固,经血失于制约。常见的病因有血热、气虚、血瘀。而本病在发展过程中,因病程日久,常致气随血耗,阴随血伤,或热随血泄而出现由实转虚,或虚实兼夹之象,如阴虚内热、气阴两虚或气虚夹瘀等证。

(一)血热

素体阳盛,或肝郁化火、过食辛躁动血之品,或外感热邪,热扰冲任,迫血妄行,则经量增多。与西医学子宫内膜原因中子宫内膜炎症、感染、炎性反应异常和子宫内膜血管生成异常、凝血异常的全身性疾病等所致月经过多相关。

(二)气虚

素体虚弱,或饮食不节,或过劳久思,或大病久病,损伤脾气,致使中气不足,冲任不固,血失统摄,以致经行量多。久之可使气血俱虚,又可致心脾两虚,或脾损及肾,致脾肾两虚。与西医学排卵障碍中黄体功能不足、甲状腺功能减退,凝血异常的全身性疾病等所导致的月经过多相关。

(三)血瘀

素体多抑郁,气滞而致血瘀;或经期、产后余血未尽,感受外邪或不禁房事,瘀血内停。瘀阻冲任,血不归经,以致经行量多。与西医学子宫平滑肌瘤、子宫腺肌病以及医源性所致月经过多相关。

二、诊断

(一)病史

可有大病久病、精神刺激、饮食失宜、经期、产后感邪或房事不禁史,或宫内节育器避孕史。

(二)临床表现

月经量明显增多,超过 80 mL。月经周期、经期一般正常,或伴有月经提前或延后,或行经时间延长。亦可伴有癥瘕(子宫肌瘤、子宫腺肌病、盆腔炎性包块)、痛经、不孕等病证。病程长者可引起继发性贫血。

(三)检查

1.妇科检查

排卵障碍中的黄体功能不足、医源性中使用左炔诺孕酮宫内缓释系统、凝血异常的全身性疾病致月经过多者,妇科检查多无明显器质性病变;子宫肌瘤、子宫腺肌病、子宫内膜原因等引起月经过多者,多有宫体增大、压痛等体征。

2.辅助检查

卵巢功能测定、子宫内膜病理检查,有助于排卵障碍相关疾病的诊断;B超检查有助于盆腔器质性病变的诊断;宫腔镜检查可明确子宫内膜息肉、黏膜下子宫肌瘤的诊断。

三、鉴别诊断

中医当与崩漏相鉴别。

（一）周期

崩漏的阴道出血无周期性，而月经过多周期基本正常。

（二）经期

崩漏出血时间一般超过2周，而月经过多经期基本正常。

（三）经量

崩漏可量多如崩，亦可淋漓日久不尽，而月经过多经量明显超出正常范围的30～50 mL，常大于80 mL。

另有"经崩"者，月经如期来潮，但经行量多如崩，亦有别于月经过多。同时也应注意对引起月经过多的西医疾病之间的相互鉴别，以明确病因对症治疗。

四、治疗

本病辨证以经血量多为主要症状，结合经色、经质及全身症状进行辨证。血热证经血量多、色鲜红或紫红、质黏稠，伴心烦口渴；气虚证经血色淡、质稀，伴倦怠乏力；血瘀证经血色黯有块，伴经行腹痛拒按。若病程日久，证候转化，因果交织，可出现气虚血瘀或气阴（血）亏虚证。

对本病的治疗当分经期与平时，经期重在固冲止血、减少月经量，平时调理气血，辨证求因治本。止血之法，气虚者益气摄血，血热者凉血止血，血瘀者化瘀止血。以每个月经周期为一个疗程，重在经前、经期调经止血治疗。一般连续治疗2～3个月经周期。

（一）针灸

1.毫针

（1）取穴：曲池、太冲、三阴交、行间、通里。操作方法：穴位常规消毒。毫针刺，用泻法，得气后留针20～30分钟，每天1次，自经前5～7天开始，连续治疗7～10天。适应证：血热型月经过多。

（2）取穴：三阴交、足三里、气海、心俞、脾俞。操作方法：穴位常规消毒。毫针刺，用补法，得气后留针20～30分钟，每天1次，施术时间宜从经前5～7天开始，连续治疗7～10天。适应证：气虚型月经过多。

（3）取穴：通里、隐白、三阴交、丰隆、中脘、足三里。操作方法：穴位常规消毒，毫针刺，用泻法，得气后留针20～30分钟，每天1次，自经前5～7天开始，连续治疗7～10天。适应证：痰湿型月经过多。

（4）取穴：膈俞、合谷、血海、太冲、行间、三阴交、通里。操作方法：穴位常规消毒。毫针刺,用泻法,得气后留针 20～30 分钟,每天 1 次,自经前 5～7 天开始,连续治疗 7～10 天。适应证:血瘀型月经过多。

2.耳针

选取主穴取肾、子宫、附件、盆腔、内分泌、肾上腺、皮质下、卵巢。配穴取膈、肝、脾、心、腰痛点。操作方法:穴位皮肤常规消毒,将王不留行籽置于 0.5 cm×0.5 cm 胶布上,贴压于穴位上,主穴必贴,配穴随证选用。每次只贴一侧,左右交替。嘱患者每天按压 3～4 次,每次 10～15 分钟,以能耐受为度。隔天 1 次,15 次为 1 疗程。

3.耳压法

选取主穴取肾、子宫、附件、盆腔、内分泌、皮质下、肾上腺。配穴取肝、膈、脾、心、腰痛点。操作方法:将王不留行贴压于诸主穴各 1 籽,配穴随症选用,贴压后按压 15～20 分钟,每天 3～4 次。每次取 1 侧耳穴,两侧交替,隔天贴 1 次,15 次为 1 疗程,连续 2 个疗程。

4.子午流注法

选取隐白。操作方法:取隐白穴在辰、巳两个时辰(上午 7～11 时),先涂少许硼酸软膏,后在穴位上放置米粒大的艾炷,连灸 5 壮,每天 1 次。

5.灸法

选取大敦、隐白。操作方法:取艾条点燃一端后,对隐白、大敦两穴位依次温和灸,左右各 1 小时,共 2 小时。每天 1 次。

6.针刺断红穴

断红,经外奇穴名。位于手背部,当第 2、3 掌骨之间,指端下 1 寸,握拳取之。主治月经过多,崩漏。毫针针刺加灸法:沿掌骨水平方向刺入 1.5～2 寸,使针感上行至肩,留针 20 分钟。起针后灸之,以艾条行雀啄术灸法,灸 10～15 分钟,灸时患者自觉有一股热气直窜至肘者良。

(二)推拿治疗

取穴:八髎、足三里、三阴交、隐白、通里。操作方法:先用按揉法施治于八髎穴 5 分钟,再用指按法分别施治于双侧足三里、三阴交穴,每穴 5 分钟,用推法分别施治于双侧隐白、通里穴,每穴 2 分钟。气虚型月经量多者,加揉按双侧脾俞、肾俞各 5 分钟;血虚型月经量多者,加按双侧行间、太冲穴各 5 分钟,按双侧曲池穴 3 分钟;血瘀型月经量多者,加按双侧合谷、血海、膈俞穴各 5 分钟;痰湿型月经量多者,加推双侧丰隆穴 5 分钟。

五、转归与预后

本病是脏腑、气血功能失常影响到冲任的一种病证,为妇女常见月经病之一。该病以经量增多为主,一般无明显器质性病变,运用中医药辨证论治具有明显的优势,本病经积极治疗预后一般良好。但因误治或延治,可使病情加重而发展为崩漏甚至其他病证,导致病势缠绵难愈;或因失血过多致气阴(血)亏虚,故应针对病因,结合症状标本同治。

第五节 月 经 过 少

月经过少属于中医"月经不调"范畴,是指以经量较正常明显减少,每次行经总量不超过 30 mL 者,甚或点滴而净,或者经期不足 2 天,以经量少为主证的一类病证,可有小腹不适、腰部酸软及头晕等伴随症状,亦称"经水涩少""经量过少"等。

一、病机

虚者多因精亏血少,冲任血海亏虚,经血乏源;实者多由瘀血内停,或痰湿内生,痰瘀阻滞冲任血海,血行不畅发为月经过少。

二、诊断要点

(1)月经量较正常明显减少,甚或点滴而净,或者经期不足 2 天,经量少,连续 2 个月经周期以上。

(2)功能失调性子宫出血、多囊卵巢综合征及卵巢早衰均有神经内分泌调节紊乱,如黄体功能减退,孕酮水平低,雌二醇相当于增生期早期和中期水平。

(3)部分疾病有特定诱发因素;如宫腔粘连常发生于人流术后;大出血常见于异位妊娠后出血、产后出血、手术出血等。

(4)功能失调性子宫出血、多囊卵巢综合征有多毛、肥胖、泌乳症状;多囊卵巢综合征亦见无排卵或稀发排卵,妇检可触及增大卵巢,可伴有高雄激素血症、高胰岛素血症、血催乳素升高。

(5)血管舒缩功能不稳定及神经精神症状见于卵巢早衰,可伴有潮热、出汗、心悸、头晕、头痛、抑郁及易激动等症状。

三、辨证分型

(一)肝血亏虚证

月经量少或点滴即净,色淡无块,或伴头晕眼花,心悸怔忡,面色萎黄,小腹空坠,舌质淡红,脉细。

(二)肾阳亏虚证

月经量少,色淡红或黯红,质稀,腰脊酸软,头晕耳鸣,或小腹冷,夜尿多。舌质淡,脉弱或沉迟。

(三)瘀滞胞宫证

月经量少,色紫黑,有血块,小腹胀痛,拒按,血块排出后胀痛减轻。舌正常或紫黯,或有瘀点,脉细弦涩。

(四)痰湿阻滞证

月经量少,色淡红,质黏腻,形体肥胖,胸闷呕恶,或带多黏稠。苔白腻,脉滑。

四、治疗

(一)穴位

主穴:关元、中极、归来、肾俞、肝俞。

配穴:肝血亏虚证加足三里、脾俞,肾阳亏虚证加命门、三阴交,瘀滞胞宫证加期门、膈俞,痰湿阻滞证加丰隆、阴陵泉。功能失调性子宫出血病加气海、脾俞,多囊卵巢综合征加丰隆,卵巢早衰加神阙。

(二)药物

1.中药外敷

益母草 0.5 kg 加水煎 3 次,去渣过滤后混合,浓缩成糊状。取药膏适量,敷于神阙、肾俞、阴交、三阴交穴,覆盖玻璃纸、纱布,外以胶布固定。外加热敷,1 次30 分钟,每天 1~2 次。

2.中药热熨

酒炒蚕砂(不拘多少)热熨腰部。

3.中药外洗

取益母草 120 g 水煎外洗小腹。

4.药枕

取云苓、菊花、钩藤、竹叶、灯芯草、琥珀、薄荷、玫瑰花,填入枕袋供睡眠枕用。

五、注意事项

天灸贴敷可有效增加月经血量,但症状易反复,注意巩固治疗及配合日常饮食调养。

第六节 绝经综合征

绝经是每个妇女生命进程中必经的生理过程。绝经是指妇女一生中最后一次月经,只能回顾性地确定。由于卵巢功能真正衰竭,以致月经最终停止达到12个月,方可判定绝经。绝经可分为自然绝经和人工绝经两种。前者指卵巢内卵泡用尽,或剩余的卵泡对促性腺激素丧失了反应,卵泡不再发育和分泌雌激素,不能刺激子宫内膜生长,导致绝经。我国城市妇女平均绝经年龄 49.5 岁,农村妇女 47.5 岁。后者是指手术切除双侧卵巢或用其他方法停止卵巢功能,如放射治疗和化疗等。单独切除子宫而保留一侧或双侧卵巢者,不作为人工绝经。判定绝经,主要根据临床表现和激素的测定。围绝经期是妇女自生殖年龄过渡到无生殖能力年龄的生命阶段,包括从出现与绝经有关的内分泌、生物学和临床特征起至最后一次月经后一年。

绝经综合征指妇女绝经前后出现性激素波动或减少所致的一系列躯体及心理症状。人工绝经者更易发生绝经综合征。绝经综合征临床表现为月经紊乱、血管舒缩症状、自主神经失调症状、精神神经症状、泌尿生殖道症状、骨质疏松、阿尔茨海默病以及心血管病变等。主要由于绝经前后卵巢功能衰退,随后下丘脑-垂体功能退化引起的。

绝经综合征是妇科常见病,其发生率高达 82.73%。约 70%患者有潮热汗出等血管舒缩症状,70%~80%妇女有月经改变,并伴有不同程度自主神经系统功能紊乱为主的症状,但症状较轻,一般不影响日常生活和工作。只有 10%~20%患者可出现严重症状,不能坚持正常的工作和生活,生活质量明显降低,需要积极治疗。部分患者症状持续时间较短,可以自我控制,有些则反复出现症状长达 5~10 余年。

本病属于中医学"经断前后诸证"的范畴,又称"绝经前后诸证"。既往历代医籍未见本病相关专题论述,也无此病名,但有关本病的病因病机、临床表现及治疗论述较多,散见于"老年血崩""百合病""脏躁""郁证""老年经断复来"等病证中。

一、病因病机

中医学认为,肾在女性月经和胎孕的生理功能中起主导和决定作用。早在《素问·上古天真论》中记载:"女子七岁,肾气盛,齿更发长,二七而天癸至,任脉通,太冲脉盛,月事以时下,故有子……七七任脉虚,太冲脉衰少,天癸竭,地道不通,故形坏而无子也。"指出妇女的发育与衰老,月经的来潮与终止及生殖能力的盛衰均与肾有关。肾藏精,《素问·六节藏象论》曰"肾者主蛰,封藏之本,精之处也",又《医贯·内经十二官论》曰"肾有二,精所舍也",肾精包括禀受于父母的先天之精,即生殖之精,如《灵枢·本神》"生之来,谓之精";又包括脾胃所化生的水谷之精,即脏腑之精,后天之精,如《素问·上古天真论》"肾者主水,受五脏六腑之精而藏之"。天癸是肾中精气充盛到一定阶段的产物。肾精所化之气为肾气,肾气的盛衰主宰着天癸的至与竭。冲脉为血海,任脉为阴脉之海,冲任二脉相滋,血溢胞宫,月经来潮。《临证指南医案》也指出:"经水根于肾,旺于冲任。"妇女进入绝经前后,肾精亏虚,冲任二脉逐渐亏少,天癸将竭,精气、精血不足,月经渐少以至停止,生殖能力降低以至消失,这是妇女正常生理的衰退过程。在这种特殊的生理状态下,引起绝经综合征的发病机制常与下列因素有关。

(一)肾虚为致病之本

肾为先天之本,藏元阴而寓元阳,静顺润下,为"五脏六腑之本、十二经脉之根"。《景岳全书》指出:"五脏之阴气非此不能滋,五脏之阳气非此不能发。"说明肾气对人体各脏腑、组织、经络的濡养和温煦作用是十分重要的。

妇女在绝经前后,肾气渐衰,天癸将竭,冲任二脉逐渐亏虚,精血日趋不足,肾的阴阳易于失调,进而导致脏腑功能失调。多数妇女通过脏腑之间的调节能顺利度过这段时期。部分妇女由于体质较弱,以及产育、疾病、营养、劳逸、手术创伤、社会环境、精神因素等方面的差异,不能适应和调节这一生理变化,引起肾气衰退过早、过快、过甚,出现一系列脏腑功能紊乱、阴阳平衡失调的证候。如肾阴不足,阴虚火旺,则出现潮热面红、烘热汗出、五心烦热、失眠多梦等症;肾阴虚精亏则出现头晕耳鸣、腰膝酸软、脚跟作痛;阴虚血燥则肌肤失润,阴部干涩失荣,血燥生风则皮肤感觉异常,或麻木、或瘙痒、或如虫爬;肾气不足,冲任失固则月经紊乱,或提前量多,或崩中漏下。亦可由肾阴损及肾阳,出现阴阳俱虚之证,症见畏风怕冷,时而潮热汗出,腰酸膝软,头晕耳鸣,健忘,夜尿频数等。综上所述,本病的病因病机主要责之于肾,肾虚为致病之本。

(二)肾虚导致肝、心受累

肾是他脏阴阳之本,肾脏的阴阳失调必然累及到肝、心多脏,从而使本病出现本虚标实、虚实夹杂的复杂证候。

1.肾虚肝郁

肾藏精,肝藏血,精血同源,故肝肾同源。肾在五行属水,肝在五行属木,水生木,肾水虚,水不涵木,肝失肾水滋养而易疏泄功能失调。肝失疏泄,出现肝气郁结、甚而化火的证候。

2.心肾不交

肾藏精主水,心属火主血脉,心血畅旺,肾精充沛,心肾相交,水火互济,阴阳平衡,则身体健康,情绪调节功能正常。如果出现肾阴精亏虚,肾水虚不能上济心火,心火独亢,出现心火亢甚的证候。

绝经综合征主要病因病机以肾虚为本,阴虚为主,可阴损及阳而致阴阳俱虚;或是肝、心受累,虚实夹杂,本虚标实。但因妇女一生经、孕、产、乳,数伤于血,往往是"有余于气,不足于血",所以临床上以肾阴虚证居多。

二、临床表现

(一)症状

绝经综合征的症状分近期和远期症状。

1.近期症状

(1)月经的改变:月经紊乱,如月经先期,量多或少,经期延长,崩漏,或月经后期,闭经。

(2)血管舒缩症状:潮热、汗出。约 3/4 的自然绝经或人工绝经妇女可以出现此症状。潮热起自前胸,涌向头颈部,然后波及全身,少数妇女仅局限在头、颈和乳房。在潮红的区域患者感到灼热,皮肤发红,紧接着爆发性出汗。持续数秒至数分钟不等,夜间或应激状态易促发。此种血管功能不稳定可历时 1 年,有时长达 5 年或更长。

(3)自主神经失调症状:常出现如心悸、眩晕、头痛、失眠、耳鸣等自主神经失调症状。

(4)精神神经症状:围绝经期妇女往往感觉注意力不集中,并且情绪波动大。表现为激动易怒、焦虑不安或情绪低落、抑郁、不能自我控制情绪等情绪症状。记忆力减退也较常见。

2.远期症状

(1)泌尿生殖系统症状:绝经后才出现,如阴道干涩、烧灼感,性交疼痛,性欲改变,尿频尿急,或压力性尿失禁,反复泌尿道感染。

(2)骨质疏松:绝经后期可出现肌肉、关节疼痛,腰背、足跟酸痛,易骨折等。

(3)阿尔茨海默病:是老年性痴呆的主要类型。绝经后期妇女比老年男性罹患率高,可能与雌激素水平降低有关。

(4)心血管病变:绝经后妇女动脉硬化、冠心病患病率较绝经前明显增加,可能与雌激素低下和雄激素活性增强有关。

(5)皮肤、乳房的变化:皮肤干燥、瘙痒、弹性减退;皮肤感觉异常,如麻木、针刺感、蚁走感、虫爬感;色素沉着亢进,出现老年色素斑;口鼻腔黏膜干燥及眼结膜干涩。乳腺萎缩、松懈等。

(二)体征

本病无特异性体征。妇科检查绝经后期可见外阴及阴道萎缩,阴道分泌物减少,阴道皱襞消失,宫颈、子宫可有萎缩。乳腺萎缩,皮肤出现老年色素斑。

三、治疗

绝经综合征症状群复杂、多样,症状轻重程度不一。患者个体生理和心理素质存在差异,以及发病前后人体内外环境因素影响的不同,所以应对患者的治疗方法进行个体化选择。绝经综合征中医证候往往寒热错杂、虚实并存,涉及多个脏腑,在治疗时一般要同时兼顾,把握脏腑、气血二者的关系,重在调补肾阴肾阳。轻、中度绝经综合征可以单纯进行中医药治疗,重度绝经综合征应予中西医结合治疗,待病情缓解之后再用中医药进行调理以巩固疗效。

绝经期妇女处于特殊的年龄阶段,心身失调是绝经综合征的突出特点之一。在治疗绝经综合征过程中,药物治疗可改善躯体症状,并不能完全解决患者的心理失调,因此心理治疗或中医情志治疗是必不可少的。通过心理治疗或中医情志治疗,可有效缓解患者抑郁、焦虑、恐惧等心理障碍,建立良好的心理状态,从而达到减轻或缓解绝经综合征诸多精神神经症状的目的。

(一)内治法

1.辨证治疗

(1)肾虚肝郁:绝经前后烘热汗出,伴情志异常(烦躁易怒,或易于激动,或精神紧张,郁郁寡欢);腰膝酸软,头晕失眠,乳房胀痛;或胁肋疼痛,口苦咽干;或月经紊乱,量少或多,经色红;舌淡红,苔薄白,脉弦细。

治法:滋肾养阴,疏肝解郁。

推荐方剂:一贯煎(《续名医类案》)。

(2)心肾不交:绝经前后烘热汗出,心悸怔忡,腰膝酸软,头晕耳鸣,心烦不宁,失眠多梦;或情志异常,或月经紊乱,量少,色红;舌红,苔薄白,脉细数。

治法:滋阴降火,补肾宁心。

推荐方剂:六味地黄汤(《小儿药证直诀》)合黄连阿胶汤(《伤寒论》)。

(3)阴虚火旺:绝经前后烘热汗出,心烦易怒;手足心热,面部潮红,口干便秘,懊恼不安,坐卧不宁,夜卧多梦善惊,月经先期、量少,色红质稠;舌红,少苔,脉细数。

治法:滋阴降火宁神。

推荐方剂:知柏地黄汤(《景岳全书》)加减。

(4)肾阴虚:绝经前后烘热汗出,腰膝酸软;头晕耳鸣,口燥咽干,失眠多梦,或皮肤瘙痒,尿少便干,月经周期紊乱,先期量少或量多,或崩漏;舌红,少苔,脉细数。

治法:滋肾养阴。

推荐方剂:左归丸(《景岳全书》)加减。

(5)肾阴阳俱虚:绝经前后时而畏风怕冷,时而潮热汗出;腰膝酸软,头晕耳鸣,健忘,夜尿频数,月经紊乱,量少或多;舌淡红或偏红,苔薄白或薄黄,脉沉细。

治法:阴阳双补。

推荐方剂:二仙汤(《妇产科学》)加减。

2.中成药

(1)六味地黄丸:滋阴补肾。适用于肾阴虚证。对改善绝经综合征患者因自主神经紊乱而出现的潮热、失眠、焦躁、情绪不稳、性欲减退、头痛、头晕、乏力、耳鸣等症状有显著疗效。小蜜丸,每次 9 g,每天 2 次,早晚分服。

(2)杞菊地黄丸:滋肾养肝。适用于肝肾阴虚证。治疗肝肾阴亏,眩晕耳鸣,羞明畏光,迎风流泪,视物昏花等症。大蜜丸,每次 1 丸;水蜜丸,每次 6 g;小蜜丸,每次 9 g,均每天 2 次。

(3)更年安片:滋阴清热,除烦安神。适用于肝肾阴虚证。治疗潮热汗出,眩晕,耳鸣,失眠,烦躁不安,血压不稳等症。片剂,每次 6 片,每天 3 次。

(4)坤宝丸:滋补肝肾,镇静安神,养血通络。适用于阴虚火旺证。治疗月经紊乱,潮热多汗,失眠健忘,心烦易怒,头晕耳鸣,咽干口渴,手足心热,四肢酸软,关节疼痛及血压波动等绝经综合征症状。丸剂,每次 50 粒,每天 2 次。连服用

2 个月或遵医嘱。

(5)坤泰胶囊:滋阴清热,安神除烦。适用于心肾不交证。能滋阴清热,安神除烦,益气养阴,疏肝解郁,显著改善自主神经功能失调症状,使绝大部分围绝经期症状得到缓解。胶囊,每次 4 粒,每天 3 次,连续服用 1 个月。

(6)女珍颗粒:滋肾宁心。适用于肝肾阴虚、心肝火旺证。能滋肾,宁心,可有效改善烘热汗出,五心烦热,心悸,失眠等症状。颗粒剂,冲服每次 6 g,每天 3 次,连续服用 1 个月。

(二)外治法

1.中医情志治疗

在辨证服用中药及中成药的基础上配合中医情志治疗,情志治疗操作规范如下。

(1)诱导尽吐其情,了解症结所在。就诊第 1 周医师与患者"一对一"进行交流 15～20 分钟,通过心灵交流,找出症结所在。

(2)悲胜怒,引导宣泄。对患者"数问其情"后,引导患者通过述说或哭的方式宣泄不良情绪(必要时可组织观看悲剧片 15～20 分钟)。在就诊的第 1 周完成"悲胜怒"治疗。治疗过程中医师或护士注意适当控制患者的情绪变化。

(3)喜胜悲忧,发挥情志正性效应。在"悲胜怒"治疗的第 2 周开始,通过组织患者观看喜剧片,诱导患者开怀而笑,喜胜悲忧,平衡不良情绪。每次 15～20 分钟,每 2 周 1 次,连续治疗 2 次。治疗过程中医师或护士也要注意适当控制患者的情绪变化。

2.中医五音体感治疗

中医音乐疗法源于阴阳五行学说,中医"五音疗疾"中的五音——角、徵、宫、商、羽,对应五行——木、火、土、金、水,内应人体五脏——肝、心、脾、肺、肾,体现人的五志——怒、喜、思、忧、恐。五音与五脏的联系密切,按照中医辨证论治思想对情志病中的怒伤肝证选角音,喜伤心证首选徵音,思伤脾证首选宫音,忧伤肺证首选商音,恐伤肾证首选羽音。

3.针灸

(1)体针:选取太溪、太冲、关元、神门、三阴交、心俞、肾俞、肝俞。方法:平补平泻。留针 20～30 分钟,中间用小幅度捻转手法行针 2 次,每天针刺 1 次,连续 6 天,中间休息 1 天,连续 4 周为 1 个疗程。加减:腰痛甚者配委中以止腰背疼痛;烦躁易怒、失眠不寐配内关、神门以镇静安神;外阴干涩、瘙痒配会阴以养阴止痒;体倦乏力、食少纳呆、食后腹胀配脾俞、关元以补脾益气。

（2）腹针：中脘、下脘、气海、关元，中极、气穴（双）。患者平卧位，暴露腹部，先在腹部从上至下触诊确无阳性体征，取穴并做好标记，对穴位的皮肤进行常规消毒，采用一次性管针，避开毛孔及血管把管针弹入穴位，针尖抵达预计的深度后，留针 20 分钟，无须行针。开始每天治疗 1 次，连续 3 天，以后隔 3 天治疗 1 次，共治疗 4 周。

（3）灸法。①直接灸：月经过多者灸断红穴（经外奇穴，在手背第二、三掌骨间，即八邪穴之上都穴取穴），一次 3～5 壮，每天 1 次。②隔药灸：选用葫芦壳、茯苓皮、泽泻、牵牛子、首乌、三棱、莪术、槟榔、茵陈、山楂、决明子、莱菔子、生大黄，按等量配比，碾极细末，以黄酒调和成直径为 20 mm，厚 6 mm 的药饼。穴位选取神阙、大赫、足三里。操作：患者仰卧，药饼置于穴位上，药饼上置 1.5 cm 艾条，从底部点燃。如患者感觉温度过高，医师将药饼来回轻移至艾条燃尽。每穴 2 壮，每天 1 次，每周治疗 5 次，4 周为 1 个疗程。

（4）梅花针叩击治疗：足部常规消毒后，用梅花针叩击双足底的肾上腺、肾、脑垂体、甲状腺、生殖腺反射区各 1 分钟，心、肝反射区各 2 分钟。以皮肤轻度潮红而不出血，无明显疼痛为度。每天 1 次，1 周为 1 个疗程，中间间隔 1 天，继续下 1 个疗程。

（5）耳针：取子宫、内分泌、交感、神门、肝、皮质下等穴进行耳针。可达到补肝肾，镇静安神的目的。方法：患者端坐，选准穴位，耳郭常规消毒，用 0.6 cm×0.6 cm 的粘有王不留行籽的医用胶布固定于耳穴上，3 天换 1 次，两耳交替。治疗期间每天按压 3～4 次，按压至耳郭发热或者烧灼感为止。10 次为 1 个疗程，连续 3～6 个疗程。

4.穴位贴敷

选好以下 5 组穴位：①关元、肾俞；②肝俞、太冲；③心俞、气海；④中极、太溪；⑤三阴交、足三里。

方法：将普通胶布剪成 2 cm 大小，穴位局部皮肤用 75％乙醇消毒，待皮肤干燥后，将白芥子泥丸置于穴位上，外用胶布贴上固定，敷贴后 2～4 个小时局部出现灼热瘙痒感时即除去药丸及胶布，此时局部充血但无破溃，每次选 1 组穴，依次轮换选用，隔天 1 次，10 次为 1 个疗程。

5.推拿按摩

点按百会穴、天柱穴和肩井穴疏导经脉，使气血运行顺畅。点按气之会穴膻中，再从手腕至肘部推拿按摩肺经、心包经和心经 3～5 遍。接着从足内踝开始往上至膝部的推拿按摩，顺经脉推拿足太阴脾经，足厥阴肝经和足少阴肾经 3～

5 遍,三阴交穴、血海穴和膻中内关穴点按 3～5 遍。治疗结束。

6.拔罐

背部操作:患者俯卧位,医者立于一侧,先用双手掌循经推按督脉及背部膀胱经 3～5 遍,再用拇指点按背俞穴 2～3 遍,以酸胀感为度。然后双手掌直擦督脉、膀胱经,横擦摩肾俞、命门、八髎,以透热为度。然后在按摩部位涂抹适量万花油或按摩乳等按摩介质,用闪火法将中号玻璃罐吸附在风门穴上,一手绷紧皮肤,一手扶住罐底,由内向外,由上而下,慢慢来回推移,至腰骶部。反复操作4～6 次,至皮肤潮红或轻度瘀血,然后在八髎、肾俞、肝俞、心俞、脾俞等处留罐5～10 分钟。腹部及下肢操作:患者仰卧,医师站在患者右侧,先在中脘、气海、关元、中极、大横、归来、气冲等穴位,以一指禅揉按和点穴法按压,并顺时针摩腹 3 分钟左右。双手拿大腿内侧,拇指按压血海、足三里、三阴交。然后在腹部涂抹上万花油或按摩油,用较小的吸附力把火罐吸附在腹部,顺时针走罐 3 分钟,以热量深透腹部为度。

7.穴位埋线

选取肾俞(双)、关元、三阴交(双)。肝肾阴虚型配肝俞(双),脾肾阳虚型配足三里(双)、脾俞(双)。每次治疗除关元穴必选外,其余穴位皆左右交替使用。操作:先将 3-0 号外科医用羊肠线剪成 1.0 cm 装入消毒液中浸泡备用。施治时,在穴位处皮肤常规消毒,选用 8 号注射针头,28 号毫针(1.5 寸长)作针芯。先将针芯向外拔出约 2 cm,镊取一段约 1.0 cm 已消毒的羊肠线从针头斜口植入,左手拇指、食指绷紧或捏起进针部位皮肤,右手持针快速刺入穴内,并上下提插,得气后,向内推针芯,同时缓慢将注射针头退出,将羊肠线植入穴位深处,检查羊肠线断端无外露,无出血,按压针孔片刻,敷上创可贴。埋线区当天不得触水,以防感染,指导患者埋线 2 天后,每天睡前自行按压穴位 10～20 分钟。穴位埋线,左右交替,每周施治 1 次,连续 4 次。

第七节　卵　巢　囊　肿

卵巢囊肿是一种较为常见的妇科疾病。小囊肿多无自觉症状,生长缓慢,增大后下腹部可出现包块。巨大囊肿可出现压迫症状。当发生蒂扭转、破裂或感染时,常会出现急性腹痛。下腹部可扪及囊性包块,多为圆形,大者可充满全腹,一般可活动。妇检子宫一侧或双侧有圆球形囊性肿块,表面光滑。在临床中,常选用行气药、活血化瘀药、化痰药、利水渗湿药、祛寒药、清热解毒药等相关的中药予以治疗。

一、病因病机

该病属于中医学"癥瘕"范畴,认为卵巢囊肿的发生多因脏腑不和,气机阻滞,瘀血内停,气聚为癥,血结为瘕,以气滞、血瘀、痰湿及毒热多见。

(一)气滞

七情所伤,肝气郁结,气血运行受阻,滞于冲任胞宫,结块积于小腹,成为气滞癥瘕。

(二)血瘀

经期产后,胞脉空虚,余血未尽之际,房事不节,或外邪侵袭,凝滞气血,或暴怒伤肝,气逆血留,或忧思伤脾,气虚而血滞,使瘀血留滞,瘀血内停,渐积成瘕。

(三)痰湿

素体脾虚,或饮食不节,损伤脾胃,健运失职,湿浊内停,聚而为痰,痰湿下注冲任,阻滞胞络,痰血搏结,渐积成瘕。

(四)毒热

经期产后,胞脉空虚,余血未尽之际,外阴不洁,或房事不禁,感染湿热邪毒,入里化热,与血搏结,瘀阻冲任,结于胞脉,而成癥瘕。

二、临床表现

在生育年龄女性中,卵巢常会发现有小囊肿,如滤泡囊肿、黄体囊肿等,多为单侧,一般都较小,直径不超过 5 cm,它们与排卵有关,随着月经来潮常可自行缩小或消失,称之为生理性囊肿,是正常现象。还有一些卵巢囊肿是由子宫内膜异位症引起的,常伴有不同程度的痛经,因为囊肿内含有咖啡色黏稠液体,故被称为"巧克力囊肿"。有的卵巢囊肿确实是一些囊性的卵巢肿瘤,有的囊肿内充满液体,有的囊肿内除了液体外还会有实性的部分,B超检查会提示卵巢有"液性占位"或"混合性肿块",这样的卵巢囊肿不会自行消失,它们会持续存在或逐渐增大,出现这种情况,无论有无不适感觉,都必须引起重视。卵巢囊肿患者一般会出现下腹痛,月经不调、腹部增大及尿频等症状。有些患者早晨按压自己腹部的时候,可以感觉到肿块,尤其是囊肿较大的时候,按压会有明显的疼痛感。

卵子产生和排出都会受到很大的影响,所以会导致女性月经紊乱。囊肿不断长大使腹部不断增大。

(一)月经紊乱

一侧卵巢甚至双侧卵巢囊肿,由于并不破坏所有的正常卵巢组织,故多半不引起月经紊乱。

(二)下腹不适感

为患者未触及下腹肿块前的最初症状。由于囊肿本身的重量受肠蠕动及体位变动的影响,使囊肿在盆腔内移动牵扯相应的神经、韧带等软组织,以致患者出现下腹或髂窝部充胀、下坠感。有时性交会发生疼痛。

(三)有压迫症状

中等大囊肿可摸到肿块,由下腹一侧向上长大。大的或巨大囊肿可出现压迫症状,如尿频、便秘、气急、心悸等。

(四)腹围增粗、腹内肿物

这是卵巢囊肿最常有的现象。患者觉自己的衣服或腰带显得紧小方才注意到腹部增大或在晨间偶然感觉,自己按腹部发现腹内有肿物,并感到腹胀不适。

(五)腹痛

如无并发症,极少疼痛。因此,卵巢囊肿患者感觉腹痛,尤其突然发生者,多系囊肿发生蒂扭转,偶为囊肿破裂、出血或感染所致。

(六)妊娠合并卵巢囊肿

妊娠合并卵巢囊肿较常见,妊娠期合并卵巢囊肿较非孕期危害更大。早孕时囊肿嵌入盆腔可能引起流产,中期妊娠时易并发蒂扭转,晚期妊娠时若囊肿较大可导致胎位异常,分娩时可引起囊肿破裂,若囊肿位置低可梗阻产道导致难产。

三、常见并发症

(一)蒂扭转

为常见的妇科急腹症,10%的卵巢囊肿可发生。好发于瘤蒂长、中等大小、活动度良好,中心偏于一侧的囊肿(畸胎瘤多见)。在患者突然改变体位时,或妊娠期、产褥期子宫大小位置发生改变时发生。卵巢囊肿扭转的蒂由骨盆漏斗韧带、卵巢固有韧带和输卵管组成。发生急性扭转后静脉回流受阻,瘤内极度充血或血管破裂瘤内出血,致使瘤体迅速增大,后因动脉血流受阻,肿瘤发生坏死变为紫黑色,可破裂和继发感染。其典型症状是突然发生一侧下腹剧痛,常伴恶心,呕吐甚至休克,系腹膜牵拉绞窄引起。妇科检查扪及肿物张力大,压痛,以瘤蒂部最明显。有时不全扭转可自然复位,腹痛随之缓解。蒂扭转一经确诊,应尽快手术。手术时应在蒂根下方钳夹后再将瘤蒂切除,钳夹前不可将扭转回复,以防栓塞脱落。

(二)破裂

3%的卵巢囊肿会破裂。有自发性及外伤性两种。自发性破裂系因囊肿生长过快而破裂,可以为肿瘤细胞浸润性生长穿破囊壁,也可为子宫内膜异位症病灶侵蚀破坏正常卵巢组织而破裂。外伤性则因腹部撞击、分娩、性交、妇科检查及穿刺等引起。症状轻重取决于破裂口大小、流入腹腔囊液性质和数量。小囊肿或单纯浆液性囊腺瘤破裂时,患者仅感轻度腹痛;大囊肿或成熟畸胎瘤破裂后,常致剧烈疼痛,伴恶心、呕吐,有时发生腹腔内出血、腹膜炎及休克。妇科检查可发现腹部压痛、腹肌紧张,可有腹水征。疑有破裂时应及时手术,术中尽量吸净囊液,清洗盆、腹腔,切除标本应仔细用肉眼观察,尤其注意破口边缘有无恶变并送病理学检查。

(三)感染

少见,多继发于囊肿蒂扭转或破裂后。也可来自周围脏器如阑尾等感染引起。可表现为腹痛、发热、肿块,查体时腹部压痛、反跳痛,腹肌紧张,白细胞升高等。治疗应先使用抗生素抗感染,后行手术切除肿瘤,若短期内感染不能控制,宜即刻手术。

(四)恶变

良性卵巢囊肿同样可以发生恶变。早期可无明显症状,不易发现。若发现肿瘤生长迅速,尤其双侧性,应疑有恶变并尽快手术。

四、辨证治疗

卵巢囊肿多由气滞血瘀、痰湿瘀阻所致。辨证要点:前者以面色晦暗,肌肤甲错,舌质紫黯,脉沉细涩为特征。后者以形体肥胖,胸脘痞闷,肢倦无力,带下量多,舌胖苔腻,脉形沉滑为要点。历代医家多从瘀血立论,在治疗上多重用活血化瘀之品,而忽略痰与癥瘕之关系。其实"怪病多痰",正如张景岳所曰"积痰多成癥块痞满",也正如朱丹溪所云:"痰挟瘀血,遂成窠囊。"故朱、张二位寥寥数语,即点出了本病病机之要点——"痰瘀同病",而且突出了"痰"在其中之重要性。据有学者长期临床观察,以上两种证型往往难以截然分开。两者兼有,痰瘀交阻,胶着不移者甚多,而其中偏重于痰湿者尤为多见。

(一)中药:自拟卵巢囊肿方

1.组成

苍术 12 g,香附 10 g,半夏 10 g,陈皮 10 g,茯苓 20 g,胆南星 10 g,薏苡仁 30 g,桃仁 10 g,海藻 15～20 g,昆布 15～20 g,三棱 10～15 g,莪术 10～15 g,白芥子 12 g,穿山甲 10 g(先煎),皂角刺 15 g,冬瓜仁 20 g,黄药子 10 g,生牡蛎 40 g(先煎),浙贝母 12 g,水蛭粉 4 g(冲服)。

2.服用方法

水煎服,每天 1 剂,2 次分服。

3.随证加减

偏寒者,加附子、肉桂;便秘者,加大黄;脾胃虚弱,正气不足者,加党参、黄芪、白术;胸脘痞满,纳呆者,加焦三仙、鸡内金;带下绵绵,色黄气秽者,加黄檗、萆薢、土茯苓、椿根皮;腰痛者,加杜仲、续断、狗脊;囊肿体积大,症状较重或恶性倾向者,酌加石见穿、铁树叶、半枝莲、白花蛇舌草、炙鳖甲。

(二)针灸

1.取穴

关元、中极、子宫、足三里、三阴交、丰隆。

2.手法

以上穴位,每天针治 1 次,留针 30 分钟,留针期间行针 2 次,施平补平泻法。

3.方义

关元、中极为任脉经穴,也是任脉与足三阴经之会穴。任主胞宫,故其功能培元固本,调补冲任二脉,临床应用极为广泛,尤擅治妇科诸疾;子宫为经外奇穴,功能理气、调经、种子,为治疗各种妇科疾患之要穴;三阴交为足三阴经之交会穴,功能健脾利湿、滋补肝肾、调经止带,历来被推崇为治疗妇人疾患之经验效穴;足三里为足阳明经之合穴,功能健脾和胃、化痰祛湿、补益正气。近来研究发现,足三里对人体众多组织器官均有着很大影响,对消化、神经、生殖等系统和众多疾患均有很好的疗效。丰隆乃足阳明经之络穴,"从阳络阴",故能疏通表里两经之气血阻滞,而且有健脾和胃之功,为祛痰之要穴。以上诸穴相合,共奏活血化瘀、祛痰消癥之功。故对卵巢囊肿有显著的疗效。

第十一章　产科疾病

第一节　妊娠恶阻

约有半数以上妇女在怀孕早期会出现早孕反应,包括头晕、疲乏、嗜睡、食欲欠佳、偏食、厌恶油腻、恶心、呕吐等。症状严重程度和持续时间因人而异,多数在孕 6 周前后出现,8～10 周达到高峰,孕 12 周左右自行消失。少数孕妇早孕反应严重,频繁恶心呕吐,不能进食,以致发生体液失衡及新陈代谢障碍,甚至危及孕妇生命。

一、病机

冲气上逆,胃失和降。常由脾胃虚弱、肝胃不和、痰滞中焦。

(一)脾胃虚弱

孕后经血停闭不泻,血聚冲任以养胎,冲脉气盛,而冲脉隶于阳明,故易犯足阳明胃,而致恶心呕吐;若脾胃虚弱,冲气上逆犯胃,亦可致恶心呕吐。

(二)肝胃不和

平素性多怒,或怒伤肝,肝失调达,肝郁化热;孕后血聚冲、任、胞宫以养胎,阴血相对不足,肝血益虚,肝火愈旺,且冲脉气盛,而冲脉附于肝,肝脉挟胃贯膈,冲气挟肝火上逆犯胃,胃失和降,遂致恶心呕吐。《女科经轮》云:"妊娠呕吐属肝夹冲脉之火冲上。"

(三)痰滞中焦

素体脾虚,或孕后劳倦伤脾,水湿不化,痰饮内停,孕后经血停闭,血聚冲任养胎,冲脉气盛,神气挟痰饮上逆犯胃,胃失和降,以致恶心呕吐。正如《胎产心法》言:"妊娠禀受怯弱,中脘宿有痰饮,便有阻病。"

二、诊断要点

(1)呕吐厌食或食入即吐,一般于妊娠早期的 3 个月内发生。

(2)若仅见恶心吐涎,择食嗜酸者,称早孕反应。

(3)须与妊娠、肝炎、胃炎、阑尾炎相鉴别。

三、证候分型

(一)肝胃不和型

妊娠初期呕吐酸水或苦水,恶闻油腥,胸满胁痛,心烦口苦,嗳气叹息,头胀而晕。舌淡红,苔微黄,脉滑。

(二)脾胃虚弱型

妊娠初起,呕吐不食,或吐清水,头晕体倦,脘痞腹胀。舌淡,苔白,脉缓滑。

(三)痰湿阻滞型

妊娠早期,呕吐痰涎,口淡而腻,不思饮食,胸腹满闷。舌淡,苔白腻,脉滑。

(四)气阴两虚型

妊娠剧吐,甚至吐苦黄水或兼血水,频频发作。持续日久,以致精神萎靡,嗜睡消瘦,双目无神,眼眶下陷,肌肤干皱失泽,低热口干,尿少便艰。舌红少津,苔薄黄或光剥,脉细滑数无力。

四、治疗

(一)药物治疗

1.虚弱证

主要证候:妊娠早期,恶心呕吐,吐出不消化的食物,甚则食入即吐;腹胀,口淡无味,不思饮食,头晕体倦,怠惰思睡。舌淡,苔白,脉缓滑无力。

证候分析:脾胃弱,升降失司,孕后血聚冲任以养胎,冲脉气盛,上逆犯胃,胃失和降,故恶心呕吐,甚或食入即吐;脾胃虚弱,运化失职,因而腹胀满闷,口淡无味,不思饮食;中阳不振,清阳不升,则头晕体倦,怠惰思睡;舌淡,苔白,脉缓滑无力均为脾胃虚弱之证。

治则治法:健胃和中,降逆止呕。

方药选用:香砂六君子汤(《名医方论》)。人参、白术、茯苓、甘草、半夏、陈皮、木香、砂仁、生姜、大枣。

2.肝胃不和证

主要证候:妊娠早期,恶心呕吐酸水或苦水,胸胁满闷,吸气叹息,头晕目眩,口苦咽干,喜冷饮,便秘溲赤。舌红,苔黄燥,脉弦滑数。

证候分析:孕后冲脉气盛,挟肝火上逆,直犯胃,则恶心呕吐,吐酸水或苦水;肝火上逆,上扰空窍,则头晕目眩;肝郁气滞,气机不利,则胸胁满闷,吸气叹息;热盛伤津,故便秘溲赤,咽干,渴喜冷饮;舌红,苔黄,脉弦滑数均为肝热犯胃之证。

治则治法:清肝和胃,降逆止呕。

方药选用:加味温胆汤(《医宗金鉴》)。黄芩、黄连、竹茹、枳实、陈皮、制半夏、茯苓、甘草、麦冬、芦根、生姜、大事。

3.中焦证

主要证候:妊娠早期,呕吐痰涎,胸膈满闷,不思饮食,口中淡腻,头晕目眩,心悸气短。舌淡胖,苔白腻,脉滑。

证候分析:痰湿之体,或脾虚停饮,孕后血聚冲任养胎,冲脉气盛,冲气夹痰饮上逆,故呕吐痰涎;痰湿困脾,中阳不振,脾失健运,故胸满闷,不思饮食,口中淡腻;痰饮中阻,清阳不升,故头晕目眩;饮邪上凌心肺,则心悸气短;舌淡胖,苔白腻,脉滑均为滞中焦之证。

治则治法:化痰除湿,降逆止呕。

方药选用:青竹茹汤(《济阴纲目》)。青竹茹、陈皮、白茯苓、半夏、生差。

(二)推拿治疗

1.治则

抑肝健脾,和胃降逆。脾胃虚弱治以健脾和胃,降逆止呕;肝胃不和治以抑肝和胃,降逆止呕。

2.手法

按法、揉法、摩法、擦法等。

3.取穴

缺盆、膻中、脾俞、胃俞、膈俞、足三里、内关、中府、云门等穴。

4.操作方法

(1)患者仰卧位,术者位于一侧,先用轻快的一指禅推法施于脘腹部中脘、建里、气海、天枢、神阙诸穴,反复治疗3～5分钟。继之用按揉法施于缺盆、中府、云门、膻中诸穴,反复治疗2～3分钟。再施掌摩法于腹部按顺时针方向反复操作 3～5 分钟,最后用拿按法施于两侧足三里、三阴交,反复拿揉 2～3 分钟,以有酸胀感为度。

(2)患者俯卧位,术者位于其一侧,先施于腰背部沿两侧膀胱经,自上而下反复操作 3～5 分钟。继之用双拇指分别按揉两侧脾俞、膈俞、胃俞,反复治疗 1～3 分钟,以有酸胀感为度。再以双手指掌直推腰骶部,沿膀胱经路线自胃俞穴推至长强部位,反复下推 7～10 遍。最后掌拍腰骶部,上下反复拍打 3～5 遍,结束操作。

5.随证加减

(1)脾胃虚弱者,加横擦左侧脾胃区域,直擦督脉以透热为度,再按揉内关穴 1 分钟。

(2)肝胃不和者,加摩法施于胸腹部中府、云门、膻中、章门、期门诸穴反复操作 3～5 分钟。继以按揉肝俞、膈俞,均以酸胀为度,再按揉内关、丰隆两穴 1 分钟,以有酸胀感为度。

6.注意事项

(1)少吃多餐,宜进食高营养、宜消化食物,禁忌辛辣油炸之品。

(2)注意避免精神刺激,保持心情舒畅。

(3)坚持自我保健推拿治疗可调整胃肠功能。

第二节 妊娠腹痛

妊娠腹痛是指妊娠 28 周前,出现少量阴道流血或下腹疼痛,宫口未开,胎膜未破,妊娠物尚未排出,子宫大小与停经周数相符者,类似西医先兆流产,一般预后良好。若痛久不止,病势日进,也可损伤胎元,甚则发展为堕胎、小产。

一、病因病机

妊娠腹痛的发病机理,要点在于胞脉阻滞,不通则痛,或胞脉失养,不荣则痛。正如尤怡《金匮要略心典》所云:"胞阻者,胞脉阻滞,血少而气不行也。"然阻滞与失养,有虚实之分,虚者因血虚、气弱、阳衰而致,实则由气郁血滞所起,亦有瘀血或湿热蕴结胞宫、胞脉,不通而痛者。

(一)血虚

孕妇素体气血不足,或因劳倦思虑,饮食失节,内伤脾土,化源不足,或因孕前失血而虚。妊娠之后,阴血聚下以养胎元则阴血愈亏,小腹为胞宫所居、胞脉所过之处,血虚而乏于下注,血海阴血不盛则胞脉失养致小腹疼痛。《张氏医通·妇人门·胎前诸痛》所云"腹痛,或发或止,名曰胎痛,属血少"即指此而言。若血虚而气弱,血少难以畅行,气虚帅血运行无力,胞脉因之阻滞,不通则痛,又属气血两虚为患。清·江之兰《医津一筏》云:"虚痛虽有气血寒热之分,然皆主于气郁,气不滞则痛无由生,气虚则气行迟,迟则郁滞而痛。血虚则气行疾,疾则前气未行而后气又至亦令郁滞而痛。"对因虚致痛的机理已有初步认识。

(二)气郁

肝藏血,主疏泄,司血海。若孕妇素性忧郁,气机已失调畅,孕后阴血下聚血海以养胎元,肝血偏虚而肝失所养,其气更易郁结。若复为情志所伤,或因胎体渐长,阻滞孕母气机,两因相感,郁气益甚,气郁则血行不畅,血海气机失调,胞脉阻滞,气血运行不畅,不通而痛作矣。若郁气不解,久则化火,酿生血热,热灼营阴,质稠而瘀,运行不畅而痛者,又变生肝热血瘀之证。

(三)虚寒

孕妇素体肾阳偏虚,孕后因肾以温煦胞宫、胎元则阳气重虚,阳虚而阴寒内甚,寒凝血气运行不畅,胞脉受阻以致小腹冷痛。亦可因阳虚胞脉失煦,有碍气血畅行而痛。《金匮要略》疗妇人怀娠六七月,腹痛恶寒,少腹如扇之附子汤证即指此类疼痛而言。

(四)血瘀

宿有癥瘕之疾,或孕期因气滞、寒凝以致瘀血阻滞胞宫、胞脉,血气运行失畅,不通则痛。

二、诊断要点

(一)病史

停经史及早孕反应。

(二)临床表现

妊娠期出现小腹部疼痛,程度不甚,以病势较缓的小腹绵绵作痛,或冷痛不适,或隐隐作痛,或小腹连及胁肋胀痛为多见。

（三）检查

（1）妇科检查：妊娠子宫，腹部柔软不拒按。

（2）辅助检查：尿妊娠试验阳性，B超提示活胎。

三、证候分型

（一）血虚型

妊娠后小腹绵绵作痛，按之痛减，面色萎黄，头晕目眩，或心悸少寐，舌淡，苔薄白，脉细滑弱。

（二）气滞型

妊娠后小腹疼痛，胸胁肿胀，或小腹胀痛，情志抑郁，嗳气吐酸，或烦躁易怒，苔薄黄，脉弦滑。

（三）虚寒型

妊娠小腹冷痛，喜温喜按，面色㿠白，形寒肢冷，腰酸，纳少便溏，舌淡，苔薄白，脉沉细滑。

（四）血瘀型

妊娠期小腹疼痛，痛处不移，拒按，或宿有癥瘕，舌质黯或有瘀点、瘀斑，脉弦滑。

四、鉴别诊断

妊娠而患小腹疼痛，所涉疾病范围甚广，临证务须审慎。特别是对小腹疼痛发病急骤，痛势剧烈，或腹部见有压痛、反跳痛、肌紧张等急腹症体征，或伴有阴道流血、呕恶、晕厥、冷汗淋漓者，更当细为甄别，不可轻率做出妊娠腹痛的诊断，以免贻误病情发生不测。临证尤应注意与下述能引起腹痛的其他妊娠疾病和发生于妊娠期间的内、外科腹痛相鉴别。

（一）异位妊娠

输卵管妊娠破裂或流产时，可出现一侧下腹部如撕裂或刀割状剧痛之候。其腹痛较妊娠腹痛程度为重，且常见阴道不规则流出点滴样深褐色血液或有蜕膜管型排出，甚者有急性贫血及晕厥与休克。腹部检查下腹压痛、反跳痛，内出血多时腹部胀满，叩诊移动性浊音等，均非妊娠腹痛所具，而能鉴别之。此外，B超及 β-HCG 定量检测、妇科检查，后穹隆或腹腔穿刺等辅助检查亦有助于两病间的鉴别诊断。

(二)胎动不安

妊娠期仅有腰酸腹痛或下腹坠胀,或伴有少量阴道流血者,称胎动不安。其虽有腹痛之候,然常与腰酸并见,且腹痛或有坠胀之感,或常伴阴道少量流血,则非本节所论妊娠腹痛所具有,故不难鉴别诊断之。

(三)堕胎、小产

胚胎或胎儿离胞自然殒堕,亦以小腹部阵发性剧痛为临床主症之一,其疼痛程度以及腰酸腹坠和必见的阴道流血与本病无相似之处,B 超及妇科检查所获得的资料均易于将两者鉴别开来。

(四)胎盘早剥

妊娠 20 周后或分娩期,正常位置的胎盘在胎儿娩出前,部分或全部从子宫壁剥离的一种疾病。胎盘早剥(重型)一经发生,小腹疼痛常突然发作,疼痛剧烈、状若撕裂或胀痛持续难止。腹部检查下腹子宫部位硬、压痛,内出血多时硬如板状,胎儿位置不清,胎心微弱或消失,常伴阴道流血,均与妊娠腹痛诸症大为不同。妇科检查、重复测定血小板、凝血酶原时间、纤维蛋白原、B 型超声等辅助检查手段均有助于鉴别诊断。

(五)妊娠合并附件炎

孕期合并附件炎,可出现下腹部不同程度疼痛,常或为隐痛不适或呈持续性钝痛或时有阵发性剧痛。但其所伴腰骶部坠胀疼痛感及腹部检查、妇科检查时患部压痛与反跳痛乃两病间主要不同之处,血常规、B 超检查也可为鉴别诊断提供依据。

(六)妊娠合并卵巢囊瘤蒂扭转

妊娠卵巢囊瘤蒂扭转多发生于中期妊娠,以突然一侧下腹部绞痛甚者痛至晕厥、恶心呕吐为主症,此虽见腹痛,而实与妊娠腹痛有明显差异。既往病史、腹部检查与妇科检查中包块的触及、局部触痛明显或伴肌紧张、B 超辅助检查均可为之作出鉴别。

(七)孕痛

即妊娠合并阑尾炎导致腹痛,多由上腹部脐周或弥漫性腹部转移而局限于下腹,疼痛剧烈且常伴恶心呕吐、发热恶寒,腹部检查腹肌较紧张,局部(多在麦氏点区或稍向外上处)有压痛及反跳痛,血白细胞计数增高等均可鉴别。

此外,还应与发生于妊娠期的其他可以引起腹部疼痛的疾病如食滞腹泻、痢疾、虫疾、淋证等相鉴别。

五、治疗

(一)辨证治疗

本病以孕期小腹疼痛为主症,辨证时应注意审明腹痛的性质,一般以腹痛绵绵按之痛减者属虚,小腹胀痛不喜揉按者属实,再结合患者素体状况、兼症、舌脉进行分析。如孕妇小腹冷痛,绵绵不止,喜温喜按,素常形寒畏冷,伴面色㿠白,舌质淡,苔薄白,脉沉细而弱,为虚寒腹痛。又如妊娠期间,小腹胀痛,兼见胁肋胀痛不适,素性抑郁或烦躁易怒,脉弦滑,苔薄黄,属气滞为患。

本病治法,以尽快控制小腹疼痛为首要任务。如何止痛则应针对胞脉阻滞或失养,气血运行不畅的主要病机,分别采用相应的虚者补之,实者泻之,寒者温之,瘀者行之等调理气血诸法,使胞脉流畅,通则不痛矣。在分清虚实论治之时,还应注意疾病发展过程中虚实间的转化与并存而调治,如血虚致痛当补不足,若血虚而气弱,则于胞脉失养之中又兼气血运行不畅胞脉阻滞之机,当补中寓通,虚实兼而有之。处方用药需重视孕期疾病的特殊性,调理气血药宜平和,调气不宜过于香燥,活血不可过用行血动血,散寒亦不应过服辛热温补,以免耗气伤阴、内动胎元。若痛久不止,病势日进,发展为胎漏、胎动不安,甚至演变成堕胎、小产,当按斯病处理。

1.血虚

(1)治法:养血安胎止痛。

(2)方药:可用当归芍药散(《金匮要略》)或阿胶散(《证治准绳·女科》)。

2.气郁

(1)治法:疏肝解郁,止痛安胎。

(2)方药:可用逍遥散(方见月经先后无定期)或绀珠正气天香散(《女科证治·胎前病·胞阻》)加减。

3.虚寒

(1)治法:温阳散寒,暖宫止痛,养血安胎。

(2)方药:可用胶艾汤(《金匮要略》)或过期饮(《女科指要》)。

4.血瘀

(1)治法:活血化瘀、补肾安胎。

(2)方药:可用桂枝茯苓丸(《金匮要略》)合寿胎丸。

(二)推拿治疗

1.治则

以调理气血为主,佐以补肾安胎。虚寒治以暖宫止痛,养血安胎;血虚治以养血行气,缓急止痛;气郁治以疏肝解郁,理气行滞。

2.手法

揉法、擦法、摩法等。

3.取穴

命门、内关、三焦俞、曲泉、阴廉、肝俞、脾俞等穴。

4.操作方法

(1)患者坐位,术者位于其背后,先用双手拇指分别按揉两侧肾俞、命门、肝俞、脾俞、阿是穴诸穴,反复治疗3～5分钟,以患侧痛点为主,手法要求轻柔缓和,切忌重按。继之用掌擦法施于腰背部,由上向下反复擦至皮肤发热为度,以痛点处及命门穴为主。

(2)患者仰卧位,使两腿屈曲外展,术者位于一侧,先用掌平推法施于两下肢内侧,沿足厥阴经、足少阴经向上轻推曲泉、阴廉部位,反复操作5～7分钟,继之用食、中指螺纹面按揉曲泉、阴廉两穴,反复治疗2～3分钟。然后用掌搓擦双下肢内侧,上下往返操作数遍,以肌肤有温热感为度。

(3)患者坐位,术者位于其背后,先用双手指掌摩法施于胁肋两侧,反复片刻,后改为掌擦法,沿胁肋间隙自后向前,由上向下,反复治疗5～10遍。再用掌擦两侧胁肋部,由上向下3～5次。

5.随证加减

(1)虚寒者,加按揉两侧内关、三焦俞1～3分钟。

(2)血虚者,加按揉足三里穴1～2分钟。

(3)气郁者,加按揉肝俞、脾俞2～3分钟。

六、预后

妊娠腹痛,病位在胞脉,尚未损及胎元,病势亦多较轻,故经及时有效的治疗,腹痛多能渐愈而预后良好。若痛久不止,病势日进,便将损动胎元,变生胎漏、胎动不安,甚至导致胎元离胞堕下,可发展为堕胎、小产。

第三节 异位妊娠

正常妊娠时,受精卵着床于子宫体腔内。当受精卵于子宫体腔以外着床,称异位妊娠,习称宫外孕。异位妊娠与宫外孕的含义稍有差别。异位妊娠根据受精卵在子宫体腔外种植部位而分为:输卵管妊娠、卵巢妊娠、腹腔妊娠、阔韧带妊娠、子宫残角妊娠、宫颈妊娠及子宫瘢痕妊娠等;宫外孕则仅指子宫以外的妊娠,不包括宫颈妊娠和子宫残角妊娠。因此异位妊娠的范围更广。

异位妊娠是妇产科常见的急腹症之一,发病率约 1%,若不及时诊断和积极抢救,可危及生命。随着性传播疾病、盆腔手术、妇科显微手术的增多及超促排卵技术的应用,异位妊娠发病率明显升高。过去 20 年,在美国增加了 6 倍,英国增加了 4 倍。输卵管妊娠最常见,占异位妊娠的 95% 左右,其中壶腹部妊娠最多见,约占 78%,其次为峡部、伞部,间质部妊娠较少见,输卵管妊娠破裂多发生于峡部,输卵管妊娠流产多发生于壶腹部。偶尔有流产或破裂后的胚胎存活,继续在腹腔内生长发育,成为继发性腹腔妊娠。若输卵管妊娠病程较长,胚胎死亡,血块机化与周围组织粘连包裹,可形成陈旧性异位妊娠。

中医学古籍文献中无此病名,按其临床表现,在"妊娠腹痛""少腹瘀血"及"癥瘕"等病证中有类似症状的描述。

一、病因病机

异位妊娠的病机与少腹宿有瘀滞,冲任不畅,孕卵未能移行子宫有关;或与先天肾气不足或气虚运送无力,孕卵不能及时运达子宫等因素有关。在输卵管妊娠未破损期,病机以胎元阻滞胞宫两歧之脉络为主。当病情进展,瘀滞之脉络破损时,则阴血内溢于少腹,此为已破损期,可导致少腹血瘀、气血两亏、甚则亡血厥脱。若瘀阻少腹日久,亦可结而成癥。总之,少腹血瘀是本病发生的最基本的病机;而胎瘀阻滞、气血亏脱、气虚血瘀和瘀结成癥是本病不同发展阶段的病理机转。

(一)胎元阻络

素性抑郁,或忿怒过度,气滞而致血瘀,或经期产后,余血未尽,不节房事,或感染邪毒,以致邪与血相搏结,瘀血阻滞冲任,两歧脉络不畅;或先天肾气不足或气虚运送无力,使孕后胎元停于脉络,不能运达子宫,而成为输卵管妊娠未破损期的早期。

(二)胎瘀阻滞

胎元停于脉络,不能运达子宫,继而胎元自殒,胎元与余血互结成瘀,滞于脉络,但脉络未破损,而成为输卵管妊娠未破损期的晚期。

(三)气血亏脱

胎元停于脉络,胎元渐长,以致损破脉络,阴血内溢于少腹,气血暴脱。

(四)气虚血瘀

胎元在脉络中自殒,并溢出少腹,脉络损破,阴血内溢但量较少,气随血泄,离经之血积聚少腹,以致气虚血瘀。

(五)瘀结成癥

胎元停于脉络,自殒日久,占据脉络而成癥;或脉络破损,胎元已殒,离经之血与胎物互结成瘀,久积少腹而成癥。

二、临床表现

(一)症状

异位妊娠的临床表现,与受精卵着床部位、有无流产或破裂、出血量多少与久暂等有关。

1.停经

除输卵管间质部妊娠停经时间较长,输卵管壶腹部和峡部妊娠一般停经6~8周。20%～30%患者无明显停经史。

2.腹痛

腹痛是输卵管妊娠患者的主要症状。输卵管妊娠发生流产或破裂前,由于胚胎在输卵管内逐渐增大,输卵管膨胀而常表现为一侧下腹部隐痛或酸胀感。当发生输卵管妊娠流产或破裂时,患者突感一侧下腹部撕裂样疼痛,常伴有恶心、呕吐。若血液局限于病变区,主要表现为下腹部疼痛,当血液积聚于直肠子宫陷凹处时,出现肛门坠胀感。随着血液由下腹部流向全腹,疼痛可由下腹部向全腹部扩散,血液刺激膈肌时,可引起肩胛部放射性疼痛。

3.阴道流血

胚胎受损或死亡后,HCG下降,卵巢黄体分泌的激素下降,蜕膜发生剥脱而见不规则阴道流血,色深褐,量少,一般不超过月经量,少数患者阴道流血量较多,类似月经。流血可伴有蜕膜管型或蜕膜碎片排出。阴道流血系子宫蜕膜剥离所致,阴道流血一般常在病灶去除后方能停止。

4.晕厥与休克

部分患者由于腹腔内急性出血及剧烈腹痛,轻者出现昏厥,严重者出现失血性休克。出血越多越快,症状出现也越迅速越严重,但与阴道流血量不成比例。

5.腹部包块

当输卵管妊娠流产或破裂所形成的血肿时间较久者,因血液凝固与周围组织或器官(如子宫、输卵管、卵巢、肠管或大网膜等)发生粘连形成包块。

(二)体征

1.一般情况

腹腔内出血较多时,呈贫血貌。可出现面色苍白、脉数而细弱,血压下降等休克表现。体温一般正常,休克时体温略低,腹腔内血液吸收时体温略升高,但不超过 38 ℃。

2.腹部检查

腹肌轻度紧张,下腹有明显压痛及反跳痛,尤以患侧为甚,出血较多时,叩诊有移动性浊音。有些患者下腹部可触及包块,若反复出血并积聚,包块可不断增大变硬。

3.盆腔检查

阴道内常有少量血液,来自宫腔。输卵管妊娠未发生流产或破裂者,除子宫略大、较软外,仔细检查可能触及胀大的输卵管,有轻度压痛。输卵管妊娠流产或破裂者,阴道后穹隆饱满,有触痛。宫颈举痛或摇摆痛明显,是输卵管妊娠的主要特征之一,是因加重对腹膜刺激所致。内出血多时,检查子宫有漂浮感。子宫一侧或其后方可触及肿块,其大小、形状、质地常有变化,边界多不清楚,触痛明显。病变持续较久时,包块机化变硬,边界亦渐清楚。输卵管间质部妊娠时,子宫大小与停经月份基本符合,但子宫不对称。一侧角部突出、破裂所致的征象与子宫破裂相似。

(三)常见并发症

1.贫血

输卵管妊娠流产或破裂出血量多,可引起继发性贫血,表现为头晕,乏力,面色苍白,唇甲淡白,90 g/L<Hb<120 g/L 为轻度贫血,60 g/L<Hb≤90 g/L 为中度贫血,Hb≤60 g/L 为重度贫血,必要时考虑输血治疗。

2.失血性休克

重度失血性休克可表现为意识障碍,面色苍白,四肢冷,皮肤湿冷,口唇青紫,脉搏细数,血压低或测不到,需行抢救处理。

三、诊断要点

(一)病史

多有停经史,少数无明显停经史。可有盆腔炎、不孕症等既往史,或异位妊娠史、盆腔手术或宫内节育器放置、辅助生殖技术、输卵管发育不良、流产史等。

(二)临床表现

典型症状为停经后腹痛和阴道流血。异位妊娠未破损时,除早孕反应外可无明显症状,或偶有轻微下腹隐痛。若发生破裂或输卵管流产,则可出现一系列症状。

1.腹痛

当发生输卵管妊娠流产或破裂时,患者会突感一侧下腹部撕裂样或刀割样疼痛;当内出血积聚于子宫直肠陷凹处时,可出现肛门坠胀感;随着出血增多由下腹部流向全腹时,可全腹疼痛;血液刺激膈肌时,可引起肩胛区放射性疼痛。

2.阴道流血

若发生流产或破裂输卵管妊娠时,阴道可有不规则流血,色深褐,淋漓不净,可伴有子宫内膜管型或内膜碎片排出。

3.晕厥与休克

患者由于急性大量腹腔内出血及剧烈腹痛,而出现晕厥和休克。晕厥和休克程度与腹腔内出血量及出血速度有关,而与阴道流血量不成正比。

(三)体格检查

1.一般情况

输卵管妊娠破裂、腹腔内出血较多时,呈贫血貌,出现面色苍白,脉数而细弱,血压下降等。

2.腹部检查

下腹部有明显压痛及反跳痛,尤以患侧为甚,但腹肌紧张较轻。出血较多时,叩诊有移动性浊音。

3.妇科检查

未破损期除子宫略大稍软外,仔细检查或可能触及胀大的输卵管及轻度压痛。若输卵管妊娠破损时,阴道内常有少量来自宫腔的血液,后穹隆可饱满,有触痛。宫颈抬举痛和摇摆痛明显。子宫稍大偏软。内出血多时,检查子宫有漂浮感。子宫一侧或其后方可触及肿块,其大小、形状、质地常有变化,触痛明显。

(四)实验室检查及其他辅助检查

1.血 HCG

水平较正常妊娠低、倍增时间延长。孕 8 周时血孕酮＜45 nmol/L(15 ng/ mL)提示异位妊娠可能性大。

2.B 超声像

宫腔内空虚,宫旁出现低回声区,其内探及胚芽及胎心搏动,可确诊异位妊娠。若 HCG≥18 000 U/L,阴道 B 超未见宫内妊娠囊,则应高度怀疑异位妊娠。

3.腹腔或阴道后穹隆

穿刺抽出不凝血。

4.子宫内膜病理检查

刮出物未见绒毛,术后血 HCG 无下降或升高。

5.腹腔镜检查

术中见患侧输卵管肿胀,表面紫蓝色。

四、鉴别诊断

(一)流产

流产也可见停经后阴道流血伴腹痛,但流产是下腹中央阵发性坠痛,阴道出血量由少增多,鲜红色,排出组织物可见到绒毛,妇科检查可见子宫增大变软,宫口稍开,后穹隆穿刺常为阴性。HCG 阳性,B 型超声检查宫内可见妊娠囊。

(二)急性盆腔炎

患者常有不洁性生活史,表现为发热,下腹持续性疼痛,分泌物增多或脓样,体温升高,妇科检查阴道有灼热感,举宫颈时两侧下腹疼痛,附件增厚或有包块,压痛明显。白细胞计数明显增高。后穹隆穿刺可抽出脓液或渗出液。常无停经史及阴道流血,HCG 阴性。

(三)急性阑尾炎

典型症状为转移性右下腹痛,伴发热、恶心呕吐,腹部检查麦氏点压痛及反跳痛明显,而妇科检查盆腔无压痛,白细胞计数明显增高。无停经史及阴道流血,HCG 阴性。

(四)黄体破裂

见于在黄体期突发一侧下腹剧痛,可伴有肛门坠胀,常发生于性生活后。下腹压痛及反跳痛明显,妇科检查子宫大小正常,质地中等,患侧附件压痛,后穹隆穿刺可抽出不凝血。无停经史及阴道流血,HCG 阴性。

(五)卵巢囊肿蒂扭转

常有卵巢囊肿病史,患者突发一侧下腹剧痛,可有恶心呕吐,一侧下腹有固定压痛点,多无反跳痛,妇科检查见子宫大小正常,患侧附件扪及触痛明显、张力较大的包块。B超检查可见患侧附件肿块。无停经史及阴道流血,HCG 阴性,后穹隆穿刺阴性。

五、治疗

异位妊娠的治疗方法有期待疗法、药物疗法和手术治疗,治疗方法取决于异位妊娠的类型、病情严重程度及患者的生育要求。如病情稳定,症状较轻,血 HCG<1 000 U/L 且持续下降,输卵管妊娠包块直径<3 cm,无明显腹腔内出血,随诊可靠,可考虑选用纯中医疗法,治疗过程应当密切观察病情变化。如早期输卵管妊娠、要求保留生育能力的年轻患者,无药物治疗的禁忌证,输卵管妊娠未发生流产或破裂,血 HCG<2 000 U/L,输卵管妊娠包块直径≤4 cm,无明显腹腔内出血,可采用中西医结合药物保守治疗,但必须在有输血、输液及手术准备的条件下进行。如异位妊娠破裂或流产,出现腹腔内大出血、甚至休克,应快速吸氧、建立静脉通道、备血,必要时输血,补充血容量,立即手术治疗。

异位妊娠中医治疗主要是根据疾病发展过程的不同阶段进行辨证论治,总的治疗原则为活血化瘀,消癥杀胚。辨证要点是分辨异位之胎元已殒或未殒,脉络破损与否,以及正气之存亡,气血之虚实。本病治疗的重点是要注意随着病情的发展,进行动态观察,根据病情的变化,及时采取适当的处理,并要在有输血、输液及手术准备的条件下才能进行药物治疗。

(一)内治法

1.未破损期辨证治疗

(1)胎元阻络:可有停经史或早孕反应,或有一侧下腹痛,或不规则阴道流血;妇科检查一侧附件或可触及囊性包块,轻压痛。舌质黯,脉弦滑。

治法:活血化瘀杀胚。

推荐方剂:宫外孕 I 号方(山西医学院第一附属医院)加蜈蚣、天花粉、紫草。

(2)胎瘀阻滞:停经,有不规则阴道流血,下腹坠胀不适,少腹或有局限性包块。β-HCG 阳性。舌质黯,脉弦细涩。

治法:化瘀消癥。

推荐方剂:宫外孕Ⅱ号方(山西医学院第一附属医院)加三七、九香虫、水蛭。

2.已破损期辨证治疗

(1)气血亏脱:停经,有不规则阴道流血,突发下腹剧痛,面色苍白,冷汗淋漓,四肢厥冷,烦躁不安,甚或昏厥,血压下降。后穹隆穿刺或 B 超提示有腹腔内出血。舌淡苔白,脉芤或细微。

治法:止血固脱。因亡血为内出血所致,应及时手术止血治疗。术后辅以中医益气养血,活血化瘀治疗。

推荐方剂:四物汤(《太平惠民和剂局方》)加黄芪、党参。

(2)气虚血瘀:输卵管妊娠破损后不久,仍腹痛拒按,不规则阴道流血,下腹可切及包块,头晕神疲。舌质黯,脉细弦。

治法:益气养血,化瘀杀胚。

推荐方剂:宫外孕Ⅰ号方(山西医学院第一附属医院)加紫草、蜈蚣、党参、黄芪、鸡血藤。

(3)瘀结成癥:输卵管妊娠破损日久,腹痛减轻或消失,小腹或有坠胀不适,下腹切诊有局限性包块。β-HCG 阴性或可疑阳性。舌质黯,脉弦细涩。

治法:破瘀消癥。

推荐方剂:宫外孕Ⅱ号方(山西医学院第一附属医院)加乳香、没药。

2.中成药

(1)大黄䗪虫丸:活血破瘀,消癥散结。适用于异位妊娠未破损期及已破损期瘀结成癥型。大蜜丸:每丸重 3 g,口服,一次 1~2 丸;小蜜丸:每次 3~6 g;水蜜丸:每次 3 g;每天均 1~2 次。

(2)散结镇痛胶囊:软坚散结,化瘀定痛。用于异位妊娠未破损期及已破损期瘀结成癥型。口服,每次 4 粒,每天 3 次。于月经来潮第 1 天开始服药,连服 3 个月经周期为 1 个疗程,或遵医嘱。

(3)桂枝茯苓胶囊:活血、化瘀。用于异位妊娠未破损期及已破损期瘀结成癥型。蜜丸,每粒 6 g,每次 1 粒,每天 1~2 次;浓缩丸,每粒 0.22 g,每次 6 粒,每天 2 次。

(二)外治法

异位妊娠的外治法主要以外敷、灌肠配合中药为主,此外,亦有针灸、理疗、中药离子导入等其他外治法。

1.消癥散外敷(验方)

千年健 60 g,川续断 120 g,追地风、花椒各 60 g,五加皮、白芷、桑寄生各 120 g,艾叶 500 g,透骨草 250 g,羌活、独活各 60 g,赤芍、当归尾各 120 g,血竭、乳香、没药各 60 g。上药共为末,每 250 g 为一份,纱布包,蒸 15 分钟,温敷患侧,每天 1～2 次,每次 30 分钟,10 天为 1 个疗程,具有活血化瘀、消癥散结之效,适用于陈旧性异位妊娠。

2.双柏散外敷

侧柏叶 60 g,大黄 30 g,黄檗 30 g,薄荷 30 g,泽兰 30 g。上药共为末,每 250 g 为一份,冷敷患侧,每天 1～2 次,每次 120 分钟,10 天为 1 个疗程,具有活血化瘀、消癥散结之效,用于未破损型异位妊娠。

3.血竭散外敷

樟脂 6 g,血竭 9 g,松香 9 g,银珠 9 g,麝香 0.06 g,将前四药研细加热成糊状,涂于布上,然后将麝香撒布于药面,趁热贴于腹部疼痛处。用于陈旧性异位妊娠。

4.四黄水蜜外敷

用四黄散(含大黄、黄芩、黄檗、黄连)125 g,加温水、蜂蜜拌匀成糊状,置透明塑料纸(20 cm×15 cm)上摊成饼状,厚度约 2 cm,放凉后冷敷患侧,适用于未破损期异位妊娠,热敷适用于陈旧性异位妊娠。

5.中药保留灌肠

桃仁 15 g,丹参 20 g,赤芍 15 g,三棱 10 g,莪术 10 g,蒲公英 15 g,赤芍 15 g,透骨散 15 g。上药共浓煎 100 mL,保留灌肠,每晚 1 次。具有活血化瘀、消癥散结之效,适用于陈旧性异位妊娠。

6.穴位敷贴

当归 5 g,厚朴 5 g,五灵脂 5 g,桃仁 5 g,红花 5 g,白芍 5 g,甘草 5 g。穴位取神阙、中脘、足三里(双侧)。将以上药末用热醋调和成糊状,敷于所取穴位,外用 1 cm×1 cm 止血贴贴敷,6 小时后取下。适用于异位妊娠保守治疗术后并发腹胀、腹痛患者。

7.温针灸

主穴取关元、归来、足三里、水道、三阴交、蠡沟,配穴如下:腰酸加肾俞、次髎、委中;白带多加地机、阴陵泉;月经不调加照海、行间;腹胀加带脉、气海;有炎性肿块加府舍。先嘱患者排空小便,以 1.5～2 寸毫针刺入穴区得气后采用中等刺激 1～2 分钟,然后针柄上套 2～3 cm 长的艾段点燃,待艾段燃尽,针冷后出针。温针灸每天 1 次,10 次为 1 个疗程,疗程间隔 7 天。经期不治疗。适用于陈旧性异位妊娠。

六、预后与转归

输卵管妊娠早期及时诊断,可采用非手术治疗,保存患侧输卵管及其再受孕功能。如果输卵管妊娠破裂,严重者可危及生命。输卵管妊娠以后,10%患者可再次发生异位妊娠,50%～60%患者继发不孕。异位妊娠的结局随孕卵种植部位不同,其后果各异。

(一)异位妊娠流产

以输卵管壶腹部妊娠流产多见。胚囊若能完整剥离则只一次出血,且出血量较少。如果剥脱不完整,可致多次、大量出血。若滋养叶细胞尚保持活性,仍有侵蚀功能,则可反复出血、加重急腹症。

(二)异位妊娠破裂

以输卵管峡部妊娠破裂发生最早。若破裂处正值小动脉开口者,短时间可使孕妇休克。以间质部妊娠破裂的病势最险恶,所以在早孕检查时,要特别注意一侧宫角突起且有压痛的表现,B超提示宫角妊娠须密切关注病情变化。

(三)陈旧性异位妊娠

陈旧性异位妊娠如与周围组织粘连,可引起不完全性肠梗阻。另外血肿存留时间长,当机体防卫机制被破坏时,血肿继发感染而形成盆腔脓肿。脓肿穿破包膜可呈现化脓性病灶扩散的临床表现,还可穿透其他脏器形成内瘘或与子宫、阴道、直肠、膀胱等交通,将部分胎块与脓汁一起排出体外,这是不良结局之一。

七、预防与调护

(一)预防

1.防患于未然

异位妊娠主要是因输卵管炎症所致,故防治输卵管炎是异位妊娠防患于未然的关键。

(1)生活起居预防:从日常饮食起居做起,女性应有合理的饮食、良好的起居生活习惯,不酗酒、不吸烟、远离毒品。还应接受良好的教育,提升自身文化素质,洁身自好,避免多个性伴侣,具有一定的生殖健康知识,应特别注意月经期、妊娠期、产褥期、哺乳期等特殊时期的个人卫生。年轻未婚妇女,尽量避免婚前过早性生活等。选择有效的避孕措施,尽量避免或减少流产。

(2)预防宫腔操作感染:所有宫腔手术,如人流术、清宫术、上环、取环、诊断性刮宫术、通水术等均有感染的机会,术前应排除盆腔炎、阴道炎的存在,操作过程中医者要严格无菌操作,患者术后常规应用抗生素预防感染。

(3)治疗原发病:对于合并有盆腔炎、阴道炎及盆腔肿瘤患者,尽量要求治愈上述诸病后再怀孕,以减少异位妊娠的发生。

(4)早期诊断:既往有不孕症、盆腔炎患者,或具有宫内节育环患者怀孕后应严密观察,注意及早排除异位妊娠。及早正确诊断、治疗异位妊娠,以免发生异位妊娠流产或破裂导致腹腔内大量内出血而危及生命。

2.防病中变化

异位妊娠病情复杂、变化多端,严重者可因大量腹腔内出血或并发感染而死亡。一旦确诊,应防止病情变化。

(1)早诊断、早治疗、治病于未破损期:近几年,异位妊娠的发病率上升,医患对此病的警惕性提高,更由于 B 超尤其是高频阴道 B 超,HCG 测定及腹腔镜的应用,大大提高了异位妊娠的诊断准确率,从而能做到早诊断、早治疗,能使异位妊娠的治疗从急性破裂后的急症手术转变为确诊后的药物保守治疗及保守性手术治疗。行保守治疗时,注意加强杀胚,并动态观察血 HCG 的变化情况。

(2)注意病情变化,防止血脱危及生命:当输卵管妊娠流产或破裂时,可引起急性内出血休克。治疗异位妊娠应随时注意患者的各项生命体征和症状变化,一旦出现失血性休克应在积极抗休克的同时,做好手术准备,以免发生气随血脱,危及生命。

(3)重视杀胚,预防持续性异位妊娠的发生:随着输卵管切开取胚保留生育功能的患者越来越多,持续性异位妊娠的发病率有明显上升的趋势。术中尽可能清理干净输卵管内残留的绒毛组织,同时行患侧输卵管系膜内注 MTX,或术后预防性应用 MTX、米非司酮等,并联合中医中药治疗,预防持续性异位妊娠发生。

3.防病后复发

输卵管妊娠以后,10%患者会再次发生输卵管妊娠,因此要重视防病后复发。对合并有盆腔炎的患者,准备妊娠前最好做子宫输卵管造影以明确有无输卵管阻塞,避免再发生输卵管妊娠。若盆腔有肿瘤,可考虑先手术切除肿瘤,以防邻近肿瘤压迫输卵管导致异位妊娠。

(二)调护

1.生活调护

(1)加强卫生宣教,出血期间禁止同房,注意卫生,防止生殖道感染。

(2)积极参加适当的体育锻炼,增强体质,增强抵抗力。

（3）注意劳逸结合，睡眠充足，生活规律。

（4）维持适度的性生活，有利于心理与生理健康。平时注意采取避孕措施，避免和减少宫腔手术次数。

（5）禁止吸烟。

2.饮食调养

异位妊娠多因宿有少腹瘀滞，胞脉、胞络不畅，使孕卵运行受阻；或因先天肾气不足，冲任虚弱，输送孕卵乏力而迟缓，令孕卵停留于子宫体腔之外，日久胀破脉络，血溢于内，离经之血或离宫之胚流入少腹，形成少腹血瘀之证所致，本病的辨证要辨清未破损或已破损，总的饮食调养原则以活血化瘀为主。

第四节　自　然　流　产

流产是指妊娠不足 28 周、胎儿体重不足 1 000 g 而终止者。根据流产发生的时间，又分为早期流产与晚期流产，发生在 12 周以前者称为早期流产，12 周以后者称晚期流产。自然流产占妊娠总数的 10%～15%，其中早期流产占 80%以上。

根据流产的过程中所表现的主要症状及其所处的不同阶段，分为先兆流产、难免流产、不全流产、完全流产、稽留流产及习惯性流产。先兆流产是指妊娠 28 周前，出现少量阴道流血或（和）下腹痛，宫颈口未开，胎膜未破，妊娠产物尚未排出，子宫大小与停经周数相符，妊娠尚有希望继续者。难免流产是指流产已不可避免，一般由先兆流产发展而来，此时阴道流血量增多，阵发性下腹痛加重或出现阴道流液（胎膜破裂）。妇科检查宫颈口已扩张，有时可见胚胎组织或胎囊堵塞于宫颈口内，子宫大小与停经周数相符或略小。不全流产是指妊娠产物已部分排出体外，尚有部分残留于宫腔内，均由难免流产发展而来。妇科检查或见宫颈口已扩张，宫颈口有妊娠物堵塞及持续性出血，子宫小于停经周数。完全流产是指妊娠产物已全部排出，阴道流血逐渐停止，腹痛亦随之消失。妇科检查宫颈口已关闭，子宫接近正常大小。稽留流产是指胚胎或胎儿在宫内已死亡尚未自然排出者。习惯性流产是指自然流产连续发生 2 次或 2 次以上者，近年来常用复发性流产取代。分别属于中医学的"胎漏""胎动不安""妊娠腹痛""滑胎"

"堕胎""小产""暗产""胎堕难留""胎死不下"等范畴。

一、病因病机

中医学认为引起流产发生的病因病机有胎元及母体两个方面的因素。

(一)胎元方面

因胎病而使胎不牢固,多因父母先天之精气不足,两精虽能结合,但胎元不固;或因胎元有缺陷而胎不成实,所以引起胎漏、胎动不安。但终因胎元本身有缺陷,故药物治疗往往失效,最终多不可避免地导致堕胎、小产。

(二)母体方面

母体方面引起本病的主要发病机制是冲任不固,不能摄气血以载胎养胎,以致胎元不固而发病。冲为血海,任主胞胎,冲任之气血充足,则胎元能得气载摄,得血滋养,胎儿才能正常生长发育。若冲任不固,则不能摄血以养胎,摄气以系胎、载胎,胎元不固,就会发生胎漏、胎动不安,甚至堕胎、小产。

引起冲任不固的原因有肾虚、气血虚弱、血热、血瘀、外伤等,这些均可损伤冲任,导致胎元不固而流产。

1.肾虚

先天禀赋不足,素体肾虚;或早婚、多产房劳、孕后房事不节,耗伤肾气,肾虚则冲任不固,胎失所系,故发生胎漏、胎动不安、堕胎、小产、滑胎。

2.气血虚弱

胎儿的生长发育需靠母体气载血养。若素体气血虚弱;或因脾胃虚弱,孕后饮食不节,妊娠恶阻日久伤及脾胃,以致生化之源不足,气血亏少;或大病久病之后,正气不足,又失于调养,以致气虚血少。气虚则载胎无力,血少则胎失滋养,则发生胎漏、胎动不安、堕胎、小产、滑胎,或因气血虚弱无力排出死胎而导致胎死不下。

3.血热

若平素阳气偏盛;或外感热邪;或孕后过食辛辣助火之物;或七情内伤郁久化火;或阴虚生内热,热扰冲任,冲任失固,或外感热毒,损伤胎元,导致胎漏、胎动不安、堕胎、小产。

4.肝郁

素体肝郁,或因孕后情志不舒,肝气郁结,气机不畅;或因胎体长大,阻碍气机升降,使胎气受阻,发生妊娠腹痛或胎动不安。

5.血瘀

因肝郁气滞,气滞血瘀;或素有癥瘕,瘀血内阻,因瘀血阻滞,气血运行不畅,以致冲任血少,胎儿营养有碍,以致胎元不固,可发生妊娠腹痛、胎动不安、堕胎、小产、滑胎,或因瘀血内阻,碍胎排出,导致胎死不下。

6.外伤

孕后因生活不慎,跌仆闪挫或负重过度,以致气血失和,气乱不能载胎,血乱则不能养胎。或因外伤直接损伤冲任,扰动胎气,伤及胎元,可发生胎漏、胎动不安、堕胎。

二、临床表现

(一)先兆流产

1.症状

妊娠 28 周前,出现少量阴道出血或(和)下腹痛。

2.体征

宫颈口未开,胎膜未破,妊娠产物尚未排出,子宫增大与孕月相符。

(二)难免流产

1.症状

阴道流血增多,阵发性腹痛加重或出现阴道流水(胎膜破裂)。

2.体征

宫颈口已扩张,有时尚可见胚胎组织或胎囊堵塞于宫颈口内,子宫大小与停经月份相符或略小。

3.常见并发症

阴道出血过多引起出血性休克、继发性贫血,患者出现大量阴道出血,面色苍白,血压下降,心率加快。

(三)不全流产

1.症状

妊娠产物已部分排出体外,尚有部分残留于宫腔内,阴道流血持续不止,甚至因流血过多而发生休克。

2.体征

宫颈口已扩张,不断有血液自宫颈口流出,有时可见胎盘组织堵塞于宫颈口或部分妊娠产物已排出于阴道内,而部分仍在宫腔内。子宫小于停经月份。

3.常见并发症

阴道出血时间长继发盆腔感染,出现发热、下腹痛等盆腔炎症状。

(四)完全流产

1.症状

妊娠产物已全部排出,阴道流血逐渐停止,腹痛亦随之消失。

2.体征

宫颈口关闭,子宫接近正常大小。

(五)稽留流产

1.症状

早期妊娠可见早孕反应消失,或有阴道出血;中期妊娠,孕妇不感腹部增大,胎动消失。

2.体征

子宫颈口未开,子宫较停经月份小,质地不软,未闻及胎心。

(六)习惯性流产

习惯性流产是指自然流产连续发生 2 次或 2 次以上者,流产过程中可出现以上流产的症状和体征。

三、诊断要点

(一)流产的临床诊断依据

根据病史、停经史、月经史、基础体温测定,有无腹痛及阴道出血,有无典型的体征及体格检查,尤其是盆腔检查,综合分析做出诊断。

(二)实验室与辅助检查的诊断依据

对临床症状不典型者或流产不确定者,应做 HCG 测定、P 测定、阴道排出物病理学检查,以及盆腔 B 超等辅助检查,以利确诊。各种流产的鉴别见表 11-1。

表 11-1　各种流产类型的鉴别

流产类型	病史			妇科检查	B 超	
	出血量	下腹痛	组织排出	宫颈口	子宫大小	
先兆流产	少	无或轻	无	闭	与妊娠周数相符	可见宫内妊娠征
难免流产	中→多	加剧	无	扩张	与妊娠周数相符或略小	孕囊位于宫颈管

流产类型	病史			妇科检查		B超
	出血量	下腹痛	组织排出	宫颈口	子宫大小	
不全流产	少→多	减轻	有	扩张或有物堵塞或闭	小于妊娠周数	宫腔内组织残留
完全流产	少→无	无	全排出	闭	正常或略大	不见妊娠征
稽留流产	有或无	多无	无	闭	正常或小于孕周	无胎心搏动

四、鉴别诊断

(一)功能失调性子宫出血

两者都可出现阴道出血,但功血一般无停经史,无早孕反应,借助血、尿 HCG 检查和 B 超检查可鉴别。

(二)异位妊娠

有时较难区别,尤其是没有附件包块及未破损时(无内出血),常需借助 B 超检查或腹腔镜与宫内先兆流产鉴别。

(三)葡萄胎

此时早孕反应剧烈,子宫增大较相应宫内妊娠明显,血、尿 HCG 检查明显升高(而流产时 HCG 上升不明显),B 超检查见子宫腔内充满弥漫分布的光点和小囊样无回声区,未见孕囊及胎儿结构,便可与流产鉴别,尤其葡萄胎有咳血(肺转移)或阴道转移时,易与流产鉴别。

(四)子宫肌瘤

此时子宫增大可不均匀,且子宫硬,而流产时因有妊娠情况而子宫软,子宫肌瘤患者无停经史、无早孕反应,借助血、尿 HCG 检查和 B 超检查即可鉴别。

五、治疗

由于流产包含的情况较多,治疗各有不同。先兆流产、习惯性流产治疗以安胎为主,而难免流产、稽留流产、不全流产则宜尽快下胎以益母,完全性流产宜定期观察并与不全流产鉴别,若确定为完全流产,则应着重进行流产后调养。

(一)内治法

1.先兆流产的辨证治疗

安胎、保胎是治疗先兆流产的主要原则。安胎之法应以补肾、益气养血为主。肾气盛,胎有所系;气旺则胎有所载;血充则胎有所养,其胎自安。同时,临证应本着"治病求本"的原则,分辨病之寒热虚实,根据不同病因分别采用补肾、健脾、益气、养血、清热、理气、活血、解毒安胎等法,以达到安胎目的。

遣方用药应注意,温补不宜过于辛热,调气不宜过于辛燥,清热不要过于苦寒,理气不得过于耗散。而化瘀、通利之品应当审慎,若确因病情需要,应宗"衰其大半而止"的原则,中病即止。

(1)肾虚:妊娠早、中期,阴道少量出血,色淡红或黯红,质稀。小腹隐痛,腰骶酸楚,头晕耳鸣,或畏寒肢冷,小便频数而清长,或曾有堕胎、小产史。舌质淡,苔薄白,脉沉滑无力。

治法:补肾安胎,益气养血。

推荐方剂:加味寿胎丸。

(2)气血虚弱:妊娠早、中期,阴道时有少量出血,色淡红,质稀,小腹下坠隐痛。面色白或萎黄,神疲倦怠,心悸气短,舌质淡,苔薄白,脉细滑无力。

治法:益气养血,补肾安胎。

推荐方剂:胎元饮加减。

(3)血热。①实热:妊娠早、中期,阴道少量出血,色鲜红,质稠,小腹作痛,面赤唇红,口干口渴,舌质红,苔黄,脉滑数。治法:清热凉血,止血安胎。推荐方剂:清热安胎饮加减。②虚热:妊娠后,阴道少量出血,色深红,质稠,腰酸小腹坠痛,五心烦热,口干咽燥,潮热盗汗,舌质红嫩,少苔或无苔,脉细滑数。

治法:滋阴清热,养血安胎。

推荐方剂:保阴煎加减。

(4)肝郁:孕后小腹疼痛,或阴道少量出血,精神抑郁,善太息、胸胁胀痛,或嗳气食少,呕吐时作,或呕吐酸水、苦水,舌质正常,脉弦滑。

治法:疏肝解郁,理气安胎。

推荐方剂:紫苏饮加减。

(5)外伤:妊娠期间外伤后小腹疼痛,腰酸,阴道出血,量少,色红,舌质正常,脉滑或滑而无力。

治法:益气和血,补肾安胎。

推荐方剂:圣愈汤合寿胎丸加减。

2.难免流产、不全流产的辨证治疗

这两种流产的中医治疗应以"下胎益母"为原则。根据其临床表现可分为瘀血阻滞及血虚气脱两型。

(1)瘀血阻滞：早期妊娠者，小腹坠胀、疼痛加重，阴道流血较多，色黯红，有血块，或已排出部分胎块。中期妊娠者，小腹阵痛加剧，腰酸下坠，会阴胀坠，或有羊水流出，或有阴道出血，或胎儿已娩出，但胎盘、胎膜仍滞留于胞宫，舌质正常，脉滑或细滑。

治法：活血化瘀，下胎止血。

推荐方剂：脱花煎加减。

(2)血虚气脱：在堕胎、小产过程中，阴道突然大量出血，甚至暴下不止，面色苍白，大汗淋漓，甚至神志不清，呼吸短促，唇舌淡白，脉微欲绝。

治法：益气固脱，回阳救逆。

推荐方剂：参附汤。

在难免流产及不全流产中，可因大出血不止造成气随血脱，阴血暴亡，阳无所附的阴阳离决之危象，不仅影响母体健康，还会危及生命。因此多采取中西医结合治疗。应及时清除宫腔内残留物，并配合输血、输液等治疗。对有少量残留，出血不多者，可采用活血化瘀，缩宫下胎方法。但应严密观察，如有大出血，仍以清宫处理为宜，以免带来严重后果。

3.完全流产的辨证治疗

若胎块或胎儿已完全排出，阴道出血不多，可按正常产后处理。但因"小产重于大产"，故更应注意产后调养。

若因堕胎、小产过程中出血多，失血伤气，引起气血不足，证见面色萎黄，神疲肢软，腰膝酸软，心悸气短，恶露量较多，色淡，质稀，舌质淡，脉细弱。

治法：益气养血，佐以缩宫止血。

推荐方剂：人参生化汤加减。

4.稽留流产的辨证治疗

胎已死腹中，不能自行排出，不外虚实两方面：虚为气血虚弱，无力运胎外出；实者瘀血阻滞，碍胎排出。治疗以下胎为主，但须根据母体的强弱、证之虚实，不宜妄行峻攻猛伐。

(1)气血虚弱：胎死腹中，历久不下，小腹疼痛，或阴道有淡红色血水或赤豆汁样物流出，面色苍白，精神疲倦，气短懒言，食欲不振，口臭，舌淡黯，苔白腻，脉虚大而涩。

治法：益气养血，活血下胎。

推荐方剂：救母丹加味。

(2)血瘀：胎死腹中，小腹疼痛，阴道出血，色紫黯，或有瘀块，面色青暗，口唇色青,口臭,舌质紫黯,或有瘀点,脉沉涩。

治法:活血行滞,祛瘀下胎。

推荐方剂:脱花煎加味。

稽留流产,胎死时间过长,易发生大出血,或继发感染,因此在下胎过程中,应密切观察阴道出血及腹痛,并仔细检查胎块、胎盘、胎膜排出是否完整,如出现大出血或变生他证,应采取中西医结合方法,及时处理。

5.习惯性流产的辨证治疗

屡孕屡堕必伤冲任,故虚证多见。"虚则补之"是滑胎病证的主要施治原则。并应掌握"预防为主,防治结合"的措施,在未孕前应补肾健脾,益气养血,调固冲任为主。妊娠之后即应保胎治疗。

(1)肾气不足:屡孕屡堕连续 2 次以上,精神萎靡,头晕耳鸣,腰膝酸软,夜尿频数,眼眶黑或面有暗斑,舌质淡,脉沉细。

治法:补肾安胎。

推荐方剂:补肾固冲丸加减。

(2)气血虚弱:屡孕屡堕连续 2 次以上,身体虚弱,面色苍白或萎黄,神疲乏力,头晕心悸,舌质淡,苔薄白,脉细弱无力。

治法:益气补血安胎。

推荐方剂:泰山磐石饮加减。

(3)阴虚血热:屡孕屡堕连续 2 次以上,两颧潮红,口干咽燥,手足心发热,失眠多梦,烦躁不宁,或形体消瘦,舌质红,苔少或无苔,脉细数。

治法:滋阴清热,凉血安胎。

推荐方剂:加减一阴煎加减。

(4)瘀血内阻:屡孕屡堕连续 2 次以上,或有小腹疼痛,皮肤粗糙,或小腹有包块,舌质黯,舌有瘀点或瘀斑,脉弦或沉涩。

治法:活血化瘀,养血安胎。

推荐方剂:桂枝茯苓丸合寿胎丸加减。

5.中成药

(1)滋肾育胎丸:功能补肾健脾,益气培元,养血安胎,强壮身体。用于先兆流产、习惯性流产各证。每次 6 g,每天 2～3 次。

(2)孕康口服液:功能健脾固肾,养血安胎。用于先兆流产、习惯性流产各证。每次 1～2 支,每天 3 次。

(3)生化汤丸:功能养血化瘀,祛瘀生新。用于不全流产或完全流产血虚血瘀型。每次 1 丸,每天 3 次。

(4)八珍丸:功能调气补血,用于完全流产后气血虚弱者。每次 3 丸,每天 3 次。

(5)益母草膏:功能养血活血,化瘀。用于不全流产或完全流产血虚血瘀型。每次 5～10 mL,每天 3 次。

(二)外治法

常用的外治法为针灸治疗。

(1)针刺合谷用泻法,针刺三阴交用补法,使血旺气弱,血气聚而有固元安胎的作用。用治先兆流产。

(2)温针百会,再选配足三里、外关、行间、三阴交、血海、关元温针,每天 1 次,10 次为 1 个疗程,以补肾安胎。用治先兆流产。

六、预后与转归

一般的先兆流产经及时的治疗,症状会慢慢消失,妊娠可继续。但若胎元自身发育不良或母体存在不可逆转的因素,均可发展成为难免流产或稽留流产,一旦确定,必须立即终止妊娠。自然流产反复发生而成为习惯性流产,治疗上应予足够的重视。注意孕前及整个孕期的治疗,及时对母体及胎儿进行监测,以保住胎儿。怀有遗传基因缺陷胎儿或畸形胎儿的孕妇,宜终止妊娠。

七、预防与调护

(一)预防

流产的原因较多,在治疗保胎的同时,要注意锻炼身体,增强体质,消除紧张情绪,并可从膳食着手,祛病强身安胎。

(二)调护

1.生活调护

(1)孕期应避免疲劳,如有出血应绝对卧床静心休养。

(2)严禁房事,勿持重涉远,登高攀岩,避免跌仆闪挫。

(3)保持外阴清洁卫生。

(4)慎起居,避风寒,预防感冒,避免接触有毒物品。

(5)勿食有损于胎儿发育的药物。

(6)大便应保持通畅,大便时不要过于用力,以防止因腹压升高而引起阴道出血。

（7）平时应加强锻炼，增强体质。

2.饮食调养

饮食宜清淡，易于消化，但富有营养的食物，忌食辛辣动火之品，宜多吃蔬菜和水果，临床上药膳疗法一般以补益为主，尤以补脾肾为重，但对于稽留流产及难免流产亦可服用化瘀去新之药膳，以助祛胎外出，不宜服用固涩之品，以免引起邪瘤难出。

一般补益脾肾的食用药食有：黄芪、糯米、党参、艾叶、鸡蛋、鲈鱼、苎麻根、杜仲、猪肾、阿胶、芍药、当归、甘草、田鸡、续断、怀山药等。治疗稽留流产的食用药食有：益母草、川芎、当归、白酒、野棉花、莲房、牛膝、红花等。

3.精神调理

患者若平时精神焦虑，导致气滞血瘀，受孕后气血不能运至胞宫，胎元无以濡养可致流产，故平素要注意畅达情志。若已发生流产，则应避免精神紧张和过度劳累，先兆流产需卧床休息，怡心养性，并可进行胎教。

第五节　胎萎不长

妊娠四五个月后，孕妇腹形与宫体增大明显小于正常妊娠月份，胎儿存活而生长迟缓者，称为"胎萎不长"。亦有称"妊娠胎萎燥""妊娠胎不长"。

《诸病源候论·妊娠胎萎燥候》中曰："胎之在胞，血气资养。若血气虚损，胞脏冷者，胎则黯燥委伏不长。其状，儿在胎都不转动，日月虽满，亦不能生，是其候也。而胎在内痿燥，其胎多死。"指出本病的病理、证候、转归。陈自明《妇人大全良方》中对导致血气虚损的原因，有了进一步的认识，认为"夫妊妊不长者，因有宿疾，或因失调，以致脏腑衰损，气血虚弱而胎不长也。"《陈素庵妇科补解》中提出孕妇情怀不畅亦可致病，曰："妊娠忧郁不解，以及阴血衰耗，胎燥而萎。"《外台秘要》中记载"鲤鱼长一尺者，水渍没，纳盐如枣，煮令熟，取汁稍稍饮之……十余日辄一作此，令胎长大"，表明在唐以前已有通过长期饮食调补助气血生化以养胎的方法。张景岳认为病因不同，治疗上应随机应之，提出了"宜补、宜固、宜清"等不同治法。《张氏医通》继承《诸病源候论》中"妊娠胎萎燥候"和"妊娠过年久不产候"的学术观点指出："胎之在胞，以气血滋养……若冷热失宜，气血损弱，则胎萎燥而不育,或过年久而不产。"本病属高危妊娠之一,如不及时治疗,可致堕胎或过期不产,胎死腹中,其死亡率为正常儿的 4～6 倍,不仅影响胎儿的发育,且可影响日后的体能与智能发育。临床应引起重视。

一、病因病机

本病的主要机理是气血不足以荣养其胎,而致胎儿生长迟缓。主要病因有气血虚弱、脾肾不足、血寒宫冷。

(一)气血虚弱

气血乃长养胎元之本,若素体气血不足,或久患宿疾,气血暗损;或因胎漏下血日久,胎失所养,以致胎不长养。如《景岳全书·妇人规》曰:"妊娠胎气本乎血气,胎不长者,亦惟血气之不足耳。"

(二)脾肾不足

素体禀赋脾肾不足,或孕后房事不节,伤及肾气,或劳倦过度,损伤脾气,以致精血化源不足,胎失所养,以致胎萎不长。《景岳全书·妇人规》曰:"妇人多脾胃病者有之,仓廪薄则化源亏而冲任穷也。"

(三)血寒宫冷

素体阳气不足,或孕后过食寒凉生冷之品,戕伐阳气,或大病久病,损伤肾阳,寒自内生,生化之机被遏,致血寒宫冷,胎失温养,以致胎萎不长。如《胎产新法》曰:"血气寒而不长,阳气衰生气少者。"

二、诊断

(一)病史

可伴有胎漏、胎动不安病史,或有妊娠高血压综合征、慢性肝炎、慢性高血压、心脏病、贫血、营养不良或其他慢性消耗性疾病,或有烟酒嗜好、偏食史。

(二)临床表现

妊娠四五个月后,腹形与子宫明显小于正常妊娠月份。

(三)检查

连续测定宫高、腹围及孕妇体重判断胎儿宫内发育状况。宫高明显小于相应孕周是胎儿生长受限(FGR)最明显、最容易识别的体征,宫高测定是筛选 FGR 的基本方法。

B 超:胎儿存活,双顶径测定,孕 36 周前每 2 周增长少于 2 mm,则为宫内发育迟缓,如增长大于 4 mm,则可排除宫内发育迟缓。

三、鉴别诊断

本病须与胎死不下、羊水过少相鉴别。

(一)胎死不下

两者都有宫体小于妊娠月份的特点。但胎死不下,或有胎动不安病史,或有反复阴道出血,无胎动、胎心音;胎萎不长,胎儿虽小于停经月份,但有胎动、胎心音。B超可协助鉴别诊断。

(二)羊水过少

B超探查羊水暗区在 3 cm 以下,腹部检查宫内羊水量少,胎儿肢体发育正常,胎动、胎心音存在;与胎萎不长的肢体发育偏小不同。B超检查可资鉴别。亦有学者认为羊水过少亦可参本病论治。

四、辨证论治

本病辨证以虚证为多。主要是气血虚弱、脾肾不足和血寒宫冷。

本病的治疗原则,当求因治本,去其所病,重在补脾肾、养气血,使其精充血足,则胎有所养。在治疗过程中,动态观察胎儿长养的情况,若发现畸胎、死胎,则应从速下胎益母,以防变生他病。

(一)气血虚弱证

主要证候:妊娠四五个月后,腹形和宫体增大明显小于妊娠月份,胎儿存活,面色萎黄或㿠白,身体羸弱,头晕心悸,少气懒言,舌质淡嫩,苔少,脉稍滑细弱无力。

证候分析:胎赖气血以养,血虚气弱,则胎元失养,故胎虽存活,但生长迟缓,而腹形明显小于正常月份;气血亏虚,肌肤失于充养,故面色萎黄或㿠白,身体羸弱;血虚心脑失养,故头晕心悸;气虚阳气不布,则少气懒言;舌淡嫩,少苔,脉稍滑细弱无力均为气血虚弱之证。

治法:补气益血养胎。

推荐方剂:胎元饮(方见胎漏、胎动不安)。

若血虚甚者,重用当归,酌加枸杞、首乌养血安胎;兼气滞,加苏梗、砂仁理气行滞;伴大便秘结,加玄参、肉苁蓉润肠通便。亦可选八珍汤加减,双补气血以养胎育胎。

(二)脾肾不足证

主要证候:妊娠腹形明显小于妊娠月份,胎儿存活,腰膝酸软,纳少便溏,或形寒畏冷,手足不温,舌质淡,苔白,脉沉迟。

证候分析:胞脉系于肾,脾肾不足,精血匮乏,胞脉失去温养,故胎元存活但生长迟缓,孕母腹形小于妊娠月份;腰膝酸软,纳少便溏,形寒畏冷,四肢不温,倦怠无力,舌淡,苔白,脉沉迟,均为脾肾不足之证。

治法:补益脾肾,养胎长胎。

推荐方剂:寿胎丸(方见胎漏、胎动不安)合四君子汤。

寿胎丸固肾安胎,四君子汤健脾益气,以益气血生化之源,使胎有所养。

(三)血寒宫冷证

主要证候:妊娠腹形明显小于妊娠月份,胎儿存活,形寒怕冷,腰腹冷痛,四肢不温,舌淡苔白,脉沉迟滑。

证候分析:素体阳气不足,或孕后过食寒凉,或大病久病,戕伐阳气,阴寒内盛,生化不足,以致胎萎不长;阴盛阳衰,失于温煦,则形寒怕冷,腰腹冷痛,四肢不温;舌淡苔白,脉沉迟滑均为血寒宫冷之证。

治法:温肾扶阳,养血育胎。

推荐方剂:长胎白术散(《〈叶氏女科证治〉》加巴戟天、艾叶。

炙白术、川芎、川椒、干地黄、炒阿胶、黄芪、当归、牡蛎、茯苓。

原方为温宫扶阳,益血养胎,主治宫寒胎元失养者。

方用白术、茯苓、黄芪健脾和胃,助气血生化,使胎元得养;阿胶、地黄、当归、川芎养血益阴以濡养胞胎;川椒、巴戟天、艾叶温肾扶阳以温煦胞宫;牡蛎咸寒以引诸药入肾而养胎元,并有补钙长胎之功。

若肾阳虚,腰腹冷痛明显者可加杜仲、鹿角片以增强温阳育胎之力。

五、转归预后

胎萎不长,经过精心调治,可继续顺利正常发育、生长,足月分娩。若未及早诊治或调治不当,则会影响胎儿生长发育,可导致过期不产,甚至胎死腹中。本病直接影响新生儿质量,故宜及早诊断和治疗。否则先天不足,影响后天的体能与智力。

六、预防与调摄

(1)忌烟、酒、吸毒。保持心情舒畅。

（2）加强营养，食用高热量、高蛋白、高维生素、叶酸、钙剂等营养丰富易于消化的食物。

（3）孕妇左侧卧位，增加子宫血流量，改善胎盘灌注，定期吸氧。

（4）积极治疗妊娠剧吐及妊娠合并症，如妊娠高血压综合征等。

（5）定期产前检查，及早发现，及早治疗。若发现胎儿畸形应及早终止妊娠。

（6）适时分娩，一般不超过预产期。

第六节　产后恶露不绝

产后血性恶露持续 10 天以上者，称为"产后恶露不绝"，又称"产后恶露不止""恶露不尽"。正常恶露有血腥味，但无臭味，一般持续 4～6 周，总量可达 500 mL。血性恶露一般出现在产后最初 3 天，色红，含大量血液、少量胎膜、坏死组织。浆液性恶露出现于产后 4～14 天，色淡红，含少量血液、坏死蜕膜、宫颈黏液和细菌。白色恶露出现于产后 14 天，色白，含坏死退化蜕膜表皮细胞、大量白细胞及细菌等。

西医学的晚期产后出血及人工流产、药物流产后阴道流血淋漓不净者，可参照本节治疗和处理。

一、病因病机

主要病机是胞宫藏泻失度，冲任不固，气血运行失常。

（1）气虚素体虚弱，正气不足，或孕期调摄不镇，或产时气随血耗，或产后过劳而损脾，中气虚陷，冲任不固，则恶露久下不止。

（2）血热素体阴虚，产时失血伤津，营阴更亏而虚火妄动；实热者或素体阳盛，产后过热过补，或因情志不畅，五志化火，或产时操作不洁，感染邪毒，致热扰冲任，迫血妄行，而恶露不止。

（3）血瘀多因产时产后胞宫、胞脉空虚，寒邪乘虚而入，寒凝血瘀；或七情内伤，气滞血瘀；或素有癥瘕，冲任瘀阻，新血不得归经，而恶露不止。

二、病史及体征

（一）病史

素体虚弱，或气虚或阴虚，或素有瘕；产时感受寒邪，或操作不洁，或产后情志不遂;多产、滞产及流产病史;有胎盘、胎膜残留、宫内感染、子宫复旧不全。

(二)症状

产后或人工终止妊娠后,血性恶露持续 10 天以上,并可伴有色、质、气味的异常;或伴有腹痛、腰痛、下腹坠胀,出血多时,可合并贫血,重者可致虚脱血晕。

三、辅助检

(一)妇科检查

子宫复旧不良者,子宫较同期正常产褥子宫大而软,或有压痛,宫口松弛,有时可见血块或组织物堵塞于宫口,同时应注意有无软产道损伤。

(二)实验室检查

血常规、凝血功能检测,了解感染及贫血情况,排除凝血机制障碍;血 β-HCG、血人胎盘生乳素(HPL)检测,有助诊断胎盘残留、胎盘部位滋养细胞肿瘤。

(三)超声检查

了解宫腔内是否有残留组织,有无子宫黏膜下肌瘤,子宫切口愈合情况。

(四)诊断性刮宫

刮出组织物送病理检查,以确诊有无胎盘、胎膜残留及胎盘部位滋养细胞肿瘤。

四、辨证论治

本病的治疗原则益气补肾是基础,祛瘀排瘀是关键,必要时佐以清热化湿。另外勿忘产后多虚多瘀的特点,注意补虚不留瘀,化瘀不伤正,选用合理方法。尤其注意正常产后、药物流产或负压吸引术后有无胎盘或胎膜的残留,尤其是药物流产者,胎囊排出,为了使胎膜排出完全,可在以上辨证论治的基础上,灵活运用生化汤,一可祛瘀生新,二可促进子宫收缩,使恶露按时而净。出血日久者,为防感染邪毒,可酌加清热解毒药物。从恶露的量、色、质、气味辨其寒、热、虚、实。

(一)药物治疗

1.气虚证

产后恶露逾期不止,量多,色淡,质稀,无臭气;面色㿠白,神疲倦怠,气短懒言,小腹空坠;舌淡,苔薄白,脉缓弱。

治法:补气摄血固冲。

推荐方剂:补中益气汤(《脾胃论》)加阿胶、艾叶、益母草、海螵蛸。

2.血热证

恶露逾期不止,量较多,色红或深红,质稠,或色如败酱,有臭气;面色潮红,口燥咽干,或有腹痛、便秘,或兼五心烦热;舌红,燥或少苔,脉滑数或细数。

治法:实热证,清热固冲止血;虚热证,养阴清热,固冲止血。

推荐方剂:实热证,保阴煎(《景岳全书》)加茜草、海螵蛸、益母草。虚热证,两地汤(《傅青主女科》)合二至丸(《医方集解》)。

3.血瘀证

恶露过期不尽,量时多时少,淋漓涩滞,色紫黯有块;小腹疼痛拒按,块下痛减;舌紫黯,边尖有瘀斑、瘀点,脉沉弦涩。

治法:化瘀固冲止血。

推荐方剂:生化汤(《傅青主女科》)加益母草、炒蒲黄。

(二)推拿按摩

1.气虚

取穴:中脘、气海、足三里、三阴交、脾俞、胃俞等。

(1)腹部推拿:施腹部掌按法于中脘、气海穴,每穴持续按压5分钟,使患者腹部有温热感,以益气补中;施腹部掌揉法于胃脘部,反复揉动,操作3分钟,使患者胃脘部有温热感,以温补中气。

(2)推拿下肢:施拇指按、揉法或禅推法于足三里、三阴交穴,每穴操作1分钟,得气为度,以益气摄血。

2.血瘀

选穴:中极、血海、行间、膈俞、肝俞、脾俞、三焦俞等。

(1)腹部推拿:施腹部掌按法于中极穴,持续按压5分钟,使患者下腹部有温热感,以调理胞宫、冲任;施腹部掌揉法或掌团摩法于下腹部,反复揉动或摩动,操作2分钟,使患者下腹部有温热感,以活血通络。

(2)推拿下肢:施拇指按、揉法或禅推法于血海、行间穴,每穴操作1分钟,得气为度,以调理肝脾,行气化瘀。

(3)推拿背俞穴:施拇指按、揉法或禅推法于膈俞、肝俞、脾俞、三焦俞穴,每穴操作1分钟,以调理脏腑气机,活血化瘀。

第七节 产后缺乳

产后乳汁甚少，或逐渐减少，或全无，称为产后缺乳。产后缺乳多发生在产后数天至半个月内，也可发生在整个哺乳期。我国目前产后 1 个月纯母乳喂养率为 47％～62％，产后 4 个月纯母乳喂养率为 16％～34.4％，其主要原因之一就是乳量不足。产后 1 个月内及以后母乳喂养失败，因乳量不足者约占 34.39％，且有上升趋势。本病又称"产后乳汁不行""无乳""乳难""乳汁不通""乳无汁""乳汁不足""乳汁不下""乳迟不来"等。

一、病因病机

产后缺乳的病因及发病机制较为复杂。其主要原因是乳汁化源不足和乳汁运行不畅两方面。中医学认为，产后失血，或素体脾虚，脾失健运，或先天禀赋不足等，均可致乳汁生化乏源，则无乳可下；或产后忧思过度，肝失条达，或产后恣食膏粱厚味、辛辣刺激，损伤脾胃，痰湿内阻，或产后瘀血阻滞，或产后外邪侵袭留滞等，均可致乳络壅滞不通，则乳不得下。以上原因均可导致产后缺乳。

二、临床表现

(一)症状

产后开始哺乳即见乳汁量少清稀，甚至点滴皆无，乳房无胀感；或哺乳期间乳汁本足而突见减少，或泌乳不畅，甚或全无，乳房胀痛。

(二)体征

乳腺发育正常或欠佳，乳房柔软，挤压乳汁点滴而出，质稀；或乳房丰满，按之松软，乳汁不多，质稀；或乳房胀硬，或有积块，皮色不变，挤压乳房疼痛，乳汁难出，质稠。

(三)常见并发症

产后缺乳一般很少有并发症发生。若产后缺乳属因乳腺腺叶或小叶的导管堵塞或不良哺乳习惯(不按需哺乳、乳汁不吸空)致乳汁未能排空等，可并发积乳囊肿。此外，若乳汁淤积得不到及时疏通者，则易于继发感染，可表现为乳汁缺少，伴恶寒发热，乳房红肿热痛，有块或有波动感，继而化脓成痈，由此并发急性乳腺炎。

三、诊断要点

根据病史:先天乳腺发育不良;产后失血过多;产后情志不畅;产后过食肥甘;劳逸失常;哺乳不当——开乳过迟、未按需哺乳、产后乳汁不足或点滴皆无,不能满足哺乳的需要,即可明确诊断。

四、治疗

对于产后缺乳的治疗,目前西医尚缺乏有效的治疗方法。相比之下,中医治疗产后缺乳有着悠久的历史,积累了丰富的治疗经验,有明显优势。除中药治疗外,还应配合饮食疗法、针灸疗法、推拿按摩、情志调理等,综合多种方法治疗。

(一)内治法

1.辨证治疗

产后缺乳不外乎虚实两端。虚者,多为气血虚弱,而致乳汁化源不足;实者,则因肝郁气滞,或瘀血阻滞,或痰浊壅阻而致乳汁不行。临床治疗以"虚者补而行之,实者疏而通之"为治疗原则。但是,由于缺乳的病因复杂,涉及面广,因此临床上不能拘泥于一方一法,必须细加分析,灵活辨证。

(1)气血虚弱:产后乳汁不足,量少清稀,甚或全无,乳房柔软而无胀感;或乳汁自行漏出,伴面色少华,神疲乏力,气短懒言,头昏眼花,心悸怔忡,纳少便溏。舌质淡白或淡胖,舌苔薄白,脉细弱。

治法:补气养血,佐以通乳。

推荐方剂:通乳丹(《傅青主女科》)加减。

(2)肝郁气滞:产后情志郁郁寡欢,泌乳不畅或不行,质稠,乳房胀痛或有积块,伴口苦咽干,胸胁胀满,嗳气食少,舌质黯红或尖边红,苔薄白,脉弦。

治法:疏肝理气,通络下乳。

推荐方剂:下乳涌泉散(《清太医院配方》)加减。

(3)痰浊壅阻:产后乳汁稀少或点滴全无,乳房肥大,按之柔软无胀感,形体肥胖,胸闷呕恶,大便溏或黏滞不爽,舌质胖,苔白腻,脉弦滑。

治法:健脾化痰,通络下乳。

推荐方剂:苍附导痰丸(《叶天士女科证治秘方》)加减。

(4)瘀血阻滞:产后乳汁不行,乳房硬痛拒按或乳房柔软,少腹疼痛拒按,恶露不行或恶露不绝而量少,色紫黯而有块,面色青白,舌质黯紫,或舌边有瘀斑,脉沉紧或弦涩。

治法:活血祛瘀通乳。

推荐方剂:加味生化汤(《胎产秘书》)加减。

2.中成药

(1)增乳保育膏:通络催乳,补血和阴,行气开郁。适用于产后血虚而致缺乳。每次 25 mL,每天 3 次,饭后开水冲服。

(2)补血生乳颗粒:益气补血、通络生乳。适用于气血亏虚之产后缺乳。每次 4 g,每天 2 次,温开水冲服。

(3)乳泉颗粒:通经,活血,下乳。适用于产后肝郁气滞之乳少、乳汁不畅。每次 4 g,每天 2 次,温开水冲服。

(4)通络生乳糖浆:通经活络下乳。适用于肝郁气滞之产后乳汁不行、乳少不畅。每次 40 mL,每天 3 次,温开水冲服。

(5)香砂六君子丸:益气健脾,和胃降逆。适用于脾虚痰滞之产后缺乳。每次 6 g,每天 2 次。

(二)外治法

1.体针

主穴:膻中、乳根、少泽。

配穴:气血虚弱证加足三里、脾俞、三阴交穴;肝郁气滞证加太冲、肝俞、期门穴;痰浊壅阻证加内关、丰隆;虚证加足三里、脾俞;瘀血阻滞证加血海、三阴交穴。

手法:每次选 3~4 个穴位。实证用泻法,或于少泽穴点刺放血;虚证用补法,或加灸法。虚实夹杂用平补平泻针刺法。得气后留针 30 分钟,每 10 分钟行针 1 次,或加电针。每天 1 次,一般 3~5 次为 1 个疗程。

2.穴位注射

主穴:膻中、乳根。

配穴:肝俞、脾俞、液门、期门、足三里、三阴交。

药物:当归注射液、复方丹参注射液。

方法:每次选用主穴及 1~3 个配穴,上述注射液各选一种(亦可将当归注射液和复方丹参注射液混合使用),于注射针刺入穴位得气后,每穴各注入 1 mL 药液。每天 1 次,一般 3~5 次为 1 个疗程。

3.耳穴贴压

取穴:胸、乳、内分泌、交感、神门、皮质下、脑、肝、脾、胃。材料:王不留行籽、磁珠等。方法:上述耳穴辨证伍用,每次双侧各选取 3~5 个穴位,用王不留行籽或磁珠贴压,于哺乳前 30 分钟按压 1 次,每次约 5 分钟,每天按压 5～6 次。

4.耳针

取穴:同上述"耳穴贴压"。针具:宜选用 26～28 号 0.5～1 寸毫针。方法:上述耳穴辨证伍用,每次双侧各选取 3～5 个穴位。常规消毒,针刺得气后,施先泻后补手法,每隔 10 分钟行针 1 次,留针 30 分钟,出针后用乙醇棉球按压针孔。每天治疗 1 次。

5.按摩疗法

用温湿毛巾揉拭乳房 5 分钟,再用拇指及另外四指指腹轻轻揉抓乳房,从乳房周围向乳头方向缓慢按摩,每次 5～10 分钟,每天 2～3 次。用于各型缺乳。

6.走罐法

嘱患者脱去上衣,骑在椅子上,两手交叉放在椅把上,下颌压住上肢,头尽量向下低,两腿向前伸。从颈后脊椎两边,由内向外排着拔罐,每罐向下走至腰部,连走 3～4 遍。再用中型罐于下肢足三里穴拔罐,向下顺着足阳明经的循行至踝部。每天 1 次或隔天 1 次,一般 3～5 天可见效。

7.其他

(1)橘叶、葱白适量,煎汤熏洗双乳,每天 1 次。洗后用手掌来回轻揉乳房。

(2)双柏散(黄檗、侧柏叶、大黄、薄荷、泽兰)水蜜调敷双乳,每天 1～2 次。

(3)乳房结块胀痛者:①用仙人掌(剪去刺)切薄片贴敷局部,或生马铃薯捣烂成糊状外敷患处,干则调换,不可中断,1～2 天可消肿痛。②局部用金黄膏外敷,每天 1 次。③局部用蒲公英捣烂外敷,每天 2 次。

五、预后与转归

除极少数因先天性乳腺乳头发育不良者外,只要及早治疗,合理调理,大多可取得良效。对于因乳汁运行不畅而致的缺乳,临床上往往因乳汁淤积而伴见乳房结块,此时若未能及时排尽积乳,则可致乳汁氧化、腐败,易发生细菌感染,有变生乳痈之虞。

六、预防与调护

(一)预防

(1)母婴同室,尽早开乳。一般认为,早期母乳有无及泌乳量多少,在很大程度上与哺乳开始的时间及泌乳反射建立的迟早有关。有人通过比较,发现 1 小时内即予哺乳,产妇的泌乳量较多,哺乳期也较长。

(2)保证睡眠充足。

(3)对扁平乳头及凹陷乳头,做伸展及牵拉练习,用注射器抽吸乳头效果更佳。

(4)对乳头过大,应做牵拉练习。

(二)调护

1.生活调护

(1)养成良好的哺乳习惯,勤吸乳,改变定时哺乳为按需哺乳的观念,一侧乳房吸空后再改为另一侧。若乳儿未吸空,或哺乳后仍感乳胀者,应将多余的乳汁挤出或用吸奶器吸出。

(2)乳头皲裂者,用清水擦洗乳房,避免用肥皂或乙醇等刺激物清洗。鼓励产妇克服怕疼心理,指导正确喂哺方法。乳头皲裂较重者,暂停哺乳 24 小时,挤出乳汁喂养婴儿。

(3)母婴患病,不能哺乳,应先将乳汁挤出,每天挤奶至少 6~8 次,以保持泌乳。待去除疾病后,继续母乳哺养。

2.饮食调养

气血的化生源于水谷精微,水谷来源于饮食。饮食对乳汁的质与量以及母婴健康均有直接影响。饮食不当或营养不足是导致缺乳的原因之一,治疗从调养饮食着手,既能补养气血以充乳源,又能温通经络以促乳行,以获通乳催乳之良效。我国向来有重视产后饮食调理的传统,积累了丰富的经验。

(1)摄入充足的热能和各种营养、水分,以满足乳母自身和哺乳的需要。尤其要保证产后第 1~2 天有足够的液体摄入量,以保持小便通利,1~2 小时排小便一次,以及饮用热汤后即汗出为标准,说明气血津液通畅,营卫调和。

(2)饮食宜清淡而富有营养且容易消化之品,不宜服寒凉或辛热刺激性食物及坚硬、煎炸、肥甘厚腻之品。

(3)哺乳期间加强营养,少食多餐,多食新鲜蔬菜、水果,多饮汤水(如骨头汤、鱼汤、鸡汤等),多食催乳食品,如猪蹄、鲫鱼、鲤鱼、墨鱼、鲢鱼、鲶鱼、河虾、淡菜、紫河车、赤小豆、花生、黄花菜、莴苣、莴苣子、无花果、芝麻、葱白、豆腐、甜米酒等,以促进乳汁的分泌。但要注意合理调配,避免过分油腻碍胃。

(4)改变不良的饮食习惯,整个哺乳期乳母的膳食都要保持充足的营养。"坐月子"期间,大量进肥甘之品,加之卧床休息活动少,脾胃虚弱,易影响食欲,不利于消化,坐完"月子",不能突然将饮食降低到平时水平,以免影响"坐月子"

后乳汁分泌的数量和质量。

（5）乳汁不畅引起乳房肿胀而致乳汁不足者,宜先通乳,后予以催乳。

3.精神调理

（1）产妇宜保持乐观、舒畅的心情,减少不良因素刺激。

（2）对于哺乳信心不足的产妇,应多谈经验、举实例,使之相信自己的奶量是充足的,帮助产妇树立哺乳信心。

参 考 文 献

[1] 赵骏达,李晓兰.新编妇产科疾病诊疗思维与实践[M].汕头:汕头大学出版社,2019.

[2] 孙会玲.妇产科诊疗技术研究[M].汕头:汕头大学出版社,2019.

[3] 苗秀丽.妇产科临床病症诊断与处理[M].上海:同济大学出版社,2019.

[4] 郑华恩.妇产科临床实践[M].广州:暨南大学出版社,2018.

[5] 长亚洁.实用妇产科疾病治疗精要[M].北京:科学技术文献出版社,2019.

[6] 王敏.妇产科疾病诊断与治疗技术[M].北京:科学技术文献出版社,2019.

[7] 吴尚青,刘利虹,彭鹏.实用妇产科诊断与治疗[M].北京:科学技术文献出版社,2018.

[8] 王学玉.妇产科疾病诊断与治疗[M].北京:科学技术文献出版社,2019.

[9] 吴秀芳.现代妇产科疾病新进展[M].西安:西安交通大学出版社,2018.

[10] 韩晓云.实用临床妇产科疾病诊疗学[M].上海:上海交通大学出版社,2018.

[11] 周静.临床妇产科疾病诊断与综合治疗[M].开封:河南大学出版社,2019.

[12] 左建新.妇产科综合诊治精要[M].北京:科学技术文献出版社,2019.

[13] 胡辉权,陈蕾,田甜,等.妇产科疾病诊断与治疗精粹[M].北京:科学技术文献出版社,2019.

[14] 王月华.慢性盆腔炎妇产科临床治疗效果观察[J].实用妇科内分泌杂志,2018,5(13):51.

[15] 陈竹灵,程静.子宫内膜异位症疼痛药物治疗[J].中国实用妇科与产科杂志,2019,35(9):1063-1066.

[16] 黄利,魏绍斌,罗梅,等.康妇炎胶囊联合抗菌药物治疗盆腔炎性疾病疗效与安全性 Meta 分析[J].中国实用妇科与产科杂志,2019,35(4):455-461.